全国中医药继续教育教材

中医基础护理学

主 编

陈偶英（湖南中医药大学）　　张广清（广东省中医院）

副主编

李东雅（湖南中医药大学）　　廖若夷（湖南中医药大学第一附属医院）

秦莉花（湖南中医药大学）　　李冰娇（湖南中医药大学第三附属医院）

伍永慧（湖南中医药大学）　　龚婷英（湖南省怀化市中医医院）

编 委（以姓氏笔画为序）

于文琦（广东省中医院）　　　刘　静（中南大学湘雅医院）

刘向华（湖南中医药大学）　　杨玉佩（安徽医科大学第一附属医院）

杨丽君（广东省中医院）　　　余艳兰（湖南中医药大学第一附属医院）

陈玉英（湖南省常宁市中医医院）林巧梅（湖南省中医院）

柯立芝（福建中医药大学附属医院）晋溶辰（湖南中医药大学）

学术秘书

郭亚茹（湖南中医药大学）　　何诗雯（湖南中医药大学）

中国中医药出版社

·北 京·

图书在版编目（CIP）数据

中医基础护理学/陈偶英，张广清主编．—北京：中国中医药出版社，2017.10
全国中医药继续教育教材
ISBN 978－7－5132－4222－6

Ⅰ.①中…　Ⅱ.①陈…②张…　Ⅲ.①中医学－护理学－继续教育－教材

Ⅳ.①R248

中国版本图书馆 CIP 数据核字（2017）第 108118 号

中国中医药出版社出版

北京市朝阳区北三环东路 28 号易亨大厦 16 层
邮政编码　100013
传真　010－64405750
河北纪元数字印刷有限公司印刷
各地新华书店经销

开本 710×1000　1/16　印张 21.5　字数 349 千字
2017 年 9 月第 1 版　2017 年 10 月第 1 次印刷
书号　ISBN 978－7－5132－4222－6

定价　49.00 元
网址　www.cptcm.com

社 长 热 线　010－64405720
购 书 热 线　010－89535836
维 权 打 假　010－64405753

微信服务号　zgzyycbs
微商城网址　https://kdt.im/LIdUGr
官 方 微 博　http://e.weibo.com/cptcm
天猫旗舰店网址　https://zgzyycbs.tmall.com

如有印装质量问题请与本社出版部联系（010－64405510）

前　言

国家中医药管理局于 2010 年下发的《中医医院中医护理工作指南（试行）》，国务院办公厅发布的《中医药健康服务发展规划（2015—2020 年）》《中医药发展战略规划纲要（2016—2030 年）》及国家卫生计生委和国家中医药管理局发布的《进一步深化优质护理、改善医院护理服务》等文件，多次强调推动中医护理的临床运用，促进中医护理的发展。为落实国家中医药管理局印发的《中医药人才发展"十三五"规划》中《重点培养领军紧缺特色基层人才》，到 2020 年，基本建成院校教育、毕业后教育、继续教育三阶段有机衔接，师承教育贯穿始终的中医药人才终身教育体系。其中，继续教育是重要一环，是教育的重要形式，是终身教育的主要内容。构建关于临床护理人员继续教育的中医护理知识模块，并编写临床实用专门教材，将对落实国家中医药管理局等部门文件精神，促进中医护理的临床运用起到重要的推动作用。教材的编写得到中国中医药出版社大力支持，列入"全国中医药继续教育教材"之中，具有重大社会效益。

本套教材规划过程中，认真听取了各高校及临床中医护理专家建议，结合各中医医院一线护理人员的反馈意见，加强设计与管理，旨在提高临床护理人员中医护理知识与技能，树立正确的中医护理思维和理念，使中医临床护理人员在工作实践中不断学习，打造符合中医药继续教育的经典教材。

本套教材建设过程中，聘请了多家高校中医及中医护理专家、临床护理专家组成编审组，请他们参与教材编写，举行了教材编委会议及定稿会议，对编写过程中遇到的问题提出指导性意见，参加教材的内容统筹、审读等。

本套教材具有以下特点：

1. 传承和发扬中医药特色和优势

针对临床中大多西医教育背景的护理人员，培养中医护理的思维模式及中医特色护理技术以解决临床护理问题。突出中医理论在中医护理继续教育和临床实践工作中的核心地位，更具有针对性及实践性。

2. 汇集专业编写队伍

主编遴选经高等院校推荐，编委由各高校中医护理方面的一线优秀教师及各中医医院一线护理人员组成，集中了中医护理行业专家，确保了编写队伍的水平。

3. 完善学科知识体系

结合临床护理人员在实践中的反馈，组织编写队伍精心编写大纲及对样稿的讨论修改，要求每本教材立足于临床护理人员的需求，适应其现状，保证内容的稳定性、实用性及新颖性，突出其中的重点，处理好临床与基础知识、理论与实践的关系。

本套教材的建设，凝聚了中医院校教育工作者及医院临床护理人员的集体智慧，体现了为发展中医药事业而活到老、学到老的精神，谨向有关单位及个人致以衷心的感谢！希望本套教材的出版，能够对全国中医护理人员继续教育的发展和人才培养产生积极的推动作用。

另外，尽管组织者及所有编写人员努力做到精益求精，本套教材仍有不足及可提升空间，敬请各医院临床护理人员提出宝贵的意见与建议，以便今后修订与提高。

编写说明

　　《中医基础护理学》是根据国家中医药管理局于 2010 年下发的《中医医院中医护理工作指南（试行）》，国务院办公厅发布的《中医药健康服务发展规划（2015—2020 年）》《中医药发展战略规划纲要（2016—2030 年）》，以及国家卫生和计划生育委员会、国家中医药管理局发布的《进一步深化优质护理、改善医院护理服务》等文件的精神，以全面提高临床护理人员的中医护理思维及专业知识与技能、为临床服务为目标，依据中医药行业人才培养及临床实际需求，由湖南中医药大学组织编写，旨在提高临床护理人员中医护理知识与技能，树立正确的中医护理的思维和理念，使中医临床护理人员在工作实践中不断学习。

　　本教材为临床中医护理人员的继续教育教材，由中医药高等院校及医院的编委们共同完成，既可供各中医医院临床护理人员继续教育使用，也可作为中医护理考核及职称晋升相关参考书。

　　中医基础护理学是以中医基础理论为指导，结合预防、保健、康复等活动，对患者及老、弱、幼、残加以照料，并施以独特的护理技术，以保护人民健康为目的的一门应用学科，是中医护理专业的一门主干课程。本教材突出中医整体观和辨证施护观，融合了现代整体与个性化护理的理念，从病情观察、生活起居、饮食情志、用药护理、中医养生保健、中医康复护理，到护理人员的举止、操作等，均体现了中医护理特色。

　　本教材坚持以临床护理人员为中心，以能力培养为导向，将"知识、能力、思维"有机融入教材，着力培养临床护理人员运用中医护理的思维和理念，提高临床中医护理知识与技能，达到提高临床护理水平的目标。

　　本教材的主要特点：①体系完整，定位准确：考虑到各临床医院中医护理人员文化层次、知识结构不一，本教材统筹兼顾、体系完整、内容全面，体系构建与内容充分考虑临床护理人员的需求，并针对中医知识薄弱的临床护理人员进行中医思维与理论的培养。②模块丰富，体现前沿：本教材在相关教材基础上，将各内容进行调整、增加和删减，使得各个知识板块的内容更加集中和完善，并设置了学习目标、知识链接、知识拓展等模块，内容丰富，形式活泼，注重临床护理人员中医基础护理学的基础理论与临床实践前沿的联系。③化繁为简，图文并茂：将深奥的中医护理理论采用图表的形式呈现，促进读者理解和记忆。④配置习题，模拟临床：每章节均设置了思考题和案例分析，配以答案，以促进学员对知识的巩固和临床思维能力的培养。

本教材共八章。第一章由陈偶英编写，第二章由晋溶辰编写，第三章由张广清编写，第四章由龚婷英编写，第五章由秦莉花、陈玉英、刘向华、伍永慧、杨玉佩、柯立芝、林巧梅编写，第六章由廖若夷编写，第七章由李东雅、余艳兰、李冰娇、刘静编写，第八章由于文琦、杨丽君编写，教材学术秘书由郭亚茹、何诗雯担任。

本书的编写得到了中国中医药出版社及各高等中医药院校、临床医院等编写单位的大力支持，同时还借鉴了相关文献、教材的优秀内容，在此一并致以诚挚的感谢！

本教材若有疏漏不足之处，真诚地希望各临床医院护理人员在使用过程中提出宝贵意见，以便再版时修订提高。

《中医基础护理学》编委会

2017 年 5 月

目　录

第一章　中医护理原则

【学习目标】

识记：中医护理原则、定义。

理解：反佐法与反治反护法的区别。

运用：扶正祛邪、调整阴阳、护病求本、标本缓急、同病异护、异病同护、三因制宜、预防为主的定义和运用。

案例导入

患者刘女士，38 岁，由于 4 日前天气炎热而不慎感冒，初起发热恶风，微有汗出，口渴痰多，自觉不适加重，于 2014 年 6 月 26 日 9：30 入院，症见：高热，口渴烦躁，面色红赤，咳嗽频频，喉中痰鸣，气急鼻扇，涕泪俱无，小便黄少，大便秘结，舌苔黄，质红而干，脉象浮数。体查：体温 39.0℃，脉搏110 次/分，呼吸 24 次/分，血压 100/70mmHg。医学检查：胸片显示肺纹理增粗。

问题：患者可能是什么情况？应采取哪种中医护理原则？如何对患者实施辨证施护？

中医护理原则是在中医理论指导下，突出整体观念和辨证施护原则，以四诊收集的客观资料为依据，对疾病全面、综合分析，从而制定出的护理根本法则。此原则是中医治疗疾病的原则在护理学上的扩展与应用，是运用中医理论指导临床护理实践经验的总结与概括。其主要内容包括扶正祛邪、调整阴阳、护病求本、标本缓急、同病异护、异病同护、三因制宜、预防为主。

第一节　扶正祛邪

疾病的发生发展过程在于正气与邪气矛盾双方斗争的胜负，邪胜正衰则病进，正胜邪衰则病退。因此，疾病的治疗和护理都离不开扶正与祛邪两大原则。

扶正，即扶助正气，就是通过益气、养血、滋阴、助阳和补益脏腑等扶助正气的治疗和护理方法，提高机体抗病能力，达到战胜疾病、预防疾病目的的一种原则。此所谓"虚则补之"，适用于正虚为主的病证。

祛邪，即祛除邪气，就是通过发汗、涌吐、攻下、利水、清热、散寒、消导、破血等排除或削弱病邪侵袭和损害的各种治疗和护理方法，达到邪去正复目的的一种原则。此所谓"实则泻之"，适用于邪实为主的病证。

扶正与祛邪，二者相互为用、相辅相成，在临床运用中应遵循以下原则：①虚证宜扶正，实证宜祛邪；②正确辨析证候类型，全面分析邪正消长盛衰及在疾病过程中矛盾斗争的地位，决定运用方式的先后主次，或单独使用，或合并使用，或先后使用；③注意扶正不留邪，祛邪勿伤正。

一、扶正与祛邪单独使用

（一）扶正法

扶正法适用于单纯正虚而无外邪者、正虚邪不盛或真虚假实等以正虚为主要矛盾的病证。扶正可加强正气，促进机体抗御和祛除病邪。扶正的运用须分清虚证所在的脏腑经络等部位及其精气血津液阴阳中的何种虚衰，还应掌握用药的峻缓量度。如脾气虚者宜健脾益气，可多食大枣、莲子、山药等；阴虚者宜滋阴，可多食甲鱼、枸杞子、黑木耳、白木耳等；血虚者可进食桂圆、桑椹、荔枝等；阳虚者护理时应注意保暖，尽量安排在向阳房间，阳光充足时应鼓励其进行户外活动等。虚证一般宜图缓，少用峻补，免成药害。

（二）祛邪法

祛邪法适用于邪盛正未虚或真实假虚证等以邪实为主要矛盾的病证，邪去则正安。祛邪的运用当辨清病邪性质、强弱、病位而采取相应的治法，如邪在肌表，宜发汗解表；邪在肠胃，宜通腑泻下；有痰饮者，宜祛痰蠲饮；有瘀血者，宜活血化瘀等。祛邪应采取因势利导的原则，使邪有出路，注意祛邪务尽，以免留邪为患；但也要做到中病即止，以免太过而伤正。

二、扶正与祛邪合并使用

扶正与祛邪合用，即攻补兼施，适用于虚实夹杂的病证。由于虚实有主次之分，因而攻补同时使用亦有主次之别。

（一）扶正兼祛邪

扶正兼祛邪即扶正为主，辅以祛邪，适用于以正虚为主的虚实夹杂。如癌症晚期，邪气虽盛但患者正气更虚时，则以扶正为主，兼顾祛邪。

（二）祛邪兼扶正

祛邪兼扶正即祛邪为主，辅以扶正，适用于以邪实为主的虚实夹杂证。如体虚患者感受外邪，若强行采取发汗措施，必定重伤正气，故当在发散解表药中酌加扶正之品，祛邪兼顾扶正。

扶正不当易使邪气留恋，祛邪欠妥反易耗伤正气，因此，扶正与祛邪合并运用时应注意"扶正不留邪，祛邪不伤正"。如高热刚退的患者，马上进服补益之药食，常易导致余邪留恋，身热复炽；如体虚患者外感，切忌服用峻猛发汗之药食，以免耗伤人体之阴，使病情复杂。

三、扶正与祛邪先后使用

扶正与祛邪先后使用，适用于虚实错杂证，主要是根据虚实的轻重缓急而变通使用。

（一）先扶正后祛邪

先扶正后祛邪即先补后攻，适用于正虚邪实，以正虚为主的病证。正气过于虚弱，若兼顾祛邪，反而更伤正气，故当先扶正以助正气，正气能耐受攻伐时再予以祛邪，可免"贼去城空"。如某些虫积患者，因病久正气颇衰，若直接驱虫，恐难耐受，故先扶正健脾使正气恢复，然后驱虫以消积祛邪。

（二）先祛邪后扶正

先祛邪后扶正即先攻后补，适用于以下两种情况：一是邪盛为主，兼扶正反会助邪；二是正虚不盛，邪势方张，正气尚能耐攻者。如瘀血所致之崩漏，虽有血虚之症状，但瘀血不去，崩漏不止，故先应活血化瘀，后予养血补血以扶正。

总之，应用扶正祛邪时，应知常达变，灵活运用，根据具体情况而选择不同的用法。

第二节　调整阴阳

调整阴阳，是指纠正疾病过程中机体阴阳的偏盛偏衰，损其有余，补其不足，恢复人体阴阳的相对平衡。阴阳失调是疾病发生、发展变化的内在根据。因此，调整阴阳是临床上治疗及护理疾病的基本原则之一。

一、损其有余

损其有余，又称损其偏盛，指阴或阳一方偏盛有余的病证，应当采用"实则泻之"的方法治疗及护理。

（一）泻其阳盛

"阳盛则热"的实热证，根据阴阳对立制约原理，应采用"热者寒之"清泄阳热的方法治疗及护理。如病室选择宜凉爽通风，汤药多为寒凉之品宜凉服或微温服，可采用冰袋冷敷、冷盐水灌肠等。

（二）损其阴盛

"阴盛则寒"的实寒证，宜用"寒者热之"的温热方法治疗及护理，以消解其偏盛之阴寒。如病室选择宜温暖，汤药多为温热之品宜温热服，进食狗肉、羊肉、海参等温阳食物。

二、补其不足

补其不足，即"虚则补之"，适用于人体阴和（或）阳偏衰的病证。调补阴阳，既有基于阴阳相互制约原理的调补阴阳，也有根据阴阳互济原理的调补阴阳。对阴虚、阳虚、阴阳两虚的病证，用滋阴、补阳、阴阳双补来补其不足。

（一）阴阳互制之调补阴阳

1. 滋阴以制阳

对阴虚不足以制阳而致阳气相对偏亢的虚热证，采用滋阴养液的方法，使阴液复而虚热自退，又称为"壮水之主，以制阳光""阳病治阴"（阳病指阴虚则阳气偏亢，治阴即补阴之意）。临床阴虚内热所致的五心烦热、盗汗等症，可进食甲鱼、银耳、百合、莲子等滋阴清热之品以养阴生津。

2. 扶阳以制阴

对阳虚不足以制阴而致阴气相对偏盛的虚寒证，采用温补阳气的方法，使阳气复而阴寒自消，又称为"益火之源，以消阴翳""阴病治阳"（阴病指阳虚则阴气相对偏亢，治阳即补阳之意）。临床阳虚阴盛所致的面色苍白、畏寒肢冷、神疲倦卧等症，可进食温补类药膳以助阳散寒。

（二）阴阳互济之调补阴阳

根据阴阳互根的原理，补阳时适当佐以补阴药，使"阳得阴助而生化无穷"，谓之阴中求阳；补阴时适当佐以补阳药，使"阴得阳升而泉源不竭"，谓之阳中求阴。阴阳互生互济，不但能增强疗效，同时也能在纯补阳或纯补阴时限制药物的偏性及副作用。如肾阴虚衰而相火上僭的虚热证，采用滋肾阴的六味地黄丸佐以少量的肉桂，以阳中求阴，滋阴制火。

（三）阴阳双补

阴阳双补适用于阴阳两虚证，临床多见于慢性病后期。其运用时须分清主次而双补，阳损及阴者以阳虚为主，则应在补阳的基础上辅以滋阴之品；阴损及阳者以阴虚为主，则应在滋阴的基础上配合补阳之品。

（四）回阳救阴

回阳救阴适用于阴阳亡失者。亡阳者重在益气回阳固脱，亡阴者又当以益气救阴固脱之法急救。由于亡阴与亡阳实际上都是一身之气的突然大量脱失，故治疗时都要兼以峻剂补气，常用人参等药。

三、损益兼用

在阴盛或阳盛的病变过程中，常会相应引起阳虚或阴虚，因而治疗中应在损其有余的同时兼顾不足。如在阳偏盛的同时，由于"阳盛则阴病"，每易导致阴气的亏减，此时不宜单纯清其阳热，而应兼顾阴气的不足，即清热的同时配以滋阴之品，即祛邪为主，兼以扶正；若在阴偏盛的同时，由于"阴盛则阳病"，每易导致阳气的不足，此时不宜单纯温散其寒，还应兼顾阳气的不足，即在散寒的同时配以扶阳之品，同样是祛邪为主，兼以扶正之法。

总之，运用阴阳学说指导护理原则，其最终目的在于选择有针对性的调整阴阳之护理措施，以使阴阳失调的异常情况复归于协调平衡的正常状态。

第三节　护病求本

护病求本是指护理疾病时，必须抓住疾病的本质，并针对疾病的本质进行护理。这是辨证施护的根本原则。

标与本是相对而言的，在中医学中常用来概括病变过程中矛盾的主次先后关系。如以正邪而论，正气为本，邪气为标；以病机和症状而言，病机为本，症状为标；以病变部位来分，脏腑精气病为本，肌表经络病为标；以发病先后来说，旧病、原发病为本，新病、继发病为标。疾病在发展过程中表现出诸多症状，但症状只是疾病的现象而非本质，只有充分收集疾病各方面的信息，在中医理论指导下综合分析，才能准确判断疾病的标本情况，找出疾病的根本原因，从而确立相应的治疗及护理方法。

一、正治与正护法

正治与正护法又称逆治与逆护法，是指在疾病的征象与其本质相一致情况下，逆其证候性质而治疗及护理的一种常用法则。正护法是临床最常用的一种方法，常分为以下4种。

（一）寒者热之

寒者热之是指寒性病证出现寒象，采用温热性质的方药、方法进行治疗及护理，即以热治寒。如寒证患者在护理上应保暖，室温宜高，病室宜向阳；中药应温热服；饮食可给予性温的牛、羊之品，忌生冷食物等。

（二）热者寒之

热者寒之是指热性病证表现出热象，用寒凉性质的方药、方法进行治疗及护理，即以寒治热。如表热证采用辛凉解表、里热证采用苦寒清里的方法、方药等。

（三）虚则补之

虚则补之是指虚损病证出现虚象，采用具有补益作用的方药、方法进行治疗及护理。如虚证有气虚、血虚、阴虚、阳虚等不同，补法也相应有补气、补血、补阴、补阳等不同的方法。

（四）实则泻之

实则泻之是指实性病证出现实象，用攻逐邪实的方药、方法进行治疗及护理。如实火、燥屎、食滞、痰积、瘀血、水饮等实证，可用泻火、攻下、消导、豁痰、祛瘀、逐水等泻法。

二、反治与反护法

反治与反护法又称从治与从护法，是指疾病的征象与本质不相一致情况下，顺从疾病的现象而治疗及护理的一种法则。究其实质，用药虽然是顺从病证的假象，却是逆反病证的本质。

（一）热因热用

热因热用又称以热治热，即用热性药物、温热法治疗及护理具有假热征象的病证，适用于阴盛格阳的真寒假热证。如格阳证，由于阴寒充塞于内，逼迫阳气浮越于外，故见身反不恶寒、面赤如妆等假热之象。但由于阴寒内盛是疾病根本，故同时也见下利清谷、四肢厥冷、脉微欲绝、舌淡苔白等内真寒的征象。因此采用温热法护其假热证，如室温宜偏高、注意保暖、进食温热之品、汤药热服。

（二）寒因寒用

寒因寒用又称以寒治寒，即用寒性药物、寒凉法治疗及护理具有假寒征象的病证，适用于阳盛格阴的真热假寒证。如热厥证，由于里热盛极，阳气郁阻于内，不能外达于肢体起温煦作用，并格阴于外而见手足厥冷、脉沉伏之假寒之象。患者手足虽冷，但躯干部却壮热而欲掀被，或见恶热、烦渴饮冷、小便短赤、舌红绛、苔黄等真热的征象。因此采用寒凉法护其假寒证，如给予寒凉药物、进食性凉之品、汤药凉服。

（三）塞因塞用

塞因塞用指使用补益的药物和方法治疗及护理因虚而闭塞不通的真虚假实证，又简称以补开塞。脏腑气血不足，功能低下，亦可产生闭塞不通的症状。针对其虚的本质，当以补益之法，助脏腑气血足，功能复，则功能健旺，通而不塞。如脾胃虚弱、中气不足、脾阳不运引起腹胀便秘时，可予山药粥、大枣粥等，并配合针灸、推拿等疗法，以补益中气、温运脾阳。以补开塞的方法可使脾气健运，腹胀便秘减轻或消失。

（四）通因通用

通因通用指使用通利的药物和方法治疗及护理具有实热通泄症状的真实假虚证，又简称以通治通。例如热痢腹痛、里急后重、泻下不畅病证，采用消导泻下法，就是以通治通的通因通用。对瘀血停滞导致的崩漏，子宫出血淋沥不断，或突然量多，夹有血块，经色紫暗，腹痛拒按等，临床上侧重于使用活血化瘀的方法治疗，在护理上可使用温热法，如热敷小腹以温经通络，同时服用温热性食物，以达"通因通用"的功效。

此外，还有一种"反佐法"，为一种方药配伍、服药的具体方法。大寒大热证患者，由于疾病发展到阴阳格拒阶段，服药时可出现呕吐不纳的现象，此时在寒凉剂中酌加少量温热药或用热服法、在温热剂中酌加少量寒凉药或用冷服法，可以稍微缓解药性，并使药与病同气相求，防止服药格拒而呕吐。反佐法不同于反治与反护法，应进行区别。

综上所述，就疾病本质而言，正护法和反护法都遵循"护病必求于本"的原则。

第四节　标本缓急

　　分清疾病的标与本，有利于从复杂的疾病矛盾中找出和处理其主要矛盾或矛盾的主要方面。护理原则一般是先护本、后护标，即所谓"护病必求其本"，但是在疾病发展过程中的不同阶段，会受到不同因素的影响，故病情可出现轻重缓急的不同表现。如标病转为矛盾的主要方面时，可采用急则护其标法、标本兼护法。

一、缓则护其本

　　本法多用于慢性病或恢复期患者，在病情缓和的情况下，从本质上着手治疗及护理。因标病产生于本病，本病得治，标病亦自然随之而愈。如痨病肺肾阴虚之咳嗽，肺肾阴虚是本，咳嗽是标。此时标病不至于危及生命，故采用滋养肺肾治本，本病得愈，咳嗽自然减轻或消失。护理上应注重调摄精神情志、加强锻炼以增强体质、适当食补等。

二、急则护其标

　　标急的情况表现为疾病过程中急重甚或危重症状，或卒病而病情非常严重。当标病甚急，成为疾病的主要矛盾，如不先护治标病可危及生命或影响本病总体治疗时，必须采取紧急措施先护其标。如大出血患者，无论何种出血，均应紧急采用护标的止血措施，补充血容量，对症处理，待血止后再护其本；哮喘患者一旦哮喘发作，护理上应采用端坐位、吸氧或其他止喘的措施。急则护标是在应急情况下的权宜之计，为护本创造有利条件，最终是为了更好地护本。

三、标本兼护

　　当标病与本病俱急的情况下，则须标本兼顾，采用标本兼护法。如脾虚失运，水湿内停，此时脾虚是本，水湿为标，护理上应补脾和祛湿同用；如热性病可致阴液受伤，出现大便燥结不通，此时邪热内结为本，阴液受伤为标，护理上应当泻热攻下与滋阴通便同用。

综上所述，病证变化有轻重缓急、先后主次的不同，因此标本护法的运用也有先后与缓急、单用或兼用的区别。而疾病的标本关系不是一成不变的，在一定条件下可以互相转化，故临证时还须注意掌握标本转化规律，根据病情变化灵活应用，以便进行正确有效的护理。

第五节　同病异护，异病同护

同病异护是针对同病的异证施护，异病同护则是对异病的同证施护。由于病和证各有不同，故护理时不仅辨病，更应辨证，以证而确定相应的施护方法，从而出现了中医学特有的"同病异护"和"异病同护"，其本质为辨证施护。

一、同病异护

同一种疾病，由于病邪性质、发病时间、地区及患者机体的反应性不同，或处于疾病不同的发展阶段，因而有着不同的证型，通过辨证采用不同的护理方法，即"同病异护"。如暑季感冒，由于患者感受暑湿邪气，在护理原则的选用上采用芳香化浊药物以祛暑湿，这有别于风寒、风热感冒的护理法则。另如外感温病，由于邪气入侵机体是从表入里的过程，故出现卫分证、气分证、营分证、血分证四个不同的证候阶段，因此护理时也相应有解表、清气、清营和凉血的不同施护措施。

二、异病同护

对不同疾病发生、发展过程中所表现的同一性质的证候，通过辨证采用相同的护理方法，即"异病同护"。如久痢脱肛、子宫下垂属于不同的疾病，但辨证究其两者的本质，都为中气下陷证，护理上都采取升提中气的手段，注意卧床休息，避免劳累和负重，保持大便通畅，多做缩肛运动，食用黄芪或党参炖母鸡、薏苡仁粥、茯苓粥以益气健脾，针灸百会、关元以补中益气。

总之，中医护理疾病的根本在于明辨病机的异同，其次才是疾病的异同，体现了"护病求本"的精神。

第六节 三因制宜

三因制宜，包括因时、因地和因人制宜。"人以天地之气生"，人是自然界的产物，自然界天地阴阳之气的运动变化与人体息息相通，因此，人的生理活动、病理变化必然受着诸如时令气候节律、地域环境等因素的影响。患者的性别、年龄、体质等个体差异，也对疾病的发生发展与转归产生一定的影响。因此，在护理疾病时，必须考虑这些因素，具体情况具体分析，区别对待，从而制订适宜的护法与措施，这也是护理疾病必须遵循的一个基本原则。

一、因时制宜

四时气候的变化对人体的生理功能、病理变化均产生一定的影响，根据时令气候节律特点，制定适宜的治疗和护理方法，称为"因时制宜"。如同属外感风寒证，在春夏和秋冬季节发病，其护理原则不尽相同。春夏季节，气候由温渐热，阳气升发，人体腠理疏松开泄，不宜过用辛温发散药物，服药后不宜覆盖衣服或啜热饮料，以免开泄太过，耗伤气阴。而秋冬季节，气候由凉变寒，人体腠理致密，阳气内敛，解表药应温热服，还可给热粥以助药力；此时若非大热之证，当慎用寒凉药物，以防伤阳。可见，不同季节情况下应采用相宜之护理方法。

二、因地制宜

根据不同的地域环境特点，制定相适宜的治疗和护理方法，称为"因地制宜"。不同地区，由于地势高低、地域气候及生活习俗各异，人的生理活动和病变特点也不尽相同，治疗和护理应根据当地环境及生活习惯而有所变化。如我国西北地区气候干燥，阳气内敛，机体腠理闭塞，若感邪以风寒居多，以麻黄、桂枝之类辛温解表多见，且分量也较重；护理上需要注意保暖，进食生姜、葱白、豆豉、芫荽等辛温发汗之品。我国东南地区气候温暖潮湿，阳气容易外泄，机体腠理较疏松，若感邪以风热为主，故常用桑叶、菊花、薄荷一类的辛凉解表之剂，在护理上尤应重视清热祛湿、疏风固表，指导患者宜多食用绿豆、苦瓜、冬瓜、西瓜、果汁等。

三、因人制宜

根据患者的个体差异，如性别、年龄、体质、生活习惯、精神状态、家庭经济状况、文化程度的不同，制定相适宜的治疗和护理方法，称为"因人制宜"。如性别方面，由于有男女之别，妇女又有经、带、胎、产等情况，治疗和护理措施应加以考虑。在年龄方面，老年人生机减退，气血亏虚，行动不便和咀嚼不利，属残阳，故病多虚证，护理上重在补虚扶正；小儿生机旺盛，但脏腑娇嫩，形气未充，稚阴稚阳，机体功能均较脆弱，故易寒易热、易虚易实，病情变化较快，因此小儿病忌投峻攻，少用补益，用药量宜轻。人的体质有强弱与寒热之偏，故阳盛或阴虚之体慎用温热之剂，阳虚或阴盛之体慎用寒凉伤阳之药。

总之，三因制宜充分体现了中医护理的整体观念和辨证施护在实践应用中的原则性和灵活性。只有从整体观念出发，具体情况具体分析，运用因时、因地、因人制宜的原则，才能有效地实施护理。

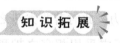

三因制宜因素的渐变

随着气候的变化，城市人口数量的激增，人们生活方式的改变，三因制宜呈现出新的特点。①气候环境的变化：近30年以来，世界经济发生了深刻变化，尤其是发展中国家。经济的大发展促使大气中温室气体（二氧化碳等）浓度增加，导致全球大幅变暖，从而增加了疾病发生和传播的机会，危害人类健康；增加了地质灾害和气象灾害的形成概率，增加了对公众生命财产的威胁。在此背景下，要考虑如何发挥中医三因制宜的优势，提高对相关流行性疾病进行更有针对性的调控能力。②部分地区城镇化：城镇化是现代化、工业化的必然产物。随着城镇化水平的提高，虽然为人们提供了相对便利的物质生活条件，但城镇化引发城市空间狭小、交通拥堵，空气、水源、土壤污染和生存生活压力上升，从而使城市人群的各种慢性疾病发生率远远高于经济欠发达的边远地区。因此，在城乡不同疾病谱患者群当中，如何运用因地制宜的治疗原则，值得中医工作者深入研究归纳。③生活方式的改变：随着社会经济的快速发展，人们生活水平有了大幅度的提高，但也出现了诸多不良生活方式，如饮食失衡、运动不足、吸烟、酗酒、饮食不规律等，进而诱发高血压、冠心病、脑卒中、糖尿病、风湿病、肿瘤等慢性疾病。故要求中医工作者在治疗及护理疾病时，充分考虑患者个体生活方式，在科学选用药物治疗的同时，根据实际情况，将规律的作息、运动疗法、情志疗法和饮食疗法作为疾病预防与治疗的重要辅助手段。

第七节　预防为主

预防，就是采取一定的措施，防止疾病的发生、发展与传变。养生，为调摄保养自身生命之意。如欲保持身体健康，首先应预防疾病的发生。中医学历来注重预防，预防疾病的发生发展亦为护理工作内容之一，主要包括"未病先防""既病防变"两方面。护理人员应做好预防疾病的宣传教育，并实施预防疾病的具体措施（详见第七章第四节）。

【思考题】

1. 中医护理原则与中医治疗原则之间有何关系？

2. 在临床中如何运用扶正与祛邪？

3. 在临床中如何实施护病求本？

4. 正治与正护法、反治与反护法有何区别与联系？

5. 同病异护与异病同护有何区别与联系？

6. 病例分析：患者李某，男，63岁，因胸部刺痛3年、加重2日，于2016年2月14日21：30分急诊入院。症见：胸部刺痛，痛有定处，入夜加重，有时心痛彻背，并痛引肩背，伴有胸闷心悸，时作时止，舌质紫暗，或有瘀斑，苔薄白，脉弦涩。体查：体温 36.2℃，脉搏 103 次/分，呼吸 22 次/分，血压 95/60mmHg。医学检查：心电图显示缺血性 ST - T 改变。

问题：患者可能是什么疾病？应采取哪种中医护理原则和护治法则？如何对患者实施辨证施护？

第二章　病情观察

【学习目标】

识记：病情观察的目的。

理解：病情观察的方法。

运用：病情观察的原则、要求和内容。

案例导入

患者章先生，年龄67岁。患冠心病10余年，因心悸频发，心前区压迫痛入院。主诉：前天看到一场车祸，坐卧不安，不寐多梦，善惊易恐。今日心慌气短，上楼梯后心前区压迫性疼痛，休息一刻钟略有缓解。食少纳呆，苔薄白，脉细数弦。

请问：对该患者病情观察的主要内容有哪些？如何描述和记录这些症状？

第一节　病情观察的目的

病情观察是指医务人员通过查体及医疗仪器设备来获得病情资料并结合病史和症状做出综合判断的过程。中医护理人员善于应用望、闻、问、切方法观察病情变化，在大量临床实践中归纳疾病转归规律。

病情观察是护理人员的基本技能之一，与护理人员的理论知识和临床实践经验密切相关。护理人员在实践中不断锻炼，熟练掌握四诊法，对病情进行全面而周密的了解、耐心而细致的观察，做到及时发现、及早治疗，防止疾病恶化，减少并发症的发生。

一、为护理诊断和计划提供依据

病情观察是正确开展护理程序的第一步。疾病的损害达到一定程度时，机体必然会产生一定的反应，这些反应以症状和体征表现于外。由于病性、病位和病因的不同，表现出来的症状和体征也各有差异。护理人员可以通过这些表现及其发展过程的观察和综合分析，全面了解患者的健康状况，为护理诊断和制订计划提供科学的依据。如一老年男性患者诉烦渴多饮，口干咽燥，多食易饥，护士询问患者得知其既往有糖尿病病史，平日小便量多，大便干结，舌质红，苔薄黄，脉数。综合以上资料，患者的中医诊断为消渴，证型为燥热伤肺。根据以上分析，护理人员要以清热润肺、生津止渴的原则制定相应的护理计划。

二、了解病势，判断疾病的传变趋向

病势是指疾病的发展趋向，主要观察患者的目前症状、脉象、舌质、舌苔、精神、食欲等。疾病轻重和转归与患者症状、体征表现有相应的关系。通过病情观察，可以判断疾病的转归和预后，以便及早采取有效措施，防止病情恶化。一般可以根据以下情况判断。

1. 原有症状减轻，说明病情向好的方向转变，反之为加重。

2. 在原有症状基础上又出现新的症状，说明病情加重或恶化。如神昏患者出现高热、抽搐、呕血、便血等。

3. 病情变化幅度大，常为恶化之兆，如体温骤升骤降、血压忽高忽低、呼吸时快时慢等。大汗淋漓、面色苍白、脉微欲绝等常为正气虚衰的危象。

4. 舌苔和脉象变化显著，常表示病情加重。如正常舌苔为淡红色，红色加深表示有热，热邪越亢盛红色越深，甚至呈绛紫色。又如外感热病时，舌质由淡红转为红绛，舌苔由薄黄转为黄燥少津，脉象由浮转为细数，表示病邪由表入里，邪入营分，病情加重，反之为病情好转。

5. 精神状态和食欲，常是病情变化的重要标志。精力充沛，说明正气尚足，有能力抗御病邪，是佳象。食欲是"胃气"强弱、有无的重要指征，食欲好，说明"胃气"和顺，病情较轻；病重患者如逐渐知饥能食，多表示"胃气"复生，病将向愈。

三、及时了解用药反应和疗效

在疾病治疗过程中，病情好转常表示治疗和护理有效。如服解表药后，护士要及时观察患者是否汗出、热退；如服解表药后，患者周身微微汗出，为表解之象；服攻下剂后腹泻，表示有疗效。

临床上在实施治疗后，应细致观察，若疗效不佳或出现不良反应，需要改变治疗方案或调整药物剂量。如大汗淋漓会使患者气随汗脱，泻下不止可致伤津耗气等。药物若有毒性反应，需密切观察，适当调整医护措施，以免病情加重或恶化。

四、及时发现危重症或并发症

多数危重症或并发症的发生和发展有一个由轻到重的过程，有些还可能有先兆，通过严密的病情观察可及时发现这些轻症或先兆，采取适当的措施，为早期诊治和抢救赢得时间。例如，高热患者出现体温骤降、面色苍白、大汗淋漓、脉微欲绝等表现，是亡阳的证候，应及时抢救。再如，重病患者发生昏迷之前常常有精神异常的表现，如烦躁不安，或嗜睡，或胡言乱语等，发现这些情况，就要加以注意，及时向医生反映，以便采取措施，防患于未然。

第二节　病情观察的原则

中医护理在病情观察方面有其独特之处，如阴阳学说、五行学说、藏象学说、经络学说等，这些学说无不体现了中医学的特点——整体观念和辨证论治。中医护理的病情观察，需要遵循整体观念和审证求因的原则，护理人员掌握证候传变规律，理论联系实践，做到"知常而达变"。

一、运用中医基础理论指导病情观察

1. 以中医基础理论为指导

中医基础理论是在长期的临床实践中逐步形成的。中医学认为，人是一个有机的整体，人体结构的各个部分不是孤立的，依靠经络的沟通和联络，局部的病变可以影响全身，而脏腑的虚实变化也可以从五官及体表症状反映出来。如咳嗽患者除伴有气促、咳痰、胸痛等病变外，同时有大便秘结等肺失清肃、津液不能下达之症。因此，中医护理的临床观察，应是基于中医基础理论的整体观，而不应是孤立的、片面的、静止的。

2. 观察方法科学

熟练掌握四诊法及其他方法，有效、科学地观察，正确判断病情及变化趋势，才能及时落实护理措施。

3. 熟练掌握抢救技术

发现患者有危急情况时，不能因询问病情而耽误抢救，必须立即采取抢救措施。这就要求护理人员必须熟练掌握抢救技术，结合中西医抢救方法，优势互补，才能收到更好的效果。必要时进行床头交接班。抢救后要及时完成记录。

二、掌握证候传变规律

中医护理的病情观察过程，也是一个审证求因的过程。护理人员在病情观察的过程中，要及时、准确、细致地了解脏腑与脏腑之间的疾病传变，掌握病变的经络传导征象，以明确诊断和确定护理措施。

1. 观察经络反应

人体是有机的整体，各脏腑在生理活动中保持协调统一，主要靠经络的沟通、联络作用实现。经络有一定的循行部位和络属脏腑，能反映所属脏腑的病证。如足阳明胃经入上齿中，手阳明大肠经入下齿中，故胃肠积热的患者可见齿龈肿痛；手少阴心经循行于上肢内侧后缘，故胸痹患者不仅表现为心前区疼痛，而且常放射至上肢内侧尺侧缘；足厥阴肝经抵小腹、布胁肋，故肝气郁结患者常见两胁、少腹胀痛。这些病变都是经络与所属脏腑联系的反映。在临床护理工作中，可根据疾病症状出现的部位，结合经络循行的部位及所联系的脏腑进行病情观察，以明确诊断和确定护理措施。

2. 了解脏腑的虚实变化

人体各脏腑有一定的生理功能，脏腑与脏腑及全身组织器官之间都有一定的联系。只有了解脏腑的虚实变化，才能掌握证候变化规律，分清轻重缓急，辨明标本虚实，及时发现病情变化，指导临床护理。以肝为例，《素问·玉机真脏论》中指出："肝受气于心，传之于脾，气舍于肾，至肺而死。""肝受气于心"，因肝藏血，心主血脉，心血充足，则肝有所藏，血脉通畅，肝得所养；若心血不足，肝血亏虚，不能制约肝阳，阴虚阳亢，则可见头晕目眩、手足发麻等症状。"传之于脾"，因肝藏血，脾主运化，肝血有赖于脾的资生，脾的运化又有赖于肝的疏泄，若肝气郁结，疏泄不畅，则脾失健运，可见腹胀、纳呆、恶心、呕吐、腹泻等症状。"气舍于肾"，因肝藏血，肾藏精，肝血与肾精互相滋养，若肾精不足，不能滋养肝阴，而致水不涵木，在病情观察时可见头晕头痛、目眩耳鸣、腰膝酸软等症状。"至肺而死"，因肝主升发，肺主肃降，肝气的升发条达，有利于肺气的肃降，若肝失疏泄则影响肺气的肃降功能，可见胸满喘促，甚则不能平卧等危重证候。

第三节　病情观察的要求

对病情的观察，应从症状到体征、从生理到心理全面、细致地观察，并且应贯穿疾病始终。观察病情既要有重点，又要认真全面，既要细致，又要准确及时。护理人员在对患者的病情观察中应当具有去伪存真、详细分析、反复印证的能力，以便排除干扰，获取正确结果，同时应认真记录观察的内容。因此，护理人员必须具备扎实的医学知识，严谨的工作作风，一丝不苟、高度负责的责任心及敏锐的观察力。

一、具备"大医精诚"的高尚医德

唐代医家孙思邈曾指出："凡大医治病，必当安神定志……誓愿普救含灵之苦。若有疾厄来求救者，不得问其贵贱贫富，长幼妍媸，怨亲善友，华夷愚智，普同一等……如此可为苍生大医，反此则是含灵巨贼……夫大医之体，欲得澄神内视，望之俨然，宽裕汪汪，不皎不昧。省病诊疾，至意深心；详察形候，纤毫勿失；处判针药，无得参差。虽曰病宜速救，要须临事不惑，惟当审谛覃思，不得于性命之上，率而自逞俊快，邀射名誉，甚不仁矣。"孙思邈提倡医者必须有德，治病救人，不分贫富贵贱，都要一视同仁，这也是护理人员应该继承与发扬的高尚医德。护理人员应以此为原则，深入病房观察病情，做到一切从患者利益出发，具备敏锐的观察力和充分的同情心，尽己可能挽救病情。

二、内容全面，重点明确

护理人员在熟悉患者病情的基础上，应根据疾病和证候的不同抓住重点细致观察。当发现患者出现异常或危重情况时，要及时通知医生及有关人员，提前做好抢救准备。如肺痈患者应重点观察咳嗽的性质和痰液的色、量、质等变化；郁证患者重点观察情志变化；眩晕患者应重点观察头晕、眼花及血压情况。护士要善于发挥中西医各自的优势，及时、准确地发现患者病情的变化。

三、排除干扰，获取资料

倾听患者主诉是病情观察主要方法之一，但常受患者性格、疾病耐受度、情绪等主观因素影响，医护人员需要对此加以鉴别和分析。如有些患者病情复杂，但不善言辞，不能全面反映病情；反之，有些患者诉说的症状非常多，互相矛盾，使人抓不住重点。护士在观察病情时，若发现患者诉说中有矛盾或可疑之处，除与其他有关指标对照判断外，还可通过家属或同病室患者了解其情况，加以验证。另外，病情观察还要注意到由于其他原因可能造成的假象，如测量血压时血压计的计量偏差、服用某些药物后造成舌苔颜色的变化等，都要去伪存真，详加分析，反复验证，以获得正确的观察结果。

四、方法科学，准确判断

病情观察的方法要正确，以免影响病情判断。如脉搏短绌者应由两名护士同时听心率和脉率，以准确判断患者的病情变化。对病情观察所得到的结果，要全面分析，才能判断准确，得到正确的结论。切忌根据一时或局部的现象，草率下结论。例如急性腹痛减轻或消失，可能表示病情好转；但如果观察到患者神情淡漠、四肢厥冷、面色发青、出冷汗、脉象微弱，表示病情危重，需要紧急抢救。

五、记录客观，结果真实

护士要及时细致、准确地记录，准确使用中医术语，尽可能使用量化指标记录病情变化。如观察腹水患者腹水增减情况，在目测的同时可结合称体重、量腹围的方法。对不能量化的症状和体征的描述要客观、真实。如疼痛，可以用隐痛喜热敷，阵痛拒按、辗转难寐，绞痛伴面色苍白大汗等来记录。

第四节　病情观察的方法

望、闻、问、切是中医观察病情的独特方法。护理人员要在四诊合参的基础上，进一步对病情辨证审因，才能因人制宜把握护理的重点。

一、听取主诉，详细了解病情

听取患者或家属主诉，详细了解其一般资料、既往史及本次发病情况，包括发病的时间、程度、性质及伴随症状、诱因、诊治经过等。

二、深入病室观察，准确获取资料

护理患者时，护士要深入病室，详细观察患者病情变化，以获取准确及时的资料。病情有严重变化时，应加强巡视或安排专人24小时守护。

三、四诊合参，观察病情变化

《医宗金鉴·四诊心法要诀》中指出："望以目察，闻以耳占，问以言审，切以指参。"望、闻、问、切是通过感觉器官了解疾病发生发展的四种方法，是中医诊察病情的基本方法。护士应当具有扎实的专业知识、敏锐的观察能力、较强的记忆能力、创造性的思维能力和精湛的技术操作能力，以便及时发现患者的病情变化，为治疗和抢救赢得时间。

四、审因辨证，分析病情

通过望、闻、问、切四诊所获得的病情资料，应按照中医理论进行辨证分析，在辨明疾病的病因、病位、病性及邪正盛衰的基础上，确立证候，为辨证施护提供依据。临床常用的辨证方法包括八纲辨证、脏腑辨证、六经辨证、卫气营血辨证与三焦辨证等。在进行病情分析时，不同的病证可采用不同的辨证方法。如外感病中"伤寒"，运用六经辨证方法；外感病中"温病"，则运用卫气营血辨证等方法对病情进行辨证分析。

五、评价效果，修订措施

在计划实施过程中，每天观察患者的病情变化、情绪、药物治疗的效果和反应，以便确定所制订的护理计划是否需要修改和补充，使护理措施的实施能够符合病情变化的规律。例如壮热患者，若体温逐步下降，说明病情好转；若骤然下降，甚至低于正常体温，说明邪气旺盛，正气虚衰，为亡阳危象，应修改原护理计划，以回阳救逆、扶正祛邪为原则重新制订护理措施。

第五节　病情观察的内容

体温、脉搏、呼吸、血压被称为生命体征，说明身体一般状况的观察非常重要。另外，护士还要有的放矢，围绕疾病的主要症状、主要方面进行观察。

一、一般状况

一般状况的观察常是判断疾病证型的重要依据，内容包括患者神志、体温、脉搏、呼吸、血压、睡眠、饮食、二便、活动等。这些项目虽然是比较简单、容易获取的观察项目，但却至关重要。疾病的发生和变化，常可从这些项目的变化中反映出来。例如神的改变，得神与失神能反映机体正气的盛衰和脏腑功能的表现，对疾病的治疗和预后有较大的意义。

二、主要症状

病证在发展变化中，会表现出一个或一组最突出的、最令人痛苦的症状，而这些主要症状的好转或恶化，常常能反映病情好转或恶化。主要症状的转移，则又提示病证有质的改变。所以，入院时要全面、详细地了解主要症状和体征发生的时间、部位、性质、诱发因素及伴随症状等，住院期间及时注意其变化。例如，支气管哮喘患者的主要症状是喘促气短、喉中有哮鸣声，观察的重点应该是呼吸困难的程度变化等。

三、舌象和脉象

观察舌象和脉象，是中医病情观察的特色之一。通过观察舌的神、色、形、态，苔的色与质，可以了解机体正气盛衰、病邪深浅与性质、病情进退，有助于判断疾病转归与预后，为辨证施护提供依据。如观察温热病患者的舌质，舌质由淡红→红→红绛→绛紫，表示病邪由卫→气→营→血，说明病势由浅入深，由轻转重；反之，则说明病情由里出表，逐渐好转。通过观察脉象的浮、沉、数、迟、洪、细等特点，亦可判断病情发展。如外感风热表证可见浮脉，若热邪亢盛者会出现数脉而有力。通过诊脉可以了解气血的虚实、阴阳的盛衰、脏腑功能的强弱及邪正力量的消长，结合其他观察内容可采取相应的护理措施。但在病情观察时，必须注意病、脉、症合参。一般情况下，病、脉、症是相符的，但亦有不相符的特殊情况，临床运用时，需四诊合参后再决定是"舍症从脉"，还是"合脉从症"。

四、各种排泄物

通过观察排泄物如大小便、呕吐物、痰液、汗液，以及妇女经带等的形、色、量、质的变化，了解脏腑的病变和邪气的性质。

五、药物效果与反应

药物治疗是临床最常用的治疗方法，护理人员应注意观察其疗效及副作用。如使用峻下剂有无虚脱等情况，使用甘遂、芫花有无腹痛、腹泻等胃肠道刺激症状。

六、情志变化

各种异常的情志改变可直接损伤脏腑而致病或加重原有病情，反之，各种疾病也会引起相应的情志变化。如大怒会引起脑卒中的发生，脑卒中患者久卧病床也会引起抑郁、焦虑等情绪改变。因此，护理人员应充分了解患者的精神状态及情志变化，并加以疏导。

中医病情表达用词

神志：有神，精神萎靡，身重嗜卧，神昏谵语，烦躁不安，手足躁动，循衣摸床，手撒尿遗，牙关紧闭，角弓反张，虚脱，嗜睡等。

形态：自如，半身不遂，不得平卧，患肢活动受限。

表情面容：红润，痛苦面容，急性面容，眉间紧锁，倦怠无力，神情呆滞，神情淡漠，面色潮红，面色晦暗，面色苍白，面色㿠白，面红目赤，面唇青紫，两颧潮红等。

皮肤：正常，黄染，苍白，紫绀，褥疮，潮红，溃烂。

舌质：淡红，淡白，红绛，紫黯。

舌苔：薄白，薄黄，黄厚，燥裂，腐腻。

脉：正常，浮，沉，迟，数，弦，滑，涩，洪，细，结代。

语言：清楚，语音低微，失语，呻吟。

感知：疼痛，瘙痒，麻木。

睡眠：正常，夜难入眠，夜梦纷纭，易醒，早醒。

呼吸：少气，短气，衰微，浅速，气促，张口抬肩，哮喘，动则气喘。

咳嗽与痰：呛咳，顿咳，咳声重浊，痰黄黏稠，痰少难出，痰液清稀，痰中带血，痰清多泡，喉中痰鸣、辘辘有声，痰涎壅盛，鼻塞声重，浊涕，清涕等。

二便：大便秘结，便下如羊屎，大便溏泄，下利清谷，完谷不化，下利赤白，便带脓血，便清，五更泻，小便短涩、淋沥不尽，小便黄赤，小便清长，尿频，尿急，尿痛，癃闭，尿失禁，尿潴留等。

饮食（纳）：多食善饥，纳呆，食欲不振，厌食，择食，呕吐清涎，嗳气吞酸，食入即吐，朝食暮吐，恶心呕吐，干呕，渴而不欲饮，烦渴不止，口渴自饮，饮不解渴，饮入则吐，喜热饮，喜冷饮等。

寒热：恶寒发热，寒热往来，形寒肢冷，手足不温，手足冰凉，四肢厥冷，四肢厥逆，手足心热，烦热，五心烦热，午后潮热，畏寒，恶风，低热，壮热等。

汗：自汗，盗汗，冷汗，汗出如油，汗出如珠，动则汗出，虚汗，战汗，大汗淋漓等。

脘腹痛：脘腹满闷，脘腹灼痛，腹痛喜按，腹痛拒按，痛得冷止，得热则舒，时痛时止，痛无定处，绕脐而痛，小腹胀痛，腹部板硬，嗳气，呃逆，嗳腐吞酸，嘈杂不安等。

腰背痛：腰背酸痛，腰酸腿软，腰痛酸重，腰冷痛，腰膝酸软无力。

关节痛：关节红肿热痛，屈伸不利，手足拘挛，关节痛，得热而缓。

水肿：目胞浮肿，头面浮肿，遍身浮肿，腰以下浮肿，按之没指，按之如泥等。

头痛：头项强痛，头痛如裹，头痛绵绵，头昏目胀，头胀痛，头痛且重，偏头痛，颠顶痛，眉棱骨痛，前额痛，太阳穴痛，项背强痛等。

胸胁痛：胸部闷痛，痛彻肩背，胸部隐痛，胸部刺痛，胁痛如锥，两胁胀痛，胸脘痞闷等。

【思考题】

1. 中医病情观察的要求有哪些？

2. 临床病情观察的目的是什么？

3. 病情观察的具体内容有哪些？

4. 病情观察的方法有哪些？

5. 患者李女士，年龄 56 岁。患甲亢 5 年，因腹泻入院。主诉：腹泻，大便溏稀，肠鸣，排气增多。食少纳呆，苔薄白，脉细数弦。

问题：中医护理观察的重点内容是什么？

第三章 生活起居护理

【学习目标】

识记：常规患者病房温度、湿度等环境调摄及健康宣教。

理解：清洁舒适及安全护理的主要内容和注意事项。

运用：四时气候生活起居护理的原则和护理措施。

案例导入

患者李女士，56 岁，职业为公务员，既往高血压病史，服用降压药物十年余。近一年来患者自觉血压控制较好，自行间断服用降压药物。患者素独居，不喜运动，活动较少，平时喜冷怕热，尤喜冷食；且患者生活作息不规律，夜不能寐，白天自觉易疲乏，注意力不集中，偶尔头晕不适。患者一天前突发头晕，自行服用降压药物，后症状稍缓解。患者今日晨起再次出现头晕症状，体位改变头晕加重，至门诊就诊，测体温 36.5℃，脉搏 89 次/分，呼吸 22 次/分，血压 202/100mmHg，遂由门诊收入院。现患者神清，言语清，精神稍紧张，头晕，体位改变时头晕加重，纳眠差，小便正常，大便干结，舌暗红，苔白稍腻，脉沉细。入院体查：体温 36.6℃，脉搏 95 次/分，呼吸 21 次/分，血压 196/110mmHg。

问题：患者目前的主要护理问题是什么？如何应用生活起居护理知识对患者进行健康宣教？

生活起居护理是对患者的日常生活起居进行科学的安排和合理照料，其目的是保养和恢复机体的正气，促进体内阴阳达到平衡，有利于患者尽早恢复健康。

生活起居护理是中医护理学的重要组成部分，是中医整体观念和辨证施护方法在护理中的具体应用。我国历代医家十分重视生活起居护理，认为其与健康有密切关系，只有做到顺应四时、平衡阴阳，起居有常、劳逸适度，调摄环境、慎避外邪，安全防护、清洁舒适护理等，才能有效促进人们的健康，达到防病治病、颐养天年的目的。

第一节　顺应四时，平衡阴阳

"人与天地相应"，人体与自然界是息息相关的，人体自身具有与自然变化规律基本相适应的能力，如果人类能掌握其规律，主动采取各种养生措施适应其变化，就能避邪防病，保健延衰。顺应自然，也就是顺应四时、平衡阴阳，从而使人体生理活动与自然界变化周期同步，保持机体内外环境的协调统一。

一、顺应四时，平衡阴阳的重要性

（一）保持人体内外环境统一

《素问·四气调神大论》曰："夫四时阴阳者，万物之根本也。所以圣人春夏养阳，秋冬养阴，以从其根，故与万物沉浮于生长之门。逆其根，则伐其本，坏其真矣。故阴阳四时者，万物之终始也，死生之本也，逆之则灾害生，从之则苛疾不起，是谓得道。"说明阴阳四时的变化，是万物生长变化的根本，所以善于养生之人，春夏两季能够注意保养阳气，秋冬两季能够注意保养阴气，和万物一样，顺应阴阳之性而生活于自然界生、长、化、收、藏的规律之中。由于自然界的阴阳消长运动影响人体阴阳之气的盛衰，人体必须适应大自然的阴阳消长变化，才能维持生命活动，从而保持人体内外环境的统一。

（二）维持生物健康生存

《素问·四气调神大论》曰："逆春气则少阳不生，肝气内变；逆夏气则太阳不长，心气内洞；逆秋气则太阴不收，肺气焦满；逆冬气则少阴不藏，肾气独沉。"若在春天不注意养生，违背了春生之气，体内的少阳之气不能生发，则可发生肝气内郁的病变；若在夏天不注意养生，违逆了夏长之气，太阳之气不能生长，则可发生心气虚的病变；秋天若违逆秋气，使太阴之气不能收敛，则可发生肺胀满喘息的病变；到了冬天，若违逆冬藏之气，少阴之气不能闭藏，可能发生肾气不能蓄藏的病变，甚至危及生命。因此，顺应四时是生物维持生存的重要条件。

中医学认为，"阴平阳秘，精神乃治"。人的生命活动从根本上来说，是阴阳两个方面对立统一相对平衡的结果。只有阴气平和，阳气秘固，人的生命活动才能正常，而患病的根本原因则是阴阳失去了平衡。因此，护理疾病，要调理阴阳，确保机体自身、机体与自然界的阴阳保持动态的平衡；要根据人体阴阳盛衰的具体情况制定护理措施，从起居、情志、饮食和环境等各方面都贯彻平衡阴阳的思想，以促进疾病的康复。

二、四时气候护理

（一）春夏养阳

春季万物复苏，自然界各种生物萌芽发育，人体内的阳气也随着春天的阳气而向上、向外生发，气血流通，肝气舒展，腠理开疏。夏季万物竞长，雨水充沛，是一年中阳气最盛的时节。此时人体新陈代谢旺盛，阳气最易外泄，导致各种虚证，所以夏季应注意养护阳气。春夏之季由寒转暖，由暖转热，宇宙万物充满新生繁茂景象，是人体阳气生长之时。应该增加室外活动的时间，以调养阳气，使阳气更加充沛，凡有耗伤阳气及阻碍阴气的情况皆应避免。在春夏季护理中，要保护患者体内阳气不过分消耗。

1. 春季生活起居护理

《素问·四气调神大论》曰："春三月，此谓发陈，天地俱生，万物以荣，夜卧早起，广步于庭，被发缓形，以使志生，生而勿杀，予而勿夺，赏而勿罚，此春气之应，养生之道也。"因此，人们应顺应自然界春生之势，宽衣松带，舒展形体，多散步以使心胸开阔，精神愉快，保持生机。

（1）慎避风邪　春季风气主令，六淫之邪常与风邪合而致病。春季阳气刚升而未盛，乍暖还寒，不宜过早脱去棉衣，以防寒气乘虚而入，尤其体虚者，本身正气不足，更易受风邪之侵而使病情加重或增添新病，因此，春季的生活起居应以避风邪为主，被褥衣着等随气候变化随时增减，保证阳气生发的体内环境。

另外，病室注意通风，忌吹对流风。

（2）夜卧早起　春季白昼渐长，夜间缩短，故患者起居应"夜卧早起"。病情允许情况下，鼓励患者晨起后到户外沐浴温暖阳光，以适应春天升发之气，补充机体阳气。

（3）调养肝脏　春季人体肝气旺，喜条达而恶抑郁，故护理中应注意调养肝脏。应鼓励慢性病患者多到户外活动，以天地升发之气助人身阳气生长，使肝气得以条达。如果患者独眠于病房中，自生郁闷，损伤肝气，则可能肝郁乘脾，暴躁易怒，因此应多关心患者，多与之沟通。

（4）防春困　春季人体因肝气旺而脾气相对不足，易见精神倦怠、嗜睡，即所谓"春困"。尤其是平日脾气虚患者，春季更是恋觉，若不加以节制，睡眠过多，脾阳受困，患者感到更加困倦、头昏。因此，必须对患者进行健康教育，并制订春季作息时间表，适当控制睡眠时间，按时就寝和起床。

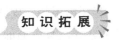

春季养生日历

二月养生原则：春夏养阳，适当春捂。①起居："立春雨水到，早起晚睡觉。"立春以后气候仍然干燥，因此仍要按需补充水分，保持病室温湿度适宜。②饮食：宜多食辛温发散的大枣、豆豉、葱、香菜、花生、韭菜、虾仁等，忌辛辣之物；春季阳气初生，应该吃些辛甘发散之品，不宜吃酸收之味，因为酸味入肝，具收敛之性，不利于阳气的生发和肝气的疏泄，饮食调养要投脏腑所好。

三月养生原则：春夏养阳，春养肝。①起居：春天万物复苏，宜晚睡早起，散步缓行，促使精神愉快、身体健康。②饮食：唐代药王孙思邈曰："春日宜省酸，增甘，以养脾气。"中医学认为，脾胃是后天之本，春天应肝，肝气旺可伤脾，所以春季要注意多食甜、少食酸以养脾。进食甘甜之品，如大枣、锅巴、山药、韭菜、菠菜、荠菜、鸡肉、鸡肝等；少食酸涩食物，如西红柿、柠檬、橘子等。

四月养生原则：补肾，调节阴阳。①起居：为保持心情舒畅，宜选择动作柔和、动中有静的运动，如踏青、做操、打太极拳等。②饮食：多食菠菜、荠菜、葱、水果、山药、枸杞、兔肉，少吃辛辣、油腻、大寒之物，如辣椒、肥肉、海鱼、海虾等。饮食须定时定量，防暴饮暴食。

2. 夏季生活起居护理

《素问·四气调神大论》曰："夏三月，此谓蕃秀，天地气交，万物华实，夜卧早起，无厌于日，使志无怒，使华英成秀，使气得泄，若所爱在外，此夏气之应，养长之道也。"人们应晚卧早起，不厌晨光，保持心情愉快，切勿发怒，使气机宣畅，通泄自如，同时不宜贪凉，以免损伤阳气。

（1）防暑祛湿　夏季暑湿主令。夏应心气，长夏应脾，暑夏炎热升发，尤其酷暑炎热之白昼，易于耗气伤津，损伤心阳；湿邪易阻遏气机，致脾失健运，湿邪与热邪相缠绕，极易损伤人体脾胃之阳气，易使水液在体内停滞，发生各种病变。故夏季易发生中暑、泄泻、腹痛等心脾病症。暑热煎熬，还可见咽喉灼痛、口舌生疮等症；若感受疫邪秽浊，又可发生暑瘟、痢疾；若汗出不畅，皮肤不洁，多生痱子、疮疡。因此，夏季生活起居护理中，一方面要注意防暑避湿邪，另一方面还应指导患者注意个人卫生、饮食卫生、环境卫生等。外出时尽量着浅色单衣，勤洗勤换，勿在烈日或当风处脱衣或洗凉水浴，防止暑邪贼风的侵袭。

（2）夜卧早起　夏季白昼最长，黑夜最短，患者宜夜卧早起，顺应阳气的生长。夜寐之前，应鼓励患者到户外散步，可以祛除一日暑热，消除疲劳，宁心安神。

（3）养阳护阴　夏季人体阳气最盛，阴气相对不足，尤其素体阴虚者，应以养阳护阴为主。中午温度较高时让患者卧床而寝或静卧，以避开暑邪。夏季锻炼应选在清晨或傍晚气温较低时进行，且不宜过于激烈，以防耗阴伤阳。此外，起居纳凉时不宜贪凉。睡觉时关闭电扇、空调，不宜夜宿露天，室内外温差不宜过大。汗出过多时及时更衣，防止湿衣着身影响散热及回冷着凉。

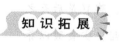

夏季养生日历

五月养生原则：关注心脏。①情志："立夏"之际，从精神上应保持良好的心态，避免暴喜暴怒伤及心阳。②饮食：宜多食清热利湿的食物。如赤小豆、薏苡仁、绿豆、冬瓜、丝瓜、水芹、黑木耳、藕、胡萝卜、西红柿、西瓜、山药等。忌食肥甘厚味、辛辣助热之品，如动物脂肪、海腥鱼类、生葱、生蒜、辣椒。

六月养生原则：增强体质。①起居：宜晚睡早起，以顺应阳气的充盛，利于气血运行。②饮食：饮食以清补为原则。宜吃蔬菜、豆类、水果等，如菠萝、苦瓜、西瓜、荔枝、芒果、绿豆、赤小豆等。忌辛辣油腻之品。③避免季节性疾病和传染病的发生，如中暑、腮腺炎、水痘。

七月养生原则：保护阳气。①起居：保证充足的睡眠，并加强室内通风，尤其在闷热的天气中要注意物理降温。②饮食：饮食应以清淡为主，蔬菜应多食绿叶菜及苦瓜、黄瓜等，水果则以西瓜为好，忌辛辣油腻之品。另外，注意饮食卫生，防止肠道传染病。

（二）秋冬养阴

秋季阳气渐收，阴气渐盛，为植物结果、庄稼收贮之时，人体应于肺气，腠理肌肤渐闭，汗出减少，适应自然界收敛、肃降之势。冬季天寒地冻，草木凋零，蛰虫伏藏，阴气盛极，此时万物生机闭藏潜伏，人体阳气也潜藏于内，阴精充盛，新陈代谢相对缓慢，以养精蓄锐，为来春生机做好准备。秋冬之季，气候由热转凉而寒，万物都趋于收藏状态，人们应防寒保暖，使阴精藏于内，阳气不致外泄。所以在秋冬时节，要保持患者机体阴津藏而不外泄。

1. 秋季生活起居护理

《素问·四气调神大论》曰："秋三月，此谓荣平，天气以急，地气以明，早卧早起，与鸡俱兴，使志安宁，以缓秋刑，收敛神气，使秋气平，无外其志，使肺气清，此秋气之应，养收之道也。"秋气凉，阳气始收，人们应早睡早起，控制情绪，保持神志安宁，舒张收敛有序，减缓秋季肃杀之气对人体的影响，保持肺气的清肃功能。饮食应少寒凉，多温平。

（1）防秋燥 秋季燥主令，其气清肃，其性干燥，易耗伤肺气，伤津液，人体一时难以适应，易发生脾胃之病、肺病，故要防止燥热伤肺，合理安排患者的生活起居，做好入冬御寒的准备，并指导患者注意个人卫生，驱蚊蝇。

（2）慎寒凉 初秋流火未净，多见温燥之证，尚宜素装薄衣，早晚稍凉则加衣。入秋后加衣被要适量减慢速度，不宜过早过快，以促进机体经受凉气的锻炼，增强耐寒能力，并有意识地进行防寒锻炼，参与各种体育活动，逐渐增强体质，以维持身体强健，适应秋天阴精内蓄、阳气内守的需要。

（3）早卧早起　入秋后，白昼渐短，夜来提前，人身阳气渐内收，阴气渐长，故应顺应自然界的"养收之道"，因此宜早睡早起。

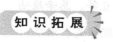

秋季养生日历

八月养生原则：防暑降温。①起居：生活上应开始"早卧早起，与鸡俱兴"；"秋老虎"属温燥，损害人体的津液，容易出现皮肤干燥、眼干、咽干、少津液、小便黄、大便秘结等症状。②情志："立秋"后的精神调养应做到内心宁静，神志安宁，心情舒畅，切忌悲忧伤感，以适应秋天容平之气。

九月养生原则：阴阳平衡，阴平阳秘。①起居：心情愉快，还可锻炼身体。防秋燥也非常关键。②饮食：宜多食西洋参、沙参、百合、杏仁、川贝母、冬瓜、黄瓜、萝卜、梨等。还可用葱白、生姜、豆蔻、香菜预防治疗感冒。忌食鱼虾、海腥，如带鱼、螃蟹、虾类、韭菜、辣椒等。

十月养生原则：秋冬养阴。①情志：注意控制情绪，避免伤感，多做开心喜好之事，保持良好的心态，平安度过秋季。②饮食：宜适当多食芝麻、糯米、粳米、蜂蜜、鸡、牛肉、鱼、大枣、山药等以增强体质，少吃葱、姜、蒜等辛辣之品。

2. 冬季生活起居护理

《素问·四气调神大论》曰："冬三月，此谓闭藏，水冰地坼，无扰乎阳，早卧晚起，必待日光，使志若伏若匿，若有私意，若已有得，去寒就温，无泄皮肤，使气亟夺，此冬气之应，养藏之道也。"此时为一年最寒，人们应早睡以养阳，晚起以养阴，以待日光，不轻易扰动阳气，不妄事操劳，使神志深藏于内，安静自如。

（1）防寒保暖　冬季寒气主令，在人体应于肾。寒为阴邪，性主收引，易伤阳气。寒邪伤人，易发生感冒、咳嗽、哮喘、痹证、腹痛等病症，故应告诫患者慎起居，注意防寒保暖，衣着要厚、轻、暖，颜色宜深。素体阳气亏虚、阴精不足者，在生活起居护理的同时，应配以食补、药补，以达补偏救弊之效，使之阴充阳盛，平衡协调，扶助正气，邪不可干。

（2）早卧晚起　冬季昼短夜长，患者生活起居应顺应人体养精固阳的需要，"早卧晚起"。早睡以养阳气，晚起以养阴气。慢性阴虚精亏者，尤应注意积蓄阴精，以预防春夏阳亢之时对阴精的耗散。

（3）自曝于日　冬季白昼短，阳光柔和，在病情允许的情况下，每日午饭后，鼓励患者到户外阳光充足的地方进行日光浴，使人体肌肤和暖，御邪能力增强，防止因天气寒冷，深居客室而使筋骨软脆、不耐风寒。肾精亏损、肾阳虚者，应注意晒太阳时避免皮肤腠理开泄而耗伤阳气。

（4）坚持锻炼　冬季虽寒，仍要持之以恒进行锻炼。在病情允许的情况下，患者必须保证每日到户外活动，但是要避免在大风、大寒、大雪、雾露中锻炼。

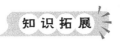

冬季养生日历

十一月养生原则：养精蓄锐，增强体质。①起居：生活中做到早卧晚起，保证充足的睡眠，注意背部保暖，有利于阳气潜藏，阴精蓄积。②情志：精神安静，保护阳气，不过度消耗阴精，要保持良好的心态。③饮食：多吃牛肉、羊肉、乌鸡、豆浆、牛奶、萝卜等，少食寒性之品，如海鲜等。

十二月养生原则："因人、因时、因地"进补。①起居：养宜适度，动静结合。②情志：积极向上，保持乐观。③饮食：可多吃羊肉、牛肉、芹菜、白萝卜、土豆、大白菜、菠菜、苹果、桂圆等。体质弱、消化功能差的人，要选择"慢补"，适当多吃"当归羊肉汤"等，还要多吃蔬菜，切忌过补、急补。体质好的人则要"平补"，不要过食油腻之品，以防产生内热而诱发疾病。忌生冷，如海鲜等大寒之品及冷饮。

一月养生原则：秋冬养阴，养肾防寒。①起居：多散步、慢跑等，同时应注意保暖以防止呼吸道疾病的发生。②饮食：合理进补可及时补充气血津液，多吃羊肉、鸡肉、甲鱼、核桃仁、大枣、龙眼肉、山药、莲子、百合、栗子等。以上食物均有补脾胃、温肾阳、健脾化痰、止咳补肺的功效，体质偏热、易上火的人应注意缓补、少食为好。忌一切寒凉之物，如冰激凌等生冷食品。

自然界四季的变化、气候的不同、昼夜晨昏的交替都会直接或间接地影响人体，从而使之产生相应的生理或病理反应。因此，要顺应一年四时的变化，采取相应的护理措施来进行养生调摄。许多病情往往昼轻夜重，护理人员应加强夜间的观察和防护工作。住院患者的起居作息，如穿衣、洗漱、晨晚间护理、进食、服药、治疗、检查和活动等，因寒暑而异，应根据季节不同进行适当调整。

第二节　起居有常，劳逸适度

我国历代医家十分重视生活起居护理，认为起居有常、劳逸适度有利于疾病的痊愈。唐代医家孙思邈在《备急千金要方》中指出："卧起四时之早晚，兴居有主和之常例。"又说："行不疾步，耳不极听，目不久视，坐不久处，立不至疲，卧不至懵；先寒而衣，先热而解；不欲极饥而食，食不过饱；不欲极渴而饮，饮不过多。"住院患者的作息起居，应根据不同季节进行适当调整。

一、起居有常

起居有常主要是指起卧作息和日常生活中的各个方面都有一定的规律并合乎自然界和人体的生理常度。它要求人们生活要有规律，这也是强身健体、延年益寿的重要原则。起居有常，就患者而言，一日病情的轻重与人体阳气生长收藏的变化相关，呈现"旦慧、昼安、夕加、夜甚"的规律。因此，临床护理中应合理安排患者的生活起居，保证寤寐有时。

（一）作息规律

保持良好的作息，患者才能以更好的精神状态来进行各种活动。护理人员应该根据患者的实际情况制定个性化的作息时间。首先，作息时间应随季节而异，注意防寒、防暑。春、夏季应晚睡早起，适当延长午休时间，秋季应早睡早起；冬季应早睡晚起。其次，护理人员要督促患者按时起居，养成有规律的睡眠习惯，每日睡眠时间不宜过长，以免导致精神倦怠，气血郁滞；睡眠不足则耗伤正气。

（二）睡眠充足

"服药千朝，不如独眠一宿"，患者应保证充足的睡眠和休息。睡眠时，床位应宽大，保持病室安静，室内光线宜暗淡，通风良好；夏季宜凉爽，冬季宜保暖；床旁忌明火或取暖设备，以防热伤津液，出现头昏、目赤、鼻干等症状。

注意卧具的舒适，例如：床高矮适中；床垫软硬适宜；被褥宜宽大轻盈、厚薄适中、柔软干燥；枕头高度以躺卧时头与躯干保持水平为宜，且软硬适宜。睡前神宜定，忌七情过极、读书思虑过度或剧烈运动。静则生阴，阴盛而寐，因此睡前可适当静坐、散步、看或听节奏缓慢的电视和音乐，使身体逐渐平静以利入睡。另外，睡前宜少食，忌过饱或过饥；忌大量饮水，尤其对于老年患者，夜尿增多可能会对睡眠有一定程度的影响。根据患者自身病情，适当食用养心安神之品，如冰糖百合莲子羹、热牛奶等，有良好的催眠效果。

二、劳逸适度

劳逸适度，是指在病情许可的情况下，凡能下床活动的患者都要保持适度的活动。《备急千金要方·养性》曰："养性之道，常欲小劳，但莫大疲及强所不能堪耳。且流水不腐，户枢不蠹，以其运动故也。"合理、适当的劳动与休息能促使气血流畅，筋骨坚实，恢复脏腑功能，提神爽志，增强体质，提高抗御外邪的能力。如果劳逸失度，易引起人体阴阳失衡，脏腑经络及气血失常，从而导致疾病的发生。

（一）避免过劳

中医学认为，劳伤过度，精竭行弊是内伤病的主要致病因素之一。《庄子·

刻意》说："形劳而不休则弊，精用而不已则劳，劳则竭。"无论体力劳动还是脑力劳动，若过度劳倦均能降低机体抵抗力，影响内在脏腑器官的功能。即使日常的坐、卧、立、行，持续过久也于身体不利。

1. 避免久视

"久视伤血。"目受血而能视，用目过度或时间过长，极易耗伤气血。如用电脑、看书、看电视、看电影等用目时间过长，都有可能造成气血亏虚，引起两目干涩、头晕目眩、乏力、心慌心悸等症状，日久累积耗伤心血，容易发生"心劳"的危险。因此，用目持续时间不宜过久，若需长时间用目，应每间隔30～60分钟适当休息，闭目养神或眺望远景数分钟，以促使体内重新化生的气血滋润双目。

2. 避免久立

"久立伤骨，损于肾。"站立是人体基本体位之一。站立时间过长，身体重量全部压于脊椎和下肢骨，腰、腿、胫等人体承重部位的骨头容易受伤，同时下肢骨骼、肌肉、血管的负担增加，导致下肢血液回流不畅，易出现气滞血瘀，诱发疾病，如下肢静脉曲张、痔疮、两足浮肿等。严重时可引发肾劳的表现，如腰酸腰痛、小便发黄、小腹坠胀等。久立时可同时行甩腿动作、扭膝运动或在睡前按摩双腿及温水沐足，同时要注意筋骨肌肉的锻炼，以强身健体。

3. 避免久行

"久行伤筋，劳于肝。"人的行动是由气血运行调动肌肉、筋骨等功能部位的发力、伸缩进行的。肝主筋，筋的运动易消耗肝的精气，所以长时间行走或奔跑，不仅耗伤气血，使肌肉、筋脉处于疲劳状态，还易伤肝气。适度步行有利于机体气血的循环，肌肉关节的活动放松，有益于健康。但长时间疾步行走，超过了机体的耐受能力，出现筋软筋酸的感觉，说明肝的精气不足以供应机体的活动，长此以往就有可能使无病者积劳成疾、有病者疾病加重，此时应适当歇息一下，拍打按摩下肢的肌肉，促进气血运行。

4. 避免神劳

神劳即用脑过度，精神过度疲劳。中医学认为，心主神而藏血，脾在志为思，血是神志活动的基础，故长思久虑，最易耗伤心血，损伤脾运，以致心神失养，神志不宁而引起失眠、健忘、心悸、多梦等。在日常学习和工作中不注意休息，过度耗用心神，是导致神劳的主要原因。对生活中的某些事物或现象缺乏正确的认识，所欲不遂，思虑不解，或对外界各种刺激的适应能力较低，常因此而焦虑不安，忧思过度，久之也可导致神劳。现代临床实践证明，长期用脑，思虑过度，精神高度紧张，会导致冠心病、脑血管意外、癌症、溃疡病等病程的延长，并对疾病的康复极为不利。因此，"思"要有度，不可过劳，能为者则为之，不能为者即舍之，事事不必强求，以免枉费心神。脑力劳动者要善于用脑，做到劳而不倦，保持大脑常用不衰。此外，以良好乐观的心态正确对待生活中可能发生的各种不愉快事情，凡事从长远着想，不计较个人得失，避免思虑过度。另外，注意与体力劳动相结合，动以养行，静以养神，体脑结合，每天都应保持一定时间的体力活动，如进行早操、体育锻炼、适当的家庭劳动等，以解除精神疲劳。

（二）避免过逸

过劳伤人，过度安逸同样可以致病。清代医者陆九芝指出："自逸病之不讲，而世但知有劳病，不知有逸病，然而逸之为病，正不少也。"过逸包括体力和脑力过度空闲两个方面。"逸则气滞"，一旦形体过度安逸，肌肉筋骨活动过少，容易使人气血瘀滞，运行不畅，脏腑经络气血阴阳失调，功能衰退，抵抗力下降，筋骨肌肉日久不用可导致肢体痿弱无力或肥胖臃肿，动则气喘、心悸。同理，"用则进废则退"，若脑力过度空闲，则会使人精神恍惚、思维迟钝。

1. 避免久卧

久卧伤气，适当躺卧可使人身心放松，有助于恢复精力，消除疲劳。但卧床太久则会"伤气"。久卧可使气血运行不畅，阳气不伸而伤气，导致气血阻滞，气机升降失调，脏腑功能受到影响，易出现身体消瘦、面无血色、身倦无力等症状。现代研究表明，睡眠与休息并非越多越好，睡眠与休息过多或不足同样可引起机体功能紊乱，只有适度才能达到宁神养气、保持健康的目的。

2. 避免久坐

久坐伤肉，脾主肌肉，伤肉即伤脾。常时间坐位，不仅臀部皮肤毛囊易受堵塞而生疖、毛囊炎等，还可引起脾胃积滞，脏腑气机不畅，转运气血能力下降，出现消化不良、气短乏力、手脚发凉、骨节酸痛等。此外，久坐者还易患颈椎病、肩周炎和冠心病等。《养老奉亲书·宴处起居》曰："凡人衰晚之年，心力倦怠，精神耗短，百事懒于施为……凡行住坐卧，宴处起居，皆须巧立制度，以助娱乐。"因此，脑力劳动者和老年人要避免久坐，可每天做转胯运动、腰部按摩，保持适度的户外活动，如打太极拳、练五禽戏、散步等，不仅可以帮助胃肠蠕动，促进食物的消化吸收，还可舒筋活络、调养气血。适当的体力和脑力劳动可以延缓机体功能的衰退和各脏器的衰老，尤其是老年患者，在日常生活中要尽量避免过度安逸，适度活动可增强各脏腑功能，预防老年性痴呆。

3. 脑力劳动与体力劳动相结合

在病情允许的情况下，凡能下地活动的患者每天都要保持适度的锻炼。适度活动能促进气血流畅，使筋骨坚实，神清气爽，增强抗御外邪的能力，有利于机体功能的恢复。尤其脑力劳动者，适当运动更有利于疾病的康复。若已患病而偏于安逸，则易使气血郁滞，不仅不利于病情的康复，甚至还能引发新病。

4. 休息保养多样化

患者的锻炼要遵循相因相宜的原则，根据不同的病证、病期、体质、个人爱好及客观环境等进行安排。一般来说，虚证、体弱的患者，应以静为主，辅以轻度活动；实证或急性病患者，在病情严重时应静卧休息，待症状减轻以后，可循序渐进地恢复活动；慢性病患者，在病情允许情况下，可到户外做适当运动，如散步、打太极拳等，以增强体质。

第三节　调摄环境，慎避外邪

六淫致病多与季节气候、居处环境等有关。为患者营造良好的居住或住院环境及防止邪气侵袭致病，对患者病情的恢复具有重要意义。护理工作中应主动掌握四时气候变化的规律，为患者创造良好的治疗及护理环境。

一、病床安置辨证而定

寒证、阳虚证者多畏寒怕风，宜安置在向阳温暖的病室内，使患者感到舒适；热证、阴虚证者多有恶热喜凉之求，可安置在背阴凉爽病室内，使患者感到凉爽、舒适、心静，利于休养。

二、病室整洁安静

病室环境包括病室内和病室外的环境，保持病室环境的整洁和安静对患者疾病的恢复和心情愉悦都具有重要的意义。《医药卫生录·病室部》指出："病室切宜收拾清洁，凡患者脱换衣物、饮食器皿以及尿器等件须令置别处，勿使室内有一毫污浊腥秽之气。"《老老恒言·书室》中也论述到："每日清晨，室中洞开窗户，扫除一遍，虽室本洁净，勿暂辍，否则渐生故气……古人扫必先洒水……粘拌尘灰，不使飞扬，则倍加洁净。"

1. 病室整洁

病室内：陈设要力求简单，以保持整洁。病室内除固定的患者必需品外，其余物品都不应放置，保持地面和床单清洁、干燥，定期消毒。便器放在指定位置，定期消毒，卫生间、便池、水池每日刷洗，以免污浊气味溢进病室，为患者创造一个舒适整洁的环境。

病室外：走廊无杂物堆放，地面干洁，光线充足，畅通无障碍物；配餐间要做到清洁、整齐，餐具按时消毒。卫生间要做到无臭味、无污垢、无霉变斑点，定时消毒，严格做好消毒隔离和终末处理。

2. 病室安静

安静的环境有助于患者休养，不但能使患者心情愉悦和身体舒适，还能使患者睡眠充足、饮食增加。噪声的刺激常使患者心烦意乱，出现心慌、坐卧不安，甚至出现四肢颤抖、全身冷汗等症状，尤其是心气虚患者常因突然的声响出现心悸。护理人员应设法消除嘈杂之声，保持病室安静（不能超过 $40 \sim 60$ dB）。护理工作注意"四轻"（说话轻、走路轻、操作轻、关门轻），对于胸痹心痛、癫痫患者，如果条件许可应安置在单人房间。

三、病室温湿度适宜

病室温湿度的调控对患者病情恢复同样具有重要意义。明代医家陈实功在《外科正宗》中指出，"先要洒扫患房洁净""冬要温床暖室，夏要净几明窗"。因此，应根据患者病情需要调整病室的温度和湿度。

1. 病室温度

病室温度一般在 18 ~ 22℃，在适宜的室温中，患者感到轻松、舒适、安宁。室温过高，会使患者感到燥热难耐；室温过低，会使患者感到寒冷，易感寒邪。

（1）寒证、阳虚者　如已感受风寒或年老、体弱患者，常怕冷、怕风，故室温宜高，以 20 ~ 28℃为宜。

（2）热证、阴虚者　如已感受暑热或青壮年患者，常怕热、喜凉，故室温宜低，以 16 ~ 20℃为宜。

2. 病室湿度

病室内相对湿度以 50% ~ 60% 为宜，应根据气候、不同证型、年龄等进行调节。湿度过高，使汗液蒸发受阻，患者感到胸中满闷、困倦、乏力，尤能令风寒湿痹、脾虚湿盛患者病情加重，故室内湿度宜低；如果湿度过低，患者感到口唇干燥、咽喉干痛，尤能令阴虚肺热患者出现呛咳不止，故室内湿度宜高。此外，阳虚证患者多寒而湿，湿度宜低；阴虚证患者多热而燥，湿度宜高。

四、病室通风、光线适度

1. 病室通风

病室经常通风换气，可使患者神清气爽，肺气宣通，气血通畅，食欲增进，有利于疾病康复。应根据四季气候及一日四时阴阳消长的变化规律，适时开窗通风换气，保持病室空气清新，每天至少通风换气 1 ~ 2 次。通风时注意保护患者避免直接吹风，以防寒邪侵袭。对身体虚弱或已感受寒邪的患者，要在通风时注意保暖，避免寒邪侵犯；若患者服用发汗解表药后，暂时不宜通风换气，待汗出热退以后，先给患者穿衣盖被或遮挡床帘后再通风，避免复感风寒之邪而加重病情。

2. 病室光线适度

病室光线柔和明亮，能使患者感到舒适愉快，但不宜让日光直射患者面部。患者休息时应注意拉窗帘，以促进睡眠。《天隐子养生书》所描述的病室应"阴阳适中，阴暗相半""太明即下帘，以和其内映；太暗则卷帘，以通其外耀。内以安心，外以安目，心目俱安，则身安矣"。应根据病症性质不同调整光线：急性热性病患者，光线可稍暗；有眼疾、痉证、癫狂证者，病室内可用深色窗帘遮挡光线，避免强光刺激；热证、肝阳上亢或肝风内动、神经衰弱患者，病室内的光线可偏暗；感受风寒、风湿及阳虚、里寒证患者，病室内宜阳光充足，以使患者感到温暖、舒适；长期卧床患者，应尽量邻挨窗户，使其感到舒适、愉悦，增强病愈信心。

第四节　安全防护，清洁舒适

安全防护与清洁舒适护理，是生活起居护理中最基本、最重要的组成部分，尤其是危重或生活不能自理的患者，保持身体清洁、舒适能预防疾病传变，从而促进康复。

一、安全防护

安全是人类生存的基本需要之一。病室、环境安全及患者的自身安全是指平安而无危险、无伤害的环境，是对患者治疗及护理的必要保障。住院患者由于对医院环境不熟悉，对住院生活不习惯，对自身疾病及某些治疗护理手段不了解，往往会觉得安全受到威胁，为了使患者在住院期间身心始终处于接受治疗及护理的良好状态，达到预期治疗及护理效果，护士应主动为患者提供安全的护理措施，积极预防和消除一切不安全的因素。

（一）防烫伤

1. 做好入院后风险评估工作，有针对性、预见性地制定和实施护理计划。在给患者使用热水袋前，应先检查热水袋有无漏水，袋塞是否密封，水温是否适宜，一般以60～70℃为宜，对老年人、小儿、昏迷、用热部位知觉迟钝麻痹、麻醉未清醒者，水温应调至50℃，不宜使用化学加热袋。热水袋一定要加布套或包裹后使用，切勿直接接触患者皮肤。连续使用热水袋保温者，每30分钟检查水温，评估用热部位皮肤情况，及时更换热水，并注意避免红外线、微波热疗等西医操作烫伤。

2. 护士进行艾灸、拔火罐、药熨等中医操作时，应注意严格按照流程操作，在操作过程中严密观察，防止烫伤。如采用温针灸时，针柄上的艾绒团必须捻紧，防止艾灰脱落烫伤皮肤或烧坏衣物。如果灸后出现小水泡，无需处理；若水泡较大，用无菌注射器抽去泡内液体，覆盖消毒纱布，保持干燥，防止感染，清创时需严格遵守无菌操作技术，先予止痛剂，再用37℃左右外用盐水或2%黄柏溶液清洗创面。熄灭后的艾条，应装入小口瓶内，以防复燃，发生火灾。进行拔罐时动作要准、稳、快，起罐时切勿强拉，防止烫伤。

（二）防跌倒

患者可由于肢体协调能力减弱、思维和判断能力迟缓及视觉、听觉能力下降等因素引起跌倒；体位性低血压、短暂性脑缺血发作、心源性晕厥等疾病发作或应用降糖、降压药物后发生低血糖或低血压时均易发生跌倒。另外，病室环境的一些不利因素，如地面存在障碍物、湿滑，无防滑地板等也可诱使跌倒事件的发生。因此护理人员在做好基本护理工作、加强病情观察的同时应注意以下事项：①保持行人通道通畅：楼梯、走廊等安全通道禁止堆放杂物。护士每日晨间护理时协助患者整理病室卫生，保持阳台及病室内通道通畅，无障碍物。②保护性用具的使用：躁动不安及意识不清患者根据情况使用床栏或其他保护具。③安装扶手：走廊、浴室、厕所要安装扶手，指导患者使用。④安装报警铃：浴室、厕所要安装报警铃，教会患者不适时及时呼救。

（三）防坠床

某些意识清楚的老年患者或厥证患者，常由于自身平衡功能减退、躁动不安，或缺乏陪伴人员及照护不周，发生意外坠床等不良事件。因此，护理人员应对坠床高危患者加强巡视，确保就医环境的安全和设施安全到位，加强病室设施的安全管理，防止因环境设施问题带来的安全隐患，病床需配置床档，必要时合理使用约束用具，并对家属进行告知和健康教育。

（四）防走失

走失多发生于认知功能障碍的患者（如患有痴呆症、狂证、郁证的患者），未做到24小时连续看护，容易导致离开病室而走失。对住院患者佩戴腕带，标注姓名、性别、年龄、床号、住院号等内容；对有痴呆症、郁证、狂证及高龄老年患者还可增加腕带标识，并标注医院、病区、患者姓名、家属联系电话等内容。

（五）防误吸和窒息

护理人员应严格执行操作规程，提高安全防范意识。操作中切不可随意简化操作程序，对可能发生的安全事件制定紧急应急处理预案，减少护理不良事件的发生。如鼻饲前检查确保胃管在胃部、通畅，如发生误吸，患者出现呼吸困难，应立即停止鼻饲，及时吸出呼吸道内吸入物，并抽吸胃内容物，防止胃内容物进一步反流。应加强护理人员的责任心和安全防范意识，把好医嘱关，严格执行查对制度；护理人员值班时做到细心和及时观察，熟悉患者的病情及安全隐患因素；指导患者饮食时注意细嚼慢咽，进食时勿讲话，出现呕吐时立即停止进食，去枕平卧，头偏向一侧，防止窒息。此外，加强护理人员安全防范知识的培训和教育，尤其低年资护士，更应提高安全防范意识，避免不安全事件及安全隐患的发生。

二、清洁舒适

舒适，是个体身心处于轻松自在、满意、无焦虑、无疼痛的健康、安宁状态时的一种自我感觉，主要包括生理舒适、心理舒适、环境舒适和社会舒适。下面主要介绍患者生理舒适方面的内容。

（一）口腔护理

1. 含漱法

健康者常用清水、丁香漱口液、银荷漱口液、苦丁茶液等漱口。口腔溃疡、口臭明显者，用生理盐水、复方硼砂液、甘草银花液、益口含漱液等漱口。咽喉肿痛者，含漱消炎散、口洁净等漱口，以清热解毒、镇痛。

2. 涂药法

清洁口腔后，在口疮部位涂上冰硼散、双料喉风散、锡类散等，以清热、解毒、止痛，促进溃疡愈合。

3. 口服法

中药口服，可用清热解毒的中药，如甘草、菊花、金银花泡水代茶饮，可预防和治疗口腔溃疡。

4. 其他

（1）中药外敷法　取吴茱萸12g，研成末，用醋调成糊状，睡前敷于双足涌泉穴，次晨取下，可治疗口腔溃疡。

（2）耳穴贴压　王不留行籽贴压神门、内分泌、耳屏尖等耳穴，治疗口舌生疮。

（二）皮肤护理

1. 预防压疮

长期卧床患者，由于疾病的影响，易发生压疮、溃烂。因此，应加强卧床患者的皮肤护理。注意定时翻身，减少或避免摩擦力和剪切力，保持床单平整、清洁、干燥，保持皮肤清洁，定时检查受压部位，观察皮肤颜色及血运情况，在骶尾部或足跟部垫气圈或气垫以减轻患者局部压力。

2. 压疮的护理

若压疮已发生，可根据不同证型进行辨证护理。护理溃疡创面时，注意伤口换药顺序、渗液渗血的情况，换药后要注意保持患部周围清洁、干燥。

（1）气滞血瘀者　宜行气活血处理，如勤翻身、局部热敷或每日数次红花油或酒精按摩受压部位，配合艾灸患处，每日 1～2 次，每次 20 分钟；饮食宜高热量、高营养。

（2）血凝蕴毒者　勤翻身，紫草油外涂后纱块覆盖保护，饮食宜高营养、易消化。

（3）热毒浸淫者　先清除坏死组织，再以生肌散外敷，生肌油纱填塞创面；或以蒲公英液水洗，再涂黄连液。饮食宜清淡。

（4）气血亏虚者　先用生理盐水清洁创面及肉芽组织，再以祛腐生肌膏外敷。

（三）二便护理

1. 小便护理

（1）尿潴留　①脾肾虚弱者、久病卧床者多为此证型，要注意防寒保暖，病室宜温暖向阳；可热熨脐部、下腹部，配合膀胱区按摩，顺肚脐方向向下轻轻按摩，并逐渐加压，促使排尿；必要时可用滴水声、温水冲洗会阴部等诱导疗法帮助排尿。②膀胱湿热者，治宜清热祛湿、利水通淋，病室环境宜安静、干燥、凉爽；急性期发热时，注意静卧休息，必要时可采用物理降温。③气虚者，术后尿潴留多为此证型，治应以补中益气、温阳利水中药或吴茱萸加粗盐热敷下腹部（脐下 2～3 指处），注意温度不可过高，以免烫伤；并可配合指压中极、气海、关元穴（以向里向下 45°角缓慢用力按压）以助排尿，切忌用力过猛；或艾灸足三里、气海、水道、关元、中极等穴，施灸后注意腹部保暖；或耳穴压贴肺、三焦、膀胱、肾、交感穴，每次按压1~2分钟，反复刺激。

（2）尿失禁 ①定时开窗通风换气，以除去不良气味，保持空气清新。②保持皮肤清洁干燥，每天清洗会阴部皮肤1~2次，勤换衣物、尿垫，定时按摩受压部位。③锻炼盆底肌，指导患者取立位、坐位或卧位，与呼吸相配合，试做排尿动作，然后缓慢收缩肛门，再依次收缩阴道、尿道，产生盆底肌上提的感觉，要注意的是肛门、阴道、尿道收缩时，大腿和腹部肌肉尽量保持放松状态。④训练膀胱功能，定时诱导患者排尿，建立规律的排尿习惯。⑤训练间断排尿，即在每次排尿时自行停顿3~5秒再继续排出或减缓尿流，以及在任何容易诱发尿失禁的动作如咳嗽、腹部用力、弯腰等之前收缩盆底肌和尿道括约肌，从而抑制膀胱的不稳定收缩，不至于腹部压力一升高就出现尿失禁，减轻排尿的紧迫程度、频率和溢尿量。⑥对于长期尿失禁患者，可留置导尿管。

2. 大便护理

（1）腹泻 ①定时通风换气，保持病室清洁，定期消毒，及时倾倒排泄物，衣物、床被如有污染，及时更换。②注意休息，腹泻严重脱水绝对卧床休息，必要时给予补充液体及吸氧。③寒湿泄泻者，注意腹部保暖，可用热水袋热敷，同时按揉足三里、中脘、天枢穴，以温阳祛湿、健脾止泻。④湿热泄泻者，应清热祛湿，病室宜凉爽、干燥；脾湿腹泻者，宜补中益气、健脾止泻，病室宜温暖、干燥。⑤泄泻频繁者，每次便后用温水清洗肛周，保持肛周皮肤干燥、清洁，必要时涂无菌凡士林、黄连油膏或达克宁粉外喷以保护肛周皮肤。⑥饮食上宜少渣、低脂、易消化、低纤维素、高维生素的流质或半流质食物，避免刺激性、生冷的食物。

（2）便秘 ①创造良好的排便环境，注意保护患者隐私。②指导患者养成规律的生活习惯，每日定时排便，尽可能晨起后及时排便，可顺时针方向按摩腹部，促进胃肠蠕动，以助排便。③辨证施护：燥热内结者，病室宜安静、凉爽，保持通风，湿度宜偏高，忌辛辣、油腻、刺激性食物，可用大承气汤灌肠，或按压大肠俞、胃俞、天枢、支沟、合谷穴，以泻热通便；寒凝泄泻者，病室宜温暖、安静，注意保暖，可艾灸神阙、天枢、气海穴，以温通下焦；气机郁滞、血虚肠燥者，病室宜安静，保持情绪平和，在病情和身体允许的情况下适度活动，以促进气血运行；年老体虚、气虚及运化无力者，应注意卧床休息，避免过度劳累，必要时可以麻仁丸等润肠通便。

生活起居与健康有密切的关系，因此在重视疾病护理的同时，应当指导患者顺应四时气候变化的规律，在日常生活中做到起居有常、劳逸适度，注意内外环境的调摄和六淫外邪的预防，并注重安全防护，做好清洁舒适护理，才能健康长寿，颐养天年。

【思考题】

1. 根据四时气候规律，春夏秋冬的养护原则是什么？

2. 春、夏、秋、冬四季分别以何气主令？

3. 如何对患者进行四季的睡眠宣教？

4. 《素问·宣明五气》中的"五劳所伤"具体指什么？

5. 顺应四时、平衡阴阳中的气候护理重点有哪些？

6. 普通患者适宜的病房温度和湿度分别为多少？

7. 简述尿失禁患者的清洁舒适护理。

8. 患者张女士，36 岁。广告公司策划，平素体胖多汗，长期日夜颠倒，饮食不规律，近 3 个月来易感冒，因心慌气促入院。症见：畏寒明显，手脚发凉，腰背部有冰冷感，动则心慌气短，食少纳呆，舌淡胖，苔白腻，脉滑。

（1）如果你是该患者的主管护师，该如何安排该患者的床位环境？

（2）根据该患者的入院症状，在生活起居上应采取哪些护理措施？

9. 患者王先生，50 岁。因间断性眩晕近一年加重入院。症见：头目胀痛，耳鸣，急躁易怒，心悸健忘，失眠多梦，腰膝酸软，面红目赤，步履不稳，舌红苔黄，脉弦数。查体：血压 150/95mmHg。

（1）该患者病情观察的主要内容是什么？

（2）如何指导患者的生活起居？

第四章 情志护理

【学习目标】

识记：情志护理的基本原则及预防七情致病的方法。

理解：影响情志变化的相关因素及情志与健康的关系。

运用：七情与脏腑的关系及致病特点、情志护理的方法。

案例导入

患者男性，63 岁，农民，因于 2 年前行前列腺癌综合治疗后，出现发热、右下肢疼痛，加重 2 天入院。患者家庭经济条件一般，小学文化，既往吸烟饮酒，生活不规律，精神状态差，情绪较忧虑，食纳差，无明显尿频尿急，无尿血，大便可。体查：腰背部疼痛、乏力、发热、汗出，体温 38.3℃，脉搏 92 次/分，呼吸 20 次/分，血压 120/70mmHg。舌红，苔少，脉沉细。

问题：该患者情志状况如何？该怎样进行护理？

情志是指人的心理活动，是接触和认识客观事物时，人体本能的综合反应。中医学很早就重视人的精神活动和思想变化，其在《素问·阴阳应象大论》中被归纳为五志，后又将五志衍化为七情，即喜、怒、忧、思、悲、恐、惊。情志护理是以中医基础理论为指导，以良好的护患关系为桥梁，应用科学的方法，改善和消除患者不良情绪状态，从而有利于疾病治疗的一种护理方法。《素问·汤液醪醴论》中指出："精神不进，意志不治，故病不可愈。"因此，加强情志护理对疾病的预防和康复起着积极的促进作用。

第一节　情志与健康的关系

在正常情况下，喜、怒、忧、思、悲、恐、惊七种不同的情绪变化仅是精神活动的外在表现，并不能成为致病因素，但是如果情志过极，超出人体正常的生理常度，则可以引起人体的阴阳失调，气血紊乱，经络脏腑功能失调而发生疾病。因此，七情不仅可以引起多种疾病的发生，而且对疾病的发展有重要的影响，可导致病情的好转或恶化。

一、情志正常，脏气调和

正常的情志活动是体内脏腑、气血、阴阳调和的反映，同时又能反作用于人体。正常的情志活动，能够调畅脏器，助正抗邪，增强人体抗病能力，预防疾病的发生，对维护人体健康起着积极的促进作用。《灵枢·本脏》中指出："志意和则精神专直，魂魄不散，悔怒不起，五脏不受邪矣。"俗话说："人逢喜事精神爽，雨后青山分外明。"就是指喜的心境有益于人的身心健康。《素问·举痛论》中指出："喜则气和志达，荣卫通利。"适度的喜对人体的健康十分有利，喜能调剂精神，乐而忘忧，同时流通营卫、和畅气血，促进人体生命活动。而怒一般被认为是一种消极、否定的情绪，但作为人的基本情感之一，怒对人体的健康也有着其积极的作用。怒为肝之志，正常情况下，有利于肝气的疏泄条达。由此可见，情志正常，则脏气舒达调畅，从而使脏腑功能活动得到增强。

二、情志异常，内伤脏腑

七情久蓄或反应太过，超过人体的正常生理调节范围，可使气机紊乱，脏腑阴阳气血失调而致病或加重病情。《灵枢·口问》中指出："大惊卒恐，则血气分离，阴阳破败，经络厥绝，脉道不通。"如七情当抒不抒，当泄不泄，可造成情感的蓄积，有些人长期郁闷积压，最后可能会导致疾病的发生。

（一）直接伤及脏腑

由于生理上情志与五脏有着密切的关系，因此，七情过激往往直接损伤相应的内脏。《素问·阴阳应象大论》中指出，"怒伤肝"，"喜伤心"，"思伤脾"，"忧伤肺"，"恐伤肾"。从临床上看，七情致病与心、肝、脾的关系尤为密切，因为心主血而藏神，肝藏血而主疏泄，脾主运化为气血生化之源。而在七情发病中以心为主导，由于心为五脏六腑之大主，精神之所舍，因此七情过激，首先伤及心神，然后影响其他脏腑。不同的情志刺激，不仅会对各脏有不同的影响，甚至会相互影响，相兼为害，损伤多脏。如郁怒伤肝，肝气横逆，又常犯脾胃，出现肝脾不调、肝胃不和等证。正如《灵枢·口问》所曰："悲哀愁忧则心动，心动则五脏六腑皆摇。"

（二）影响脏腑气机

《素问·举痛论》中指出："百病生于气也。"七情致病伤及内脏，主要导致脏腑气机紊乱，升降出入运动失常，脏腑功能活动失调。

1. 怒则气上

怒则气上是指过度愤怒可使肝气上冲，血随气逆，并走于上。临床可见头痛头晕、面红目赤，或呕血，甚则晕厥猝倒。

2. 喜则气缓

喜则气缓是指过度喜乐使心气涣散，神气不能收持，出现精神不能集中，甚则喜笑不休、失神狂乱等症状。

3. 悲（忧）则气消

悲（忧）则气消是指过度悲忧可耗伤肺气。临床常见精神萎靡、意志消沉、胸闷乏力、少气懒言等症。

4. 恐则气下

恐则气下是指过度恐惧可使肾气不固，气泄于下。临床可见下肢酸软无力、二便失禁、滑精等症。

5. 惊则气乱

惊则气乱是指突然受惊导致心气紊乱，气血失和，心神失常。临床可见心悸、失眠多梦、小儿夜啼，甚则精神失常等症。

6. 思则气结

思则气结是指思虑过度导致脾气郁结，运化失常，出现纳呆、脘腹胀满、便溏泄泻等症。

（三）影响疾病转归

在疾病过程中，情志的异常变化往往影响病情的发展与变化，能加剧脏腑功能失调，促使疾病加重，甚至导致病情迅速恶化。如有高血压病史的患者，若遇事恼怒，肝阳暴张，血压可迅速升高，发生眩晕，甚至突然昏厥，或昏仆不语，半身不遂，口眼喎斜。

第二节　影响情志变化的因素

情志变化常受多种因素的影响，归纳起来有以下几个方面。

一、社会因素

社会因素可以影响人的心理，人的心理变化又能影响健康。社会因素十分复杂，其对人精神上的影响也很复杂。如人们的社会地位和生活条件的变迁、男女之间的感情纠葛、家庭生活不协调、家庭成员的生死离别、社会动乱、流亡生活、饥饿灾荒等，都可以引起情志的异常变化。

二、环境因素

在自然环境中，某些非特异性刺激因素作用于人体，可使情绪发生相应变化。如四时更迭、月廓圆缺、声音、气味、颜色、食物等，都可以引起情绪的变化。异常气候的剧烈变化更易对人的情绪产生明显影响。安静、优雅、和谐的生活环境，可使人心情舒畅、精神振奋；反之，喧嚣、杂乱、无序的生活环境，常使人心情压抑、沉闷，甚至厌倦、烦躁。

三、病理因素

情志异常可引起脏腑功能失常，而机体脏腑气血病变也会引起情志的异常变化，《素问·调经论》指出："血有余则怒，不足则恐。"《灵枢·本神》说："肝气虚则恐，实则怒……心气虚则悲，实则笑不休。"凡此种种，都说明脏腑病变可导致情志的改变，五脏虚实不同亦可引起不同的情志变化。

四、个体因素

人的体质有强弱之异，性格有刚柔之别，年龄有长幼之殊，性别有男女之分，因此，对同样的情志刺激，会有不同的情绪变化。

（一）性别差异

男性属阳，以气为主，感情粗犷，刚强豪放，较易因狂喜、大怒而致病；女性属阴，以血为先，感情细腻，敏感脆弱，一般比男性更易因情志为患，多因忧郁、悲哀而致病。《外台秘要》中说："女属阴，得气多郁。"故在护理时因人而异，有的放矢，减轻患者心理压力至关重要。

（二）年龄差异

儿童脏腑娇嫩，气血未充，中枢神经发育不完全，易因惊吓、恐惧而致病；成年人血气方刚，奋勇向上，又处在各种错综复杂的环境中，易因恼怒、忧思而致病；老年人由于生活阅历丰富，一生中经历坎坷，尤其是离退休者，从工作岗位上下来，感到精神失落，常易产生孤独情感，易为忧郁、悲伤、思虑所致病。因此，在临床护理工作中，应兼顾年龄特点进行情志护理。

（三）体质差异

就体质而言，体质强弱不同，对情志刺激的耐受力也有一定差异。体质较强者，对于情志刺激的耐受性较强，一般情况下不易为情志所伤；而体质较弱者，轻微的精神心理变化，就可能引起或诱发疾病。《灵枢·通天》认为，人们的体质有阴阳之气禀赋不同，对情志刺激反应也各不相同。"太阴之人，多阴而无阳"，精神容易抑郁；"少阴之人，多阴少阳"，多易忧愁悲伤，郁郁寡欢；"太阳之人，多阳而无阴"，性格外向，感情容易爆发；"少阳之人，多阳少阴"，较易爱慕虚荣，自尊心强。《灵枢·行针》中也指出："多阳者多喜，多阴者多怒。"故护理时应根据体质差异，采用针对性的护理措施。

（四）性格差异

性格是人们个性心理特征的重要方面。通常情况下，性格开朗乐观之人，心胸宽广，遇事心平气和而自安，故不易为病；性格抑郁之人，心胸狭隘，精神脆弱，情绪易波动，易酿成疾患。性格与人意志的勇怯密切相关。《素问·经脉别论》中指出："当是之时，勇者气行则已，怯者则着而为病也。"护理人员应认真了解患者的性格特征，采用相应的方法，耐心细致，正面引导。

第三节　情志护理原则

在临床工作中，实施情志护理应根据患者的具体情况和个体差异，采取主动积极的护理措施，消除负面刺激，改善患者不良心境，从而促进疾病的康复。

一、诚挚体贴，一视同仁

由于角色、环境改变，患者的情志状态和行为不同于正常人，常常产生焦虑、紧张、悲观、抑郁等情绪，如主观感觉异常、猜疑心加重、依赖性增强等。护理人员应运用多学科的知识来处理患者的心理反应，了解其日常生活情况、对自己疾病的看法、存在的思想问题、家庭角色关系、人际交往等情况，调动其主观能动性，帮助树立战胜疾病的信心，以和蔼、诚恳的态度，设身处地为患者着想，以仁慈之心爱护患者，协助患者适应新的社会角色。

《备急千金要方·大医精诚》中指出："凡大医治病，必当安神定志，无欲无求，先发大悲恻隐之心，誓愿普救含灵之苦，要见彼苦恼，若己有之。"患者在医护人员面前，只有疾病的轻重缓急之分，没有贫富贵贱之别。护理患者时，不分贫富贵贱和职位高低，不分年龄大小和性别差异，无论长相美丑，都应一视同仁，给予精心照顾。

二、因人施护，有的放矢

《灵枢·寿夭刚柔》中指出："人之生也，有刚有柔，有强有弱，有短有长，有阴有阳。"每个患者因先天禀赋、后天培养、所处自然环境、生活方式等不同，因而各自需要不同，对待疾病的反应也不同，即使在同一环境中患同一疾病也会产生不同的情绪变化。患者由于年龄、性别、体质、生活习惯、经济条件、文化程度、阅历、信仰，以及情感、意志、需要、兴趣、能力、性格和气质不同，加之疾病的性质和病程长短各异，他们的心理状态必各不相同。因此，基于对个体差异的认识，在护理工作中，应根据患者的禀赋、性别、年龄、自然条件、社会环境、精神因素等特点，因人而异，有的放矢地对患者进行耐心细致的情志护理，以减轻患者的心理压力，有利于身体康复。

三、乐观豁达，怡情养性

孙思邈在《备急千金要方·养性序》中指出："夫养性者，欲所习以成性，性自为善……性既自善，内外百病皆悉不生，祸乱灾害，亦无由作，此养性之大经也。"修身养性，保持心情舒畅，能使机体神安气顺，心清形静，气血调和，脏腑功能平衡协调，从而有益于健康。对患者而言，不管其病情如何，乐观豁达的心情均可以促进疾病的康复。护士应向患者说明保持情绪稳定的重要性，积极向患者宣传心理养生知识，调动其积极性。

四、避免刺激，稳定情绪

人患病后，机体适应噪声的能力减弱。如体质虚弱或犯心惊、癫狂等症的患者听到轻微的声响就会坐立不安、心惊胆战，影响睡眠与休息。安静的环境不但能使患者心情愉悦和身体舒适，还能使其睡眠充足、饮食增加，有利于恢复健康。《素问·痹论》中指出："静则神藏，噪则消亡。"因此，护理人员应给其创造一个舒适安静的环境，避免患者受到不必要的恶性刺激。在工作中应做到四轻：走路轻、说话轻、开关门轻、操作轻；严格探视制度，在保证患者得到亲人情感支持的情况下，尽量减少病房内探视人员，保持病房安静；病历应严格管理，不宜让患者及家属随便翻阅，以免增加患者的精神负担。

第四节 七情致病的预防

要预防七情致病，必须保持乐观情绪，心境平和，避免七情过极。

一、保持乐观情绪

乐观的情绪可使气血和畅，生机旺盛，胸怀舒畅，营卫流通，从而身心健康，延年益寿。要想保持乐观的情绪，首先要培养开朗的性格，心胸宽广，知足常乐，精神才能愉快。其次，要善于化解烦恼和忧愁，解脱的方法：①退步思量，减轻烦恼，这也是一种自我安慰的方法，对于减轻烦恼有积极的作用。②吐露宣泄，消除烦恼。借助于亲朋好友的疏导，把心里的郁闷宣散出来，从而使精神状态和心理状态恢复平衡。

二、避免七情过极

"七情"在正常情况下，是人体精神活动的外在表现。如果外界社会、家庭、环境的各种精神刺激程度过重或持续时间过长，造成情志过度兴奋和抑制时，则为七情过极。

七情过极，会造成人体的阴阳失调，气血不和，经脉阻塞，脏腑功能紊乱而发生疾病，不同的情志变化对内脏又有不同的影响。反之，内脏变化也可引起情志的变化。《素问·举痛论》云："百病生于气也。怒则气上，喜则气缓，悲则气消，恐则气下，思则气结，惊则气乱。"说明不同的情志变化，对人体气机活动的影响是不相同的，所以导致的症状也不同。

喜、怒为七情之首，喜贵于调和，怒宜于戒除。然而过度的喜又会伤神耗气，使心神涣散，神不守舍，可出现失神狂乱等证候。怒是情志致病的魁首，怒多伤肝，肝失疏泄，气机升降逆乱，进而导致其他脏腑功能失调，对人体健康的危害极大。《素问·举痛论》中说："怒则气逆，甚则呕血及飧泄。"人借气以充身，发怒则伤气而伤身。古人在养生防病中，总结了戒怒与制怒的基本方法：一是以理抑之，即以理性克服情志上的冲动，使怒气不致过极。正如《老老恒言·燕居》所说："虽事值可怒，当思事与身孰重，一转念间，可以涣然冰释。"二是养性避之，要有豁达的胸怀，高尚的情操，良好的涵养，遇事能够忍耐而不急躁生怒，但在怒已生而又不可遏制时，应及时发泄和吐露，以免郁遏而生疾。

思虑是七情之一，适度的思能够强心健脑，对人体有益；而思虑过度，不但会耗伤心神，而且会导致脾胃功能失调。《类修要诀·养生要诀》提出"少思虑以养其神"，即告诫人们思虑劳心必须有节，不可过度。节思的方法：一要讲究科学用脑，用运动调节心神和脑力，控制用脑时间等。二是以理制思，切实减少一些不必要的思虑。

忧郁、悲伤是对人体有害的另一种情绪，能够损神伤气，削弱机体的抗病能力，从而导致病邪侵入。忧愁太过以致气机失畅，过度悲伤可致肺气郁结，甚至耗气伤津，出现精神萎靡、倦怠乏力等症状。因此，要在日常的生活工作中，注意培养和保持开朗的性格，用乐观战胜忧伤的情绪。

惊恐对人体有较大的危害，可致心神失宁，肾气不固。大惊猝恐对人体的危害更大，可使人体气机逆乱，气血失常，阴阳散败，从而发生大病，甚至危及生命。由此可见，惊恐是情志致病的重要因素之一，在养生防病中应当注意预防和避免。防惊杜恐的方法：首先要有意识地锻炼自己，培养勇敢、坚强的性格，以预防惊恐致病；其次，避免接触易导致惊恐的因素和环境，以杜绝惊恐的发生。

三、清静养神

清静养神是指采取各种措施使精神保持淡泊宁静的状态，不为七情六欲所干扰，如《素问·上古天真论》所说"恬淡虚无，真气从之，精神内守，病安从来"的境界。在日常生活中，做到精神内守，心平气和，精气才能日见充实，亦可随之健壮。神是生命活动的主宰，它统御精气，是生命存亡的根本和关键。而患病之人对于情志刺激尤为敏感，调摄精神就更为重要。因此，要树立清静为本的思想，不过分劳耗心神，乐观随和，做到精神不用，劳神有度，用神不躁。此外，减少外界对神气的不良刺激，创造清静养神的条件也非常重要。

第五节　情志护理的方法

情志变化可以直接影响人体脏腑的变化。如《素问·汤液醪醴论》指出："精神不进，意志不治，故病不可愈。"因此，加强情志护理对疾病的康复有重要意义。作为护理人员应设法消除紧张、恐惧、忧虑、烦恼、愤怒等情志因素刺激，帮助患者树立战胜疾病的信心，保持积极乐观的情绪，以提高治疗效果。情志护理方法多种多样，临床运用可根据具体的病情选择合适的方法，以取得较好的效果。

一、以情胜情法

以情胜情法又称情志制约法，是以一种情志抑制另一种情志，以淡化或消除不良情绪，保持良好精神状态的一种方法。《素问·阴阳应象大论》中指出，"怒伤肝，悲胜怒""喜伤心，恐胜喜""思伤脾，怒胜思""忧伤肺，喜胜忧""恐伤肾，思胜恐"。朱丹溪进一步提出："怒伤，以忧胜之，以恐解之；喜伤，以恐胜之，以怒解之；忧伤，以喜胜之，以思解之；思伤，以怒胜之，以喜解之；恐伤，以思胜之，以忧解之；惊伤，以忧胜之，以恐解之；悲伤，以恐胜之，以怒解之。"上述五行模式的以情胜情法，正是中医学中独特的情志护理方法，历代医家广为运用。

1. 恐胜喜

恐胜喜是通过恐惧因素来收敛耗散的心神，以克制大喜伤心，恢复心神功能的方法。常用于喜笑不休、心气涣散的病证及因喜太过而致的情志失调。

2. 怒胜思

怒胜思是通过忿怒因素来克制思虑太多，恢复心脾功能的方法。常用于思虑过多，伤脾耗神而致的郁证、失眠等。

3. 喜胜悲

喜胜悲是通过喜乐因素来消除悲哀太过的方法。临床工作中可利用诙谐、幽默的语言及滑稽可笑的表演，如说笑话、听相声、看喜剧等促使患者出现高兴愉悦、兴奋等欣喜状态，以促进阴阳协调、气血顺畅。此法适用于性格内向、情绪低落、表情淡漠及悲哭证、脏躁证等。

4. 悲胜怒

悲胜怒是通过悲哀因素来克制忿怒太过的方法。常用于其他病证兼有情绪亢奋者，如眩晕、狂证等。

5. 思胜恐

思胜恐是通过思虑因素来控制惊恐太过的方法。常用于惊恐证，以消除患者的惊恐情绪。

在使用以情胜情法时，要具体情况具体分析，应在患者有所准备时，再进行正式的情志护理，并且还要掌握患者对情志刺激的敏感程度，以便选择适当方法，避免太过，从而达到情志护理的目的。

二、说理开导法

说理开导法指运用正确、恰当的语言，对患者进行劝说开导，使患者能正确地认识疾病及情志与人体健康的关系，以积极的态度和行为配合治疗和护理的方法。《灵枢·师传》中指出："人之情，莫不恶死而乐生，告之以其败，语之以其善，导之以其所便，开之以其所苦，虽有无道之人，恶有不听者乎?"此为说理开导法的起源。根据人患病后的心理特点，进行说理开导。

护理人员通过向患者指出疾病发生的原因、性质、危害及病情的程度，引起患者对疾病的重视，形成正确的认识和态度；对疾病担忧和失去信心的患者，应耐心告之积极配合、及时治疗是能恢复健康的。但说理开导也要因人而异，做到有的放矢，生动活泼，耐心细致，用实事求是的方法为患者分析病情，启发患者自我开导来解除或缓解其心理压力，调整情绪。进行说理开导，护理人员必须要取得患者的信赖，态度要真诚、热情，对患者要有同情心和责任感，对患者的隐私要注意保密，尊重患者的人格，才能通过说理开导，动之以情，晓之以理，喻之以例，明之以法，从而达到改变患者精神及身体状况、促进疾病康复的目的。

三、移情解惑法

移情指排遣情思，使思想焦点转移他处。在护理工作中，主要指采取一定的措施，将患者的精神注意力从疾病转移到其他方面，常用的移情方法包括运动、音乐欣赏、书法绘画、读书赋诗、种花养鸟、弈棋垂钓及外出旅游等。在诸多方法中，音乐欣赏和书法绘画对陶冶情志最为有益。

解惑是通过运用正确、巧妙的语言，对患者进行劝说开导，解除其对事物的误解和疑惑，使患者端正对事物的看法，从而能自觉地调摄情志，增强战胜疾病的信心，积极配合治疗，使机体早日康复。俗话说"病者多疑"，特别是性格抑郁、沉默寡言的患者更为突出。患者常常产生各种各样的疑惑或猜测，或小病疑大，或轻病疑重，或久病疑死，最终疑虑成疾，使无病之躯疑出一场大病。在护理工作中，要针对患者不同的精神状态和个性特征，做到有的放矢，应经常与患者一起分析病情，阐明本质，以解除其精神负担，使患者从迷惑中解脱出来。

四、宣泄解郁法

宣泄解郁法是让患者把抑郁于胸中的不良情绪宣达、发泄出去，从而尽快恢复正常情志活动，维持愉快平和心境的方法。这种方法对于一些内伤情志疾病有一定的效果。李中梓《医宗必读》中曾指出："境缘不偶，营求未遂，深情牵挂，良药难医。"古人云"郁则发之"。这类患者，只有将内心的苦痛倾吐出来，郁闷之气机才得以舒畅，护理人员要善于因势利导，用恰当的语言加以抚慰、开导，使其从精神创伤中解脱出来。《素问·移精变气论》指出："闭户塞牖，系之病者，数问其情，以从其意。"就是要求选择一个安静的环境，详细询问患者，让其倾诉隐讳之情，同时进行耐心说服开导，要注重情感交流，做一个有效的倾听者，体贴、理解患者。

五、暗示法

暗示法是指医护人员运用语言、情绪、行为、举止等给患者以暗示，从而使患者解除精神负担，相信疾病可以治愈，增强战胜疾病信心的方法。临床上有部分患者对治疗疾病失去信心，形成顽固的偏见，正面说理开导不易接受，可通过某种场合、某种情景施以针灸、药物等方法，暗示其病因已解除，从而达到治疗的目的。《三国演义》中"望梅止渴"的故事，即是暗示法的例证。

暗示与说理不同，它是通过言语使患者不经逻辑的思维和判断，直接接受医护人员灌输给自己的观念，其作用在于情绪方面，而说理的作用在于理智方面。在进行暗示护理时，应注意以下几方面内容：第一，不同患者的暗示效果各不相同，这与患者的心理特点及高级神经活动特点密切相关，也与年龄有关；第二，实施暗示前要取得患者充分的信任与合作；第三，每一次暗示过程应尽量取得成功，如不成功则会动摇患者的信心，影响患者对施治者的信任，如果再做第二次治疗，就会影响结果。

六、顺情从欲法

顺情从欲法是指顺从患者的意志、情绪，满足患者的身心需求，以解除其因情志意愿不遂所致病症的一种情志护理方法。患者在患病过程中，情绪多有反常，对此，先顺其情，从其意，有助于身心健康。护理人员应鼓励患者毫无保留地进行倾诉，充分宣泄内心深处的矛盾和痛苦，将压抑的不愉快情绪、欲望与冲突等全部发泄出来，以排除心理障碍，解除心理负担。

对于患者心理上的欲望，在护理中应具体分析对待。若是合理的，条件又允许，应尽力满足其所求或所恶，如创造条件以改变其环境，或对其想法表示同情、理解和支持等；但是对于不切实际的想法、欲望，不能一味地迁就和纵容，而应当善意诚恳地进行说服教育。新入院的患者往往存在陌生感和孤独感，渴望关怀，希望得到及时诊治，为此，护理人员应热情地为其介绍病室的环境、相关制度和医护人员，耐心解答患者的问题，主动对患者进行有效的健康教育，耐心体贴服务，努力提高服务满意率。

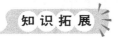

情志导引法和药食法

情志导引法是我国古代意疗与导引融为一体的独特制情方法，以自我训练为特点，具有调和气血之功。常用的有气功疗法、以意导引法、吐音导引法、行为导引法等。

药食法是选用适当的方药或食物，以调整五脏虚实，聪明益智，养心安神，疏肝理气，从而达到调节情志活动的目的。如逍遥散有疏肝解郁、调畅情志之功效；泻青丸有清泻肝火之功效，可缓解郁怒而致的肝火郁结等。

【思考题】

1. 七情与五脏的关系是什么？

2. 情志护理原则包括哪几个方面的内容？

3. 七情太过对脏腑气机的影响是什么？

4. 情志护理的方法包括哪些？

5. 患者，男，58 岁，乙状结肠癌根治术 2 年余，因需行肠系膜下动脉插管灌注化疗术而再次入院。体格检查：体温 36.8℃，脉搏 72 次/分，呼吸 20 次/

分，血压 120/70mmHg，下腹正中可见纵行手术瘢痕，愈合良好。于 2016 年 10 月 25 日在 DSA 下行灌注化疗（雷替曲塞＋奥沙利铂），治疗后患者出现胸痛、左下肢麻木、食纳差、大便难解、小便可、舌体胖大边有齿痕、舌质淡、苔薄白、脉沉弦。全腹部增强 CT 示：结肠癌术后，未见明显复发。

问题：针对该患者的情况，该如何护理？

6. 患者，男，53 岁，因无明显诱因出现咳嗽、痰中带血一天，突然咯血半小时，于 3 月 17 日 16：00 急诊入院。症见：精神倦怠，面色无华，咳嗽咳痰、咯血、色鲜红，量约 300mL，纳食差，二便可。查体温 36.5℃，脉搏 79 次/分，呼吸 22 次/分，血压 120/70mmHg，舌红，苔薄白，脉细。经行肺部 CT 及肺穿刺活检，确诊为肺腺鳞癌。

问题：针对该目前的病情，患者可能出现何种情志变化？该怎样护理？

第五章　饮食护理

【学习目标】
　　识记：食物的性味和功效。
　　理解：饮食宜忌。
　　运用：饮食护理的基本原则和要求。

案例导入

　　患者田某，男，38 岁，因胃脘部反复疼痛 4 年余、病情加重 5 天，于 2016 年 6 月 8 日来医院门诊就诊。症见：神疲乏力，胃脘部疼痛不适，疼痛时有灼热感，胸胁满闷，嗳气频频，饮食减少，二便尚可，舌质淡红，苔薄黄，脉弦细。体查：体温 36.2℃，脉搏 80 次/分，呼吸 24 次/分，血压 110/75mmHg。胃镜检查：浅表性胃炎伴糜烂。

　　问题：针对患者目前情况，怎样做好饮食指导？

　　饮食是维持人体生命活动的物质基础，是五脏六腑、四肢百骸得以濡养的源泉。中医学十分重视饮食与人体健康的关系，认为科学的食谱和良好的饮食习惯，能保持与增进人体健康。饮食护理是指在日常生活和治疗护理疾病的过程中，根据辨证施护的原则，对患者进行营养和膳食方面的护理和指导，达到治疗疾病或防病健身的目的。在慢性疾病和重病的恢复期，合理运用饮食调护，能起到事半功倍之效。

　　《素问·脏气法时论》指出："毒药攻邪，五谷为养，五果为助，五畜为益，五菜为充，气味合而服之，以补精益气。"

第一节　食物的性能与功效

食物的性能是古人在漫长的生活和养生实践中对食物的作用和功能加以总结，逐渐形成的一套饮食保健体系。食物作为中药的组成部分，有"药食同源"之说，其性能和药物的性能相一致，包括四气、五味、归经、升降浮沉等作用趋向。食物的性能一般不如药物强烈，饮食调护时应根据病证性质给予相宜的食品。食物的功效包括治疗、预防、保健作用等，是由其自身固有的性能如性味、归经、升降浮沉等决定的。

一、食物的性能

食物与药物性味相同，四性是指食物有寒、热、温、凉四种属性，习称"四气"，还有一种介于寒凉与温热之间者称为平性；有辛、甘（淡）、酸、苦、咸五味。不同味的食物其功能各异，而同一味的食物其作用则有相似或共同之处。

（一）食物的四性

1. 寒性食物

寒性食物具有滋阴、清热、泻火、凉血、解毒等作用，如苦瓜、西瓜、莴苣、海带、萝卜、绿豆等，适用于热性体质及发热较高、热毒深重的里实热证。寒性食物易损伤阳气，故阳气不足、脾胃虚弱者应慎用。

2. 热性食物

热性食物具有温里祛寒、益火助阳等作用，如白酒、高良姜、辣椒、桂皮、胡椒等，适用于寒性体质及阴寒内盛的实寒证。热性食物多辛香燥烈，容易助火伤津，凡热证及阴虚火旺者应忌用。

3. 温性食物

温性食物具有温中、补气、通阳、散寒等作用，如羊肉、狗肉、牛肉、红糖、葱白、韭菜、荔枝、桂圆肉等，适用于阳气虚弱的虚寒证或实寒证较轻者。该类食物比热性食物平和，但部分仍具有助火、伤津、耗液的功效，凡热证及阴虚火旺者应慎用或忌用。

4. 凉性食物

凉性食物具有清热、养阴等作用，如小麦、大麦、鸭蛋、豆腐、莲子、黄瓜、菠菜、梨、绿茶等，适用于热性体质及热性病证初期、痢疾、痈肿及目赤肿痛、咽喉肿痛等症。凉性食物较寒性食物平和，但久服仍能损伤阳气，故阳虚、脾气虚弱者应慎用。

5. 平性食物

平性食物没有明显的寒凉或温热偏性，因而不致积热或生寒，故为人们日常所习用，平性食物也是患者饮食调养的基本食物，如大豆、玉米、豆浆、牛奶、红薯、猪肉、山药、香菇、鲫鱼、鲤鱼、花生等。平性食物因其味有辛、甘、酸、苦、咸之别，功效也不同，应根据患者的病情和体质状况灵活选用。

（二）食物的五味

1. 辛味食物

辛味食物的特点是能散、能行，具有行气活血、散风寒、散风热等作用，如生姜、葱、蒜、薄荷、陈皮、花椒等，可用于外感表证、气血瘀滞等。但辛味食物多辛香走窜，多食容易助火伤津、耗散阳气，所以凡气虚自汗，或热病后期，津液亏耗，以及失血等证，均当慎食。

2. 甘味食物

甘味食物的特点是能补、能缓，具有补虚和中、缓急止痛等作用，如蜂蜜、饴糖、山药、大枣等，可用于诸虚劳损、脏腑不和、拘挛疼痛等，但过多食用甘味食物易引起脾胃气滞，出现胸闷、腹胀、食欲不振等症。消渴病患者宜少吃。

3. 酸味食物

酸味食物的特点是能收、能涩，具有收敛、固涩、生津作用，如食醋、梅子、山楂、杏子等，可用于久泻、虚汗、遗精、带下、崩漏下血等。酸味还能增进食欲，健脾开胃，但过食可致胃酸嘈杂，脾胃功能失调，故消化性溃疡、胃酸过多的患者，均当慎食。

4. 苦味食物

苦味食物的特点是能泄、能燥，具有清热、泻下、燥湿的作用，如苦瓜、苦菜等，可用于热证、湿热证。少量的苦味食物还可以开胃，促进消化，但多食易于败胃,故脾胃虚弱的患者宜禁食或少食。

5. 咸味食物

咸味食物的特点是能下、能软,具有软坚、散结、泻下等作用,如海带、海参、鱿鱼、紫菜等,可用于热结、痰核和瘰疬等病证。除盐之外,习惯上将大部分海产品也归于咸味,但过度嗜咸易损伤肾气,故肾脏病患者宜低盐饮食。

6. 淡味食物

淡味食物的特点是能渗、能利,具有渗湿利水的作用,如茯苓、薏苡仁、冬瓜、荠菜等,可用于水肿、小便不利等。

(三) 食物的归经

食物的归经是指食物对人体某些脏腑及经络具有明显选择性的作用,而对其他脏腑或经络作用较小或没有作用。选择食物的时候,要将其多种性能结合起来综合考虑,才能达到预期的效果。常见食物按其主要归经分类见表5-1。

表5-1　常见食物按其主要归经分类

分类	常见食物
归心经	酸枣、百合、龙眼肉、莲子、小麦
归肝经	马齿苋、芹菜、胡萝卜、佛手、黑芝麻
归脾经	粳米、小米、大豆、大枣、猪肉、莲藕
归肾经	猪肾、羊肾、海参、海马、桑椹
归胃经	粳米、小米、糯米、土豆、牛肉
归小肠经	食盐、赤小豆、冬瓜、苋菜
归膀胱经	刀豆、玉米、冬瓜、肉桂、茴香
归大肠经	马齿苋、茄子、苦瓜、荞麦、木耳

(四) 食物的升降浮沉

食物的升降浮沉,是对食物的作用趋向而言,但这种趋向不如药物显著。利用食物升降浮沉的特性,可以纠正机体功能失调。食物的气味性质及阴阳属性决定食物的作用趋向,凡性温热、味辛甘淡的食物,属性为阳,其作用趋向多为升浮,如姜、蒜、花椒等;凡性寒凉、味酸苦咸的食物,属性为阴,其作用趋向多为沉降,如杏仁、梅子、莲子、冬瓜等。

二、食物的功效

食物的功效是对食物的预防、治疗和保健等作用与疗效的直接概括，是食物治疗疾病的主要依据。

（一）滋养功效

食物进入人体，在脾胃运化功能作用下成为水谷精微，输布全身并滋养人体。水谷精微结合先天之精，形成人体的正气，维持人体正常的生命活动和抵御邪气。此外，食物形成的基本物质"精"，维持脏腑的功能活动和思维意识活动，精藏于五脏，是"神"的基础。"精""气""神"为人体之三宝，生命之所系，都离不开饮食的滋养。

（二）预防功效

食物的滋养功效，其实就包含着对人体的预防保健作用。通过食物的均衡搭配，合理的饮食营养，可使五脏气血充盈，功能旺盛，某些食物还可以预防和治疗某些疾病。早在一千多年以前，中医古籍便有记载：食用动物肝脏可预防夜盲症，食用海带可预防甲状腺肿大，食用水果、蔬菜预防坏血病，麦麸、谷皮有预防脚气病作用等。

（三）延缓衰老功效

肺"主气""司呼吸"；脾为"气血生化之源"；肾"藏精"，为机体"先天之本"。肺、脾、肾三脏的实质性亏损及功能的衰退，常导致诸多老年性疾患。故饮食抗衰老多从补益肺、脾、肾入手。平素注重饮食养生保健，通过合理的饮食调配，使脏腑阴阳之偏颇纠正，病因消除，达到机体功能协调、延缓衰老、益寿延年的目的。

（四）治疗功效

食物与药物都能治疗疾病，因食物与人们有着更为密切的关系，所以中医学强调"药疗"不如"食疗"。

1. 补益脏腑

米面、果蔬等有改善人体功能、补益脏腑气血的功效，如体质虚弱或慢性虚证患者可以用血肉有情之品来滋补，当归羊肉汤可用于产后血虚，鸡汤可用于虚劳。

2. 泻实祛邪

某些食物具有祛邪安脏的功效，如大蒜可治痢疾、山楂消食积、薏苡仁祛湿、藕汁治咯血、赤小豆利水消肿等。

3. 调整阴阳

适宜的饮食可使阴阳调和，阳虚患者可选牛肉、羊肉等甘温、辛热类食品温经助阳，阴虚患者可选甲鱼、百合、淡菜等甘凉、咸寒类食品养阴生津。

三、食物的分类

一般习惯将食物分成五大类：一是谷类及薯类，包括米、面、杂粮等；二是动物类，包括肉、禽、鱼、蛋、奶及奶制品等；三是豆类及其制品，包括大豆及其他干豆类；四是蔬菜、水果类，包括鲜豆、根茎、叶菜、茄果等；五是纯能量类，包括动植物油、淀粉、食用糖、酒类等。此外，食物也可按形态与加工方式分为米饭、粥食、汤羹、菜肴、饮料、酒剂、散剂、蜜饯、糖果、膏类等，按食物功效可分为补益正气（具有保健营养作用）和祛除邪气（具有治疗作用）两大类。下面按食物的功效分类介绍部分常用食物。

（一）具有营养保健作用的食物

1. 润肤养颜类

黄精、甲鱼、枸杞、薏苡仁、肉皮等。

2. 延年益寿类

人参、黄芪、白术、山药、鳖、鱼、瘦肉、苹果、贝类、芝麻、花生、蜂王浆、茶等。

3. 养发乌发类

何首乌、当归、熟地黄、黑芝麻、黑豆、核桃肉、葵花籽、大麦、葛根、海藻、动物肝肾等。

4. 强身健体类

小麦、糯米、排骨、瘦肉等。

5. 增强免疫力类

冬虫夏草、山楂、大蒜、芦荟、生姜、香菇、蜂胶、薏苡仁等。

6. 增强记忆力类

蛋黄、芝麻、核桃、黄花菜、蘑菇、大豆、牛奶、鱼、卷心菜、木耳等。

（二）具有治疗作用的食物

食物与药物一样都有治疗疾病的功效，通过调整阴阳、协调脏腑、扶正祛邪等促进疾病康复。

1. 辛凉解表类

阳桃、薄荷等。

2. 辛温解表类

大蒜、生姜、胡椒等。

3. 止咳平喘类

梨、橘、白果、杏仁、萝卜、冬瓜仁等。

4. 化痰类

海带、海藻、萝卜、紫菜等。

5. 清热解毒类

西瓜、黄瓜、冬瓜、苦瓜、乌梅、绿豆、扁豆等。

6. 消炎类

大蒜、马齿苋、菠菜根、油菜、冬瓜子、山慈菇等。

7. 祛风湿类

鳝鱼、薏苡仁、樱桃、乌梢蛇等。

8. 利水类

玉米须、西瓜皮、葫芦、冬瓜皮、赤小豆、绿豆、鲤鱼等。

9. 止血类

藕、莲蓬、木耳、花生内衣、黄花菜等。

10. 活血类

山楂、茄子、酒、醋等。

11. 行气类

玫瑰花、佛手等。

12. 润肠通便类

香蕉、核桃仁、松子、芝麻、蜂蜜等。

13. 涩肠止泻类

马齿苋、大蒜、焦山楂、焦谷芽、焦麦芽、炒陈皮、炒山药、薏苡仁、莲子等。

14. 安神类

酸枣、莲子、荔枝、百合、山药、龙眼、鹌鹑、牡蛎肉等。

15. 驱虫类

南瓜子、槟榔、乌梅、椰子、胡萝卜等。

16. 降脂、降压类

小米、荞麦、玉米、燕麦、冬瓜、丝瓜、西红柿、菠菜、油菜、苋菜、海藻、紫菜、茶叶、荷叶、黑木耳、山楂、香菇、大蒜、洋葱、芹菜、蜂蜜、荸荠、海蜇、豆类等。

17. 下乳类

鲫鱼、鱼头、猪蹄、生南瓜子等。

18. 降糖止渴类

玉米、泥鳅、猪胰、鳝鱼、甲鱼、鲜贝、绿豆、丝瓜、南瓜、冬瓜、豌豆、苦瓜、山药、乌梅、茭白、马齿苋、新鲜绿叶蔬菜等。

19. 防癌抗癌类

白薯、玉米、番木瓜、薏苡仁、动物血、山楂、葡萄、无花果、黄瓜、猕猴桃、芦笋、萝卜、大蒜、百合、银耳、黑木耳、扇贝、海参、海带、牡蛎、牛奶等。

第二节　饮食护理的基本原则

食物作用于人体，需根据一定的原则而应用。饮食护理的基本原则有三因制宜、辨证施食、辨病施食等。

一、三因制宜

时令气候、地理环境的变化，体质、年龄、性别等的差异，对人体的生理功能和病理变化均产生不同的影响。因此，在护理工作中，应依据地理特点、春夏秋冬四季阴阳消长和寒暑变化及个体差异来调节人的饮食，以适应自然规律，保持人体阴阳的平衡协调。

（一）因时制宜

1. 春季

气候由寒转暖，阳气生发，其气应肝，饮食以疏肝养肝为主，食宜清润平淡，如百合、甘蔗、香椿、藕、萝卜、黑木耳、莲子等，忌酸涩、辛辣、耗气之品。

2. 夏季

气候炎热，阳气亢盛，其气应心，饮食以清心护心为主，食宜甘寒，如银花露、绿豆、苦瓜、西瓜、莲藕等时鲜瓜果蔬菜等，忌温热、生火、助阳之品，并应防过食生冷或不洁食物。

3. 秋季

气候由热转凉，阳收阴长，燥气袭人，其气应肺，饮食以润肺养肺为主，食宜滋润收敛，如梨、百合、莲子、藕、银耳、芝麻等，忌辛散寒凉之品。

4. 冬季

气候寒冷，阳气潜藏，阴气盛极，其气应肾，饮食以补肾为主，食宜滋补，如羊肉、狗肉、牛肉等，忌生冷寒凉。

（二）因地制宜

不同地区，由于气候条件及生活习惯不同，人的生理活动和病变特点也不尽相同，所以饮食护理也应有差异。如云贵川湘地处山区，气候潮湿寒冷，居民易感受寒湿之邪，故喜食辛辣之品；西北高原地区，气候寒冷干燥，居民易受寒伤燥，宜食温阳散寒、生津润燥之品。

（三）因人制宜

因人制宜是指根据人的体质、年龄、性别等选择合适的食物。

1. 体质因素

不同体质对人的饮食要求不一样。体瘦之人多阴虚，宜多食滋阴生津、养血补血之物，忌辛辣动火之品，以免伤阴；气虚之人宜食或常食健脾益气之品，使气血生化有源，如粳米、小米、糯米、山药、大枣、红薯等，忌生萝卜等耗气食物。阳虚之人宜多食温补阳气之品，如羊肉、狗肉、牛肉、鸡肉等，忌生冷苦寒之物。根据"春夏养阳"的原则，在夏日三伏天可以食用羊肉附子汤一次，平时可食用当归生姜羊肉汤温补阳气。阴虚体质者宜食甘寒、甘凉滋润的食物，如梨、苹果、百合、银耳等，少用葱、姜、蒜、辣椒、酒等辛辣动火之品。痰湿体质者，宜食清淡、化痰之物，忌肥甘厚腻之品，以免助湿生痰。湿热体质者宜食清热利湿之品，如黄瓜、绿豆、苦瓜、冬瓜、赤小豆等，忌食辛温滋腻食品，少饮酒，少吃海鲜食品。瘀血体质者宜食活血化瘀、疏肝理气食物，如木耳、玫瑰花、山楂、桃仁等。气郁体质者宜食疏肝解郁、健脾理气食物，如佛手、萝卜、橙子、荞麦、高粱等。

2. 年龄因素

人的年龄有老少之分，故饮食宜忌也应有区别。小儿"稚阴稚阳"，血气未充，脏腑娇嫩，处于生长发育阶段，必须保证充足的营养供应，尤其要有足够的蛋白质、维生素、无机盐，如鱼、肉、蛋等食物，但应少食肥腻之物，防止营养过剩而致肥胖。中年人血气旺盛，饮食要荤素搭配，营养充足。老年人脾胃功能虚弱，宜食清淡、温热、熟软的食物，忌油腻、硬固、黏腻食物，以免伤及脾胃。

3. 性别因素

一般情况下，男性体力消耗大于女性，故能量供应应多于女性。女性有经孕产乳等生理现象，血常不足而气常有余，平时应多食补血行气之品。妇女在月经期少吃寒凉食物，以免引起痛经、经血不畅等；妊娠期宜进食甘平、甘凉补益之品，少食胀气和不消化食物，如高粱米、白薯等，慎食辛辣、滑利、破气、破血动胎食物，以免耗伤阴血而影响胎元；哺乳期宜食鸡、鸭、鱼、猪肉、牛肉等血肉有情之品，补益气血，促进乳汁分泌，少吃生冷、辛辣、温燥食品。

二、辨证施食

辨证施食即指根据不同的病证来选配食物。如里热证，可选用具有清热生津作用的寒凉性食物，如大麦、西瓜、绿豆等；里寒证，可选用具有温中祛寒作用的温热性食物，如葱、韭、姜、蒜、辣椒等。针对一种疾病在临床表现出多种不同的证，选择食物时亦有差别。如泄泻病，属湿热内蕴证，宜食马齿苋；属食积中焦证，宜食山楂、萝卜；属脾胃虚弱证，宜食山药、大枣、芡实、薏苡仁等；属肾阳虚衰证，宜食羊肉、狗肉等血肉有情之品。辨证施食能调节机体的脏腑功能，平衡阴阳，促进内环境趋向平衡、稳定，是饮食调护的重要原则。

三、辨病施食

不同疾病往往具有特定的病因、病机和证候特点，食物所含有的物质成分，往往对某一种或几种疾病具有特异性作用，故饮食调护时也要辨病施食。如消渴病患者，宜多食富含南瓜多糖的南瓜；瘿瘤病患者，宜多食富含碘元素的紫菜、海带。以辨病施食来指导实践，具有非常重要的意义。

在临床实践中，辨证施食与辨病施食是提高饮食调护效果的两个重要原则，即在食物选配时，既要注意证的特殊性，又要重视病的内在实质。在病的诊断确立之后，辨明其证是正确选用食物的前提，掌握每一种食物的性能特点，有针对性地施用，是保证治疗效果的重要基础。辨证施食与辨病施食，两者相辅相成，不可顾此失彼。

第三节　饮食调护的基本要求

恰当的饮食对保持人体健康有十分重要的意义，孙思邈在《备急千金要方·食治》中说："不知食宜者，不足以存生也。"又指出："夫在身所以多疾，此皆由……饮食不节故也。"指出不注意饮食卫生和饮食不节是多种疾病发生的直接原因，要求"食能以时，味不众珍，衣不热"和"凡食，不强厚味，无以烈酒重酒"。只有这样才能预防疾病，保持健康。因此，在饮食调护方面必须做到以下几个方面。

一、饮食有节，适时定量

《素问·上古天真论》中说："上古之人，其知道者，法于阴阳，和于术数，食饮有节，起居有常，不妄劳作，故能形与神俱。"食饮有节即饮食要有节制，人体对食物的消化、吸收和运化主要靠脾胃来完成，进食要有规律，三餐应定时、定量，不得随意进食，不可过饥过饱。

1. 饮食定量

饮食以适量为宜，饥饱适中。饥饱失常可伤害脾胃正常功能，发生疾病。过饥则气血来源不足，久之则气血衰少而为病，气血不足则正气虚弱，抵抗力降低，也易引发其他病症。反之，过饱则超过脾胃的消化、吸收能力，易伤脾胃之气，可致脾胃损伤、消化不良等。《素问·五常政大论》指出："无使过之，伤其正也。"《灵枢·五味》曰："谷不入，半日则气衰，一日则气少矣。"

2. 饮食定时

饮食定时指进食宜有较为固定的时间。有规律地定时进食，可以保证消化、吸收功能有节奏地进行，脾胃可协调配合，有张有弛。反之，食无定时，或忍饥不食，打乱了胃肠消化的正常规律，则会使脾胃功能失调，消化能力减弱，食欲逐渐减退，损害健康。《老老恒言·饮食》中指出："日中而阳气隆，日西而阳气虚，故早饭可饱，午后即宜少食，至晚更必空虚。"因此，在平时的护理工作中，应指导患者按时进餐，养成良好的饮食习惯，对身体健康大有裨益。

二、平衡膳食，不可偏嗜

饮食结构要全面充足，无太过，无不及，不偏嗜五味，可使五脏功能强健，气血旺盛，腠理固密，骨骼强壮。

1. 种类均衡

饮食应多样化，合理搭配，比例适当，以谷物、蔬菜、瓜果等素食为主，辅以适当的肉、蛋、鱼类，不可过食油腻厚味，不可偏食，才能摄取到人体必需的各种营养，维持气血阴阳的平衡。

2. 寒温适中

饮食的冷热要适宜，做到寒温适中。过热的食物易烫伤消化道，发生糜破溃疡，日积月累易致癌变；过冷的食物易损伤脾胃阳气，发生胃痛、腹泻等病证。妇女行经期过食生冷易患月经不调、痛经、闭经等疾患。《灵枢·邪气脏腑病形》曰："形寒饮冷则伤肺。"说明饮食应冷热适宜，过食生冷不但损伤脾胃，还会影响肺的功能。

3. 谨和五味

食物有酸、苦、甘、辛、咸五味，对人体的作用各不相同。五味对人体脏腑有特定的亲和作用，辛入肺，酸入肝，苦入心，咸入肾，甘入脾。人体的营养来源于粮、肉、菜、果等各类食品，所需的营养成分应全面。如果长期偏嗜某种性味的食物，易使阴阳失调，导致脏腑功能的偏盛偏衰，从而损害健康，发生疾病。如《素问·五脏生成》曰："多食咸，则脉凝泣而变色；多食苦，则皮槁而毛拔；多食辛，则筋急而爪枯；多食酸，则肉胝皱而唇揭；多食甘，则骨痛而发落。"

三、重视脾胃，注意卫生

脾胃为后天之本、气血生化之源，所以必须重视脾胃功能的调理。饮食不洁或者不新鲜均可损伤脾胃，故要搞好饮食卫生，不吃腐败变质的食物，更要避免误食有毒食物，保持脾胃运化和受纳的正常功能。

1. 调理脾胃

只有脾胃功能正常，才能很好地消化、吸收营养物质以滋养全身。"百病皆由脾胃衰而生"，多食豆类、蔬菜、瘦肉，以少量植物油及动物脂肪为副食。不能片面追求营养摄入，不过食动物性脂肪和刺激性调味品，以免加重脾胃负担，导致病邪滞留，加重病势。《素问·生气通天论》说："膏粱之变，足生大丁。"说明肥甘厚味易引起痈疽疮疡等疾病。

2. 饮食清洁

饮食不洁或食入有毒食物，可引起胃肠疾病和食物中毒或加重原有病情，导致腹痛、吐泻，甚至严重中毒，危及生命，因此，食物要新鲜、干净，禁食腐烂、变质、污染的食物及病死的家禽和牲畜。张仲景在《金匮要略》中已明确告诫"秽饭、馁肉、臭鱼，食之皆伤人"，"梅多食，坏人齿"，"猪肉落水浮者，不可食"，"肉中有米点者，不可食"。

3. 饮食新鲜

新鲜的食物可以补充机体所需要的营养，而腐烂变质的食物不可食，否则易出现腹痛、泄泻、呕吐等中毒症状，重者可导致昏迷或死亡。当天的饮食应当天吃完，最好不要过夜，尤其夏令季节更应注意。

此外，食物最好煮熟。煮熟不但能杀灭食物中的细菌，而且较易消化。孙思邈在《备急千金要方》中指出，"勿食生菜、生米，勿饮独酒""勿食生肉""一切肉惟须煮烂"。

四、合理烹制，注重进食

食品原料经过科学合理的烹饪加工后，能减少营养素的破坏，味道会更加鲜美，易于消化，并能消毒灭菌，提高食欲，供给营养。同时进食时细嚼慢咽、保持愉快的心情，进食后漱口、摩腹、散步等良好的饮食习惯亦有利于食物的消化吸收。

1. 谷物类烹制

米类淘洗次数要尽量减少，蒸饭不可去米汤，煮粥不要加碱，面粉不要加工得过细、过精，少做油炸类食物等。

2. 蔬菜类烹制

蔬菜含有丰富的维生素、无机盐和其他营养素，不同的加工方式其营养价值也往往不同。一般蔬菜应先洗后切，立即烹制，防止水溶性维生素流失。蔬菜炒熟后应立即食用，防止营养素丢失。蔬菜类烹制最好的方法是急火快炒，快速翻炒，可以防止营养素的破坏。煮菜时间不要太久，煮菜时应加锅盖，防止维生素丢失。由于维生素 C、B 族维生素等易溶于水，煮菜时有部分营养素会转入菜汁中，因此要菜和汤一起食用。炒菜或做汤，可加适量的淀粉，对维生素 C 有保护作用，并能调味。能够生吃的蔬菜在洗净后可以直接食用，如西红柿、黄瓜等。

3. 肉类烹制

肉类食物应烧熟煮烂，以利消化吸收。煮肉时，适当放少许食醋，则易于煮烂。炒肉时可先用淀粉或酱油与肉拌匀，这样既保护维生素和蛋白质，而且肉质鲜嫩可口。炊具的使用，以铁锅炒菜效果最好，维生素损失较少，还可以补充铁质。

4. 保持良好的进食习惯

（1）进食宜缓　进食时宜细嚼慢咽，在细嚼过程中，能分泌大量唾液；细嚼又可使食物磨碎，减轻胃的负担，有利于食物的消化吸收。慢咽可避免呛、噎、呃等现象的发生。

（2）进食宜乐 情绪好坏可直接影响进食。愉快的情绪可增加食欲，肝气得舒，脾胃功能正常。《备急千金要方·食治》指出："人之当食，须去烦恼。"所以患者进食时，不要谈论病情，以免影响食欲，要营造一种轻松、愉快的气氛。

（3）进食专注 进食时，应该把各种琐事尽量抛开，将注意力集中到饮食上来，不要一边进食一边做其他事情。《论语》中说"食不语"。在患者进食时，护理人员应停止一切操作，如发药、健康宣教等。

（4）食后漱口 进食后漱口，令牙龈不败，口中无异味或异味减轻。《饮膳正要》中说："食后漱口，清旦刷牙，不如夜分刷牙，齿疾不生。"指导患者饭前洗手，饭后漱口，晚上临睡前不要进食。

（5）食后摩腹 食后摩腹有利于腹腔血液循环，促进胃肠的消化功能。具体做法：双手相重叠置于腹部，自左向右轻柔缓和地按摩腹部二三十次。摩腹是一种简便易行、行之有效的养生方法。

（6）食后散步 进食后宜做一些从容和缓的活动，不宜立即卧床休息。如散步可更好地促进食物的消化。如果在饭后边散步边摩腹，则效果更佳。

知识链接

中国居民膳食指南

2016年，中国营养学会根据营养学原理，结合我国居民膳食消费和营养状况发布新版《中国居民膳食指南（2016）》，包括一般人群膳食指南、特定人群膳食指南和中国居民平衡膳食实践三个部分，同时推出修订版中国居民平衡膳食宝塔、中国居民平衡膳食餐盘和儿童平衡膳食算盘等三个可视化图形，指导大众在日常生活中进行具体实践。

1. 一般人群膳食指南对于一般人群膳食有6条核心建议：①食物多样，谷类为主；②吃动平衡，健康体重；③多吃蔬果、奶类、大豆；④适量吃鱼、禽、蛋、瘦肉；⑤少盐少油，控糖限酒；⑥杜绝浪费，兴新食尚。

2. 针对孕妇、乳母、2岁以下婴幼儿、2~6岁学龄前儿童、7~17岁儿童少年、老年和素食人群等特定人群的生理特点及营养需要，在一般人群膳食指南的基础上对其膳食选择提出特殊指导。

3. 平衡膳食宝塔共分 5 层，包含每天应摄入的主要食物种类。膳食宝塔利用各层位置和面积的不同反映了各类食物在膳食中的地位和应占的比重。谷类食物位居底层，每人每天应摄入 250～400g；蔬菜和水果居第二层，每天应摄入 300～500g 和 200～350g；鱼、禽、肉、蛋等动物性食物位于第三层，每天应摄入 125～225g（鱼虾类 40～75g，畜、禽肉 40～75g，蛋类 40～50g）；奶类和豆类食物合居第四层，每天应吃相当于鲜奶 300g 的奶类及奶制品和相当于干豆 25g 的大豆及制品；第五层塔顶是烹调油和食盐，每天烹调油不超过 25g 或 30g，食盐不超过 6g，糖 50g。新膳食宝塔增加了水和身体活动的形象，强调日均饮水量 1500～1700mL，每天活动 6000 步。

第四节　饮食宜忌

合理选择饮食，对养生和治疗护理疾病具有十分重要的意义。人的禀赋体质不同，疾病有寒热虚实和阴阳表里之分，药物和食物也各有偏性。食物配伍与药物配伍一样，分为协同和拮抗两个方面：有的食物于病所宜，包括相须、相使；有的食物于病所忌，特别是有些食物可诱发或加重疾病的病情，或与某些药物有拮抗作用，包括相畏、相杀、相恶、相反。护理人员根据患者的体质、病情、服药、季节、气候和饮食习惯等方面的因素综合考虑，把握住宜和忌这两方面，才能使饮食与防病治病相配合，达到理想的治疗和保健目的。一般而论，饮食的宜与忌应掌握以下原则和方法。

一、疾病饮食宜忌

病情有虚实寒热之分，食物也有寒热温凉补泻之别。总的来说，食物的性味应逆于疾病的性质。如虚证应补益，实证宜疏利，寒证宜温热，热证宜寒凉。应注意忌食能够加重病情的食物。

1. 阳虚病证

阳虚病证多元阳不足，宜食用性味甘温的温补之品。忌食生冷或寒凉饮食，以免损伤阳气。常用补阳食物有羊肉、狗肉、花椒、虾、冬虫夏草、胡桃仁等。常用温补食物有鸡肉、猪肚、带鱼、海参、粳米、糯米、贻糖、大枣、杏子、板栗等。

2. 阴虚病证

阴虚病证多真阴不足，宜滋阴与清热兼顾，选用填精、养血、滋阴的食物，并适当予理气健脾之品。忌油腻厚味、辛辣食物，以防燥热损伤阴液。常用补阴食物有鸭蛋、鸭肉、龟甲胶、鳖甲胶、小麦、银耳、木耳、芝麻、苹果、百合、玉竹、枸杞等。

3. 气虚病证

气虚病证多与肺、脾、心、肾虚损有关，食物应以分别补其脏虚为原则，补气时可酌情加桑椹、枸杞和蜂蜜等益肾填精之品。补气类食品易导致气机壅滞不畅，影响食欲，可配伍陈皮、砂仁等少许行气之品。忌寒湿、油腻厚味食物。常用补气食物有鸡肉、猪肚、鹌鹑、牛肉、青鱼、泥鳅、粳米、扁豆、山药、土豆、大枣、板栗等。

4. 血虚病证

脾胃是气血生化之源，补血必须先健脾胃，脾胃强健则生化之源不绝。依据"气能生血"，常在补血食物中配以益气之品，如山药、大枣等。忌辛辣刺激之物。常用补血食物有乌骨鸡、鸭血、猪心、动物肝脏、阿胶、龙眼肉、荔枝、花生、红糖等。

5. 外感病证

外感病证与外感风邪有关，以发热为主，如风热感冒、中暑、痢疾等，宜食清淡食物，如面条、米粥、新鲜蔬菜、水果等，可食葱、姜等辛温发散之品，忌油腻厚味、酸涩之品，如肥肉、鱼虾、食醋等。高热伤津者可多饮水，或以梨汁、藕汁、西瓜汁代茶饮。

6. 肺脏病证

肺脏病证包括咳嗽、喘证、咯血等，与肺的宣发肃降功能失调有关。饮食宜清淡，多供给蛋白质、维生素、矿物质，补充咳嗽或发热所消耗的能量，以利于机体代谢功能的修复。忌食油腻、辛辣、烟酒及海腥发物。食物避免过咸、过甜、过冷、过热，以免加重病情。咳嗽痰黄者宜多食萝卜、梨、枇杷等清热化痰之品；痰中带血者宜多食藕片、藕汁等清热止血之品；痰白清稀属肺寒者宜多食核桃羹等，忌食生冷瓜果；久病肺阴亏虚者则宜多食百合、银耳、甲鱼等滋阴补肺之品。

7. 心脏病证

心脏病证包括心悸、心痛、失眠等病证，与心主血脉、心主神明功能失常有关。饮食宜清淡低盐，食盐每日不超过6g；多食含维生素C、B族维生素的食物及豆制品；尽可能以植物油作为食用油；血脂升高者可多食山楂、洋葱、大蒜，血压升高者可以芹菜煎水代茶饮。忌食高脂肪、高胆固醇食物，如猪油、动物内脏等。忌烟酒、咖啡、浓茶等刺激之品。

8. 脾胃病证

脾胃病证包括胃脘痛、呕吐、泄泻、便秘等，与脾胃运化功能失常有关。日常饮食应以细软易消化、清淡、富有营养的食物为主，忌生冷、硬固类、煎炸及刺激性食物。胃酸缺乏者饭后可进食适量山楂以促消化；胃酸过多者应避免摄入浓茶、咖啡、巧克力、辣椒等刺激胃液分泌的食物，宜少食多餐；合并消化道出血者可进食牛奶、米汤等无渣流质；腹泻者宜少油半流质饮食或软饭，忌食寒凉滑润食物，如生冷瓜果等；呕吐剧烈者应暂禁食，好转后再进流质或半流质饮食，逐渐恢复软食、普食，勿饱食。

9. 肝胆病证

肝胆病证包括黄疸、腹胀等病证，与肝失疏泄有关。饮食宜清淡、营养丰富，多食鱼、蛋、奶、瘦肉及豆制品。忌生冷、油腻、辛辣、刺激之品，少进动物脂肪，戒烟酒。肝胆疾病急性期以素食为主，肝硬化腹水者应予低盐或无盐饮食，肝性脑病患者应限制动物蛋白的摄入量。

10. 肾脏病证

肾脏病证以水肿、消渴、淋浊、遗精等为主。饮食宜清淡、富于营养，可多食动物性补养类食物。水肿者应低盐或无盐饮食；肾功能减退者应以优质低蛋白、低磷、高钙、高维生素、高热量饮食，适当限制钠、钾为原则。

11. 其他

皮肤病、痔瘘、疮疖、痈疽等病证宜清淡饮食，多食蔬菜水果，忌辛热、荤腥发物，如葱、蒜、生姜、胡椒、花椒、辣椒、白酒、虾、蟹等。

二、服药饮食宜忌

食物和药物都有四气五味之性，食物的性味应与患者所服药物的性能一致，可增强药物的药效，加速病情的康复；如果食物与所服药物的性能拮抗，可降低药效。

1. 一般忌口

服药期间，忌食生冷、黏腻、肉、酒、腥臭等不易消化及有特殊刺激性的食物。

2. 特殊忌口

某些药物有特殊忌口，如：地黄、何首乌忌葱、蒜、萝卜；黄连、桔梗、乌梅忌猪肉；天冬忌鲤鱼；薄荷忌鳖肉；茯苓忌食醋；鳖甲忌苋菜；服发汗药后，忌服醋及生冷的食物；服补药后，忌食浓茶和萝卜；疮痈肿毒忌食虾、蟹、羊肉、辣椒等刺激性食物。

3. 西药忌口

服用某些西药时，也要注意饮食宜忌。如服铁剂时忌饮茶，以免影响铁剂的吸收；服用维生素 C 时忌食肝脏类、牛奶、乳酸、咖啡等；服用红霉素时忌食醋、酸梅汤等酸性食物；使用氨基比林时忌食含亚硝酸丰富的食物，如咸菜、泡菜等。

三、食物搭配宜忌

食物同药物一样，两种以上食物配合应用可发挥相互协同作用，增强食物的效用和可食性。如粳米与甘薯同煮粥食用，共同起健脾和胃的作用；百合和秋梨同时食用，可增强清肺热、养肺阴的功效。两种食物合用可能产生不良反应，形成食物的配伍禁忌，古代对此记载较多，如葱忌蜂蜜、柿子忌茶等。但这些记载，目前尚缺少科学结论，有待进一步研究和证实。

四、食物制作宜忌

在食物烹制过程中，如果加入部分中药，为充分发挥药性，应注意制作宜忌。如滋补药适宜使用瓷锅、砂锅进行蒸煮炖，忌用金属铝锅，以免发生化学反应而造成中毒。另外，有些食物原料烹制方式不同，功用也不同，如生藕有凉血止血、清热生津的作用，而煮熟则有较强滋补力。

五、胎产禁忌

妇女产前产后因为孕育胎儿、哺乳等特殊生理情况，其饮食应有所禁忌。

1. 产前

妊娠期由于脏腑经络之气血皆注于冲脉以养胎，此时全身处于阴血偏虚、阳气偏盛的状态，因此，凡辛热温燥之品不宜食用，即所谓"产前宜凉"。因为大辛大热类食物不仅能助生胎热，令子多疾，并可导致孕妇助阳动火，血行旺盛，损伤胎元，甚则破血坠胎，故孕期应避免或禁止食用。《医学心传全书》载"胎前忌热"。《珍本女科医书辑佚八种》中指出"妊娠多食辛，胎精魂不守"。如肉桂、干姜、花椒、胡椒、辣椒、芥末、大蒜、羊肉、雀肉等，孕妇均不宜食用。此外，如有妊娠恶阻者，还应忌用油腻、腥臭及不消化之品。

2. 产后

随着胎儿的娩出，产妇气血均有不同程度的损失，出现阴血亏虚，瘀血内停，同时体内的气血还要化生乳汁以喂养婴儿，因此产后饮食应营养丰富、易消化，可食一些活血化瘀之品，如红糖茶，禁食寒凉酸收之品。《饮膳正要》中指出："乳母忌食寒凉发病之物。"

附：常用食物性味、功效及应用简表

一、温性食物

食物	性味	功效	适应证	注意事项
鸡肉	甘，温	健脾补虚，益气养血	体虚，气血不足，阳虚畏寒，纳呆	实热证，痈疾和疮疡等皮肤病忌公鸡肉
牛肉	甘，温	补中益气，健脾养胃	脾胃虚弱，气血虚亏	痈疾和疮疡等皮肤病忌用

续表

食物	性味	功效	适应证	注意事项
羊肉	甘，温	益气补虚，温肾助阳	阳虚畏寒，气血不足	外感时邪、阴虚火旺、疮疡疖肿忌用
鲫鱼	甘，温	健脾益气，利尿消肿	水肿，腹水，缺乳	便秘、皮肤瘙痒、痘疹忌用
鲤鱼	甘，微温	健脾开胃，利水消肿	水肿，腹水，缺乳	便秘、皮肤瘙痒、痘疹忌用
海参	甘，咸，温	养血润燥，补肾益精	精血亏损，浮肿，阳痿，遗精	痰湿内盛、便溏、腹泻忌用
虾	甘，温	补肾壮阳，通乳，托毒	阳虚，缺乳，宫寒不孕，寒性脓疡	热证、各种皮肤病忌用
蛇肉	甘，咸，温	祛风，活络，定惊	风湿痹痛，肢体麻木	
糯米	甘，温	补中益气，暖脾胃	脾胃气虚，胃寒疼痛，气短多汗	热证及脾不健运忌用
高粱	甘，温	温中健脾，涩肠止泻	脾胃虚弱，便溏腹泻	湿热中满腹胀忌用
饴糖	甘，温	益气缓急，润肺止咳	虚寒腹痛，乏力纳少，肺虚咳喘	湿热内郁、中满吐逆、痰热咳嗽忌用
荔枝	甘，酸，微温	养血填精，益气补心	久病体弱，呃逆，腹泻	血证、素体热盛及阴虚火旺者忌用
山楂	酸，甘，微温	消食化积，散瘀行滞	食滞，泻痢，瘀血内积	脾胃虚弱、龋齿忌用
胡桃仁	甘，温	补肾温肺，润肠通便	虚寒喘咳，肾虚腰痛，肠燥便秘	痰热咳嗽、阴虚火旺、便溏忌用
栗子	甘，温	健脾养胃，补肾强筋	肾虚腰膝无力，脾虚泄泻，口腔溃疡	痞满、疳积、食滞忌用
杨梅	甘，酸，温	生津解渴，和胃消食	伤暑口渴，腹胀，吐泻	痰热忌用
桃	甘，酸，温	生津润肠，活血消积	便秘	痈肿、疮疖忌用
杏	甘，酸，温	润肺定喘，生津止渴	咳嗽，口渴	痈疖、膈上有热忌用
大葱	辛，温	散寒解表，通阳	外感风寒，头痛鼻塞，皮肤麻木不仁	狐臭者不宜食用
韭菜	辛，温	温中行气，温肾	呕吐呃逆，便秘，阳痿	阴虚内热、胃热、目疾、疮疡忌用
南瓜	甘，温	补中益气，除湿解毒	消渴，肺痈，咳喘，腹水	气滞湿阻、腹胀、纳差忌用

续表

食物	性味	功效	适应证	注意事项
生姜	辛，温	发散风寒，温中止呕，解鱼蟹毒	风寒感冒，胃寒腹痛，呕吐	热证、阴虚发热忌用
小茴香	辛，温	祛寒止痛，理气和胃	下腹冷痛，胃寒胀痛，呕吐	阴虚火旺、胃有热忌用
芫荽	辛，温	发表透疹，芳香开胃	麻疹不透，外感风寒，消化不良	皮肤疾患忌用
食醋	酸，温	散瘀 止血，解毒，消食	胃酸过少，过食鱼腥，瓜果中毒	胃酸过多、外感风寒、消化不良忌用
红糖	甘，温	补血，活血，散瘀	虚寒腹痛，产后恶露未净	糖尿病忌用

二、热性食物

食物	性味	功效	适应证	注意事项
狗肉	甘，咸，热	补中益气，温肾壮阳	脾肾阳虚，腰膝酸软	热证、阴虚、出血性疾病、妊娠忌用
桂皮	辛，甘，热	温中补阳，散寒止痛	脘腹寒痛	热证、阴虚内热、咽痛、妊娠忌用
花椒	辛，热	温中散寒，止痛，杀虫	虚寒腹痛，蛔虫腹痛	阴虚火旺、妊娠忌用
胡椒	辛，热	温中下气，消痰，解毒	虚寒胃痛，肺寒痰多	阴虚内热、血证、痔疮、妊娠忌用
辣椒	辛，热	温中散寒，健胃消食	寒凝腹痛吐泻，纳少，风寒湿痹	热证、目疾、疖肿、痔疮、一切血证、妊娠忌用
大蒜	辛，热	温中消食，解毒	外感疫毒，风寒，痢疾，食欲不振	阴虚火旺慎食
白酒	辛，甘，苦，热	通脉，御寒，行药势	气滞血瘀，风寒湿痹	热证、阴虚内热、血证忌用

三、凉性食物

食物	性味	功效	适应证	注意事项
甲鱼	甘，凉	滋阴凉血，养精填髓	阴虚体弱，精气不足	阳虚热证忌用
兔肉	甘，凉	补中益气，滋阴凉血	乏力，消渴，阴虚失眠	素体虚寒少食
蚌肉	甘，凉	清热滋阴，明目	阴虚目暗，痔疮，崩漏	脾阳虚、妊娠忌用
牛奶	甘，微凉	补虚生津，益肺养胃	气血不足，阴虚劳损，日常进补	
大麦	甘，咸，凉	和胃，消积，利水	小便淋沥疼痛，消化不良	哺乳妇女忌麦芽
小麦	甘，凉	养心益肾，健脾和胃	失眠健忘，虚热盗汗	
小米	甘，凉	和中益肾，除湿热	脾胃虚热，失眠，产后	
柠檬	酸，凉	生津止渴，祛暑安胎	热病口渴，中暑，妊娠恶阻，高血压	风寒表证、溃疡病忌用
枇杷	甘，酸，凉	润肺，止渴，下气	热病口渴，干咳	脾虚便溏忌用
芒果	甘，酸，凉	止渴生津，消食，止咳	热病口渴，干咳	
李子	甘，酸，凉	舒肝解郁，生津止渴	消渴引饮，阴虚发热	脾胃虚弱忌用
罗汉果	甘，凉	清肺润肠	燥咳，便秘，百日咳	风寒痰湿咳嗽忌用
萝卜	甘，辛，凉	消食下气，清热化痰，解酒	食积气胀，咳嗽痰多，口渴，伤酒	脾胃虚寒忌用，忌与人参等温补药同服
油菜	辛，凉	散血，消肿	劳伤吐血	疮疖、目疾、狐臭、产后忌用
丝瓜	甘，凉	清热解毒，凉血通络	胸胁疼痛，乳痈，筋脉挛急	脾胃虚寒忌用
菠菜	甘，凉	养血止血，润燥止渴	血虚头晕，两目干涩，便秘，痔瘘便血	脾虚泄泻、泌尿系结石忌用
芹菜	甘，苦，凉	清热凉血，平肝息风	肝阳上亢，头痛头晕，烦躁失眠	消化不良忌用
茄子	甘，凉	清热，活血，通络	疮疡肿毒，便秘，风湿痹证	虚寒腹泻忌用
黄花菜	甘，凉	养血平肝，利水消肿	头晕，水肿，各种血证，缺乳	不宜生食

续表

食物	性味	功效	适应证	注意事项
豆腐	甘，凉	益气生津，清热解毒	脾胃虚弱，消渴	
茶叶	苦，甘，凉	清热利尿，消食	小便不利，烦渴，暑热，小便短赤，食欲不振，暑热烦渴，小便短赤，痈肿疮毒	脾胃虚寒、便溏忌用

四、寒性食物

食物	性味	功效	适应证	注意事项
豇豆	甘，微寒	健脾和胃，补肾	脾胃虚弱，吐泻下痢，遗精带下	气滞便秘忌用
梨	甘，酸，寒	清热生津，止咳消痰，醒酒	肺热咳嗽，醉酒，热病津伤便秘	脾虚便溏、寒咳、胃寒呕吐、产后忌用
柿子	甘，涩，寒	清热润肺，止渴	咯血，溃疡病出血，尿血，痔疮便血	外感咳嗽、痰湿内盛忌用，勿与蟹、酒同食
柑	甘，微寒	生津止渴，醒酒，利尿	热病口渴，咳嗽多痰，便秘，醉酒	
柚	甘，酸，寒	健胃消食，生津，解酒	口渴，食滞，消化不良，伤酒	风寒感冒、痰喘、脾胃虚寒忌用
橙	甘，酸，微寒	宽胸止呕，解酒，利水	热病呕吐，二便不利，伤酒	脾阳虚不可多食
香蕉	甘，寒	清肺润肠，解毒	热病伤津，溃疡病，痔疮，习惯性便秘	便溏、慢性肠炎忌用
桑椹	甘，寒	滋阴补血，生津润肠	阴血虚之眩晕，失眠，须发早白，血虚肠燥便秘	脾虚便溏忌用
甘蔗	甘，微寒	清热和胃，生津润燥，解酒	热病口渴，大便秘结，血证，伤酒，燥咳，呕吐反胃，妊娠恶阻	脾虚便溏忌用
西瓜	甘，寒	清热解暑，生津止渴	中暑，高热烦渴，泌尿系感染，口舌生疮	中寒湿盛、产后忌用

续表

食物	性味	功效	适应证	注意事项
甜瓜	甘，寒	清热解暑，利尿	发热口渴，燥咳，反胃呕吐	腹胀、脾虚便溏、脚气病忌用
荸荠	甘，寒	清热化痰，消积	高血压，咽喉肿痛，胸腹胀热，便秘，口舌生疮，热咳，月经过多	便溏、血虚少吃
黄瓜	甘，微寒	清热利水，止渴	热病烦渴，水肿	脾胃虚寒者忌用
冬瓜	甘，微寒，	清热解毒，利水消痰	水肿胀满，小便不利，消渴，暑热	脾肾阳虚、久病滑泻忌用
苦瓜	苦，寒	清热解毒，祛暑	伤暑发热，热病口渴，目赤肿痛，热痢	脾胃虚寒忌用
竹笋	甘，寒	利膈下气，清热痰，解油腻，解酒	肥胖，食滞腹胀，伤酒，麻疹初起	病后、产后、易复发疾病忌用
莲藕	甘，寒	清热生津，凉血散瘀	热病烦渴，热淋，出血证，熟食可健脾	寒证忌用，脾胃虚弱宜熟食
番茄	甘，酸，微寒	生津止渴，健胃消食	热病发热，口干渴，食欲不振	泌尿系结石、脾胃虚寒忌用
海带	咸，寒	软坚散结，利水	瘿瘤，瘰疬结核，水肿	脾胃虚寒者不可多吃
紫菜	甘，咸，寒	清热利尿，化痰软坚	淋巴结核，肺脓疡，甲状腺肿大	皮肤病、化脓性炎症忌用

五、平性食物

食物	性味	功效	适应证	注意事项
猪肉	甘，平	补气养血，益精填髓	体质虚弱，营养不良，肌肤枯燥	
鸭肉	甘，咸，平	滋阴养胃，利水消肿	阴虚内热	外感风寒、脾虚泄泻忌用
鹅肉	甘，平	益气补虚，和胃止渴	阴虚发热，胸闷	湿热内蕴、高血压、疮疡忌用
鸡蛋	甘，平	滋阴养血，安神	气血不足，失眠烦躁	

食物	性味	功效	适应证	注意事项
鹌鹑	甘，平	健脾益气	气血不足，营养不良，食欲不振	
马肉	甘，酸，平	强腰脊，健筋骨	腰腿酸痛乏力，痹证	腹泻、皮肤病忌用
大豆	甘，平	健脾宽中，润燥消水	诸虚劳损，便秘，消渴	体虚痰盛忌用
赤小豆	甘，平	利水消肿，解毒排脓	水肿，小便不利，热毒痈疮	不宜过食
黑豆	甘，平	益气止汗，利水活血	水肿，多汗，肾虚腰痛，血虚目暗	炒熟性温热，不易消化，不可多食
扁豆	甘，平	健脾和中，消暑化湿	暑天吐泻，水肿	
玉米	甘，平	和中开胃，除湿利尿	腹泻，水肿，小便不利，黄疸	
粳米	甘，平	健脾益胃，除烦止渴	脾胃虚弱，纳呆，泄泻，乏力	
红薯	甘，平	补中和血，益气生津	湿热黄疸，习惯性便秘	中满腹胀、胃酸过多忌用
豆浆	甘，平	补虚润燥	纳呆，阴虚燥热，皮肤粗糙	
燕窝	甘，平	养阴润燥，补中益气	气阴两虚，肺虚咳喘，疳积	
蜂蜜	甘，平	补脾润肺，润肠通便	脾虚食少，肺虚燥咳，肠燥便秘	湿热痰滞、胸腹痞满、便溏泄泻忌用
白果	甘，苦，涩，平	收敛定喘，止带	喘咳，痰多，白浊带下	有小毒，多食易引起中毒
橘子	甘，酸，平	开胃理气，止咳润肺	食欲不振，恶心呕吐，妊娠恶阻	多食可化火生痰，风寒咳嗽忌用
葡萄	甘，酸，平	补益气血，健胃利尿	痿痹，食欲不振，小便涩痛	多食生内热，每次不宜食之过多
苹果	甘，酸，平	补心益气，生津和胃	便秘，慢性腹泻，食欲不振	
菠萝	甘，酸，平	清暑解渴，消食利尿	中暑发热烦渴，消化不良	过食可能过敏

续表

食物	性味	功效	适应证	注意事项
芝麻	甘，平	补益肝肾，养血通便	精血亏虚，须发早白，头晕，便秘	脾虚便溏、腹泻忌用
花生	甘，平	补脾润肺，养血和胃	气血亏虚，脾胃失调，体弱便秘	腹泻便溏忌用，炒后性温，多食易生热
莲子	甘，涩，平	补脾固涩，养心益肾	脾虚泄泻，肾虚遗精、带下、崩漏等	便秘、中满痞胀忌用
山药	甘，平	健脾益气，补肺益肾	脾虚便溏，肺虚咳喘，肾虚带下，消渴	湿盛中满、肠胃积滞忌用
土豆	甘，平	健脾益气	食欲不振，体弱，便秘	发芽、腐烂发青的土豆有毒，应禁食
蘑菇	甘，平	健脾开胃，透疹	食欲不振，久病体弱，麻疹不透	注意不要误食有毒的蘑菇
香菇	甘，平	益脾气，托痘疹	脾胃虚弱，神疲乏力，麻疹不透，淋巴结核	食滞胃痛、肠胃湿热忌用
胡萝卜	甘，平	健脾，和胃，下气	脘闷气胀，便秘，小儿痘疹	忌与醋同食
白菜	甘，平	清热除烦，通便利肠	口干渴，大便秘结	
香椿	苦，辛，平	燥湿杀虫，健胃涩肠	久泻，遗精，带下，崩漏，疳积	易引发旧病，有宿疾者不宜食用
木耳	甘，平	滋阴养肺，益气和血	气血不调，肢体疼麻，产后血虚，崩漏	脾虚便溏腹泻忌用
银耳	甘，平	润肺止咳，养胃生津	气阴虚弱，咳喘、口咽干燥，月经不调	风寒咳嗽忌用

【思考题】

1. 食物的"四性"指什么？各有何功效？

2. 简述何为饮食有节？

3. 简述饮食护理的基本原则有哪些？

4. 妇女产前有哪些饮食宜忌？

5. 简述进食时需养成哪些良好的习惯？

6. 简述辛味食物的特点?

7. 患者李某, 女, 40岁, 因出现发烧、腹痛、腹泻、恶心、呕吐等4小时, 于2016年8月17日16时30分急诊入院。症见: 精神不振, 乏力, 腹痛、腹泻黄色水样便, 带有黏液, 恶心欲呕, 体查: 腹部有压痛, 小便可, 舌质红, 苔薄黄, 脉弦数, 体温39.5℃, 脉搏124次/分, 呼吸23次/分, 血压105/70mmHg。患者自诉中午吃了小摊上买的豆腐干后出现腹痛, 随后便腹泻不止, 伴恶心呕吐胃内容物。

问题: 患者可能是什么情况? 为明确诊断还需要采取哪些紧急措施? 日常生活中怎样做好饮食卫生?

第六章　常用方药及护理

案例导入

张女士，30岁，已婚，农民，2014年6月10日下午因误将雷公藤煎水当凉茶服用后出现恶心、呕吐，并感口舌麻木，呕吐不止，于晚上19:30到某三甲医院急诊科就诊，当晚共呕吐20余次。第2天12:00出现四肢麻木及活动障碍，并伴上腹痛。体查：体温37℃，脉搏97次/分，呼吸20次/分，血压110/870mmHg，急性病容，腹平，剑突下、右上腹、脐周均有压痛。心电图示：窦性心动过速，T波改变，心肌缺血性改变。

问题：患者可能是什么情况？为明确诊断还需要采取哪些检查？如何对患者实施救护？

方药是中医治病的主要手段。方指方剂，是治病的药方；药指中药，它是指在中医理论指导下，用于预防、治疗、诊断疾病并具有康复与保健作用的物质。中药的用药护理是护理工作的重要内容之一，故护士需要了解中药的基本知识，掌握中药的用法、剂量、服药禁忌、功效和应用等内容。

第一节 中药基本知识

一、中药性能

中药的性能又称药性，它包括药物发挥疗效的物质基础和治疗过程中所体现出来的作用，是药物性质与功能的高度概括。研究药性形成的机制及其运用规律的理论称为药性理论，其主要内容包括四气五味、升降浮沉、归经、毒性等。

（一）四气五味

1. 四气

四气即寒、热、温、凉四种不同的药性，又称四性。它反映了药物对人体阴阳盛衰、寒热变化的作用倾向，为药性理论的重要组成部分，是说明药物作用的主要理论依据之一。"疗寒以热药，疗热以寒药。"一般从四性本质而言，只有寒热两性的区分。能够减轻或消除热证的药物属于寒性或凉性，如黄芩、板蓝根等有清热解毒的作用。而能够减轻或消除热证的药物属于温性或热性，如附子、干姜等有温中散寒作用。此外，四性以外还有一类平性药，它是指寒热界限不很明显、药性平和、作用较缓和的一类药，如党参、山药、甘草等。

药性的寒热温凉是由药物作用人体所产生的不同反应和所获得的不同疗效而总结出来的，它与所治疗疾病的性质是相对而言的。

寒凉药具有清热泻火、凉血解毒、滋阴除蒸、泻热通便、清热利尿、清化热痰、清心开窍、凉肝息风等作用；如患者表现为高热烦渴、面红目赤、咽喉肿痛、脉洪数，属于阳热证，用石膏、知母、栀子等寒凉药物治疗后，上述症状得以缓解或消除。温热药则具有温里散寒、暖肝散结、补火助阳、温阳利水、温经通络、引火归原、回阳救逆等作用。患者表现为四肢厥冷、面色㿠白、脘腹冷痛、脉微欲绝，属于阴寒证，用附子、肉桂、干姜等温热药物治疗后，上述症状得以缓解或消除。

2. 五味

五味是指药物有酸、苦、甘、辛、咸五种不同的味道，因而具有不同的治疗作用。有些还具有淡味或涩味。

（1）辛"能散能行"，即具有发散、行气行血的作用，多用于表证及气血阻滞之证。如苏叶发散风寒、木香行气除胀、川芎活血化瘀等。此外，辛味药还有润养的作用，如款冬花润肺止咳、菟丝子滋养补肾等。

（2）甘"能补能和能缓"，即具有补益、和中、调和药性和缓急止痛的作用，多用于正气虚弱、身体诸痛及调和药性、中毒解救等几个方面。如人参大补元气、熟地黄滋补精血、饴糖缓急止痛、甘草调和药性并解药食中毒等。

（3）酸"能收能涩"，即具有收敛、固涩的作用。一般酸味药多用于体虚多汗、肺虚久咳、久泻肠滑、遗精滑精、遗尿尿频、崩带不止等。如五味子固表止汗、乌梅敛肺止咳、五倍子涩肠止泻、山茱萸涩精止遗及赤石脂固崩止带等。

（4）苦"能泄能燥能坚"，即具有清泄火热、泄降气逆、通泄大便、燥湿、坚阴（泻火存阴）等作用。通常苦味药多用于热证、火证、喘咳、呕恶、便秘、湿证、阴虚火旺等。如黄芩、栀子清热泻火，杏仁、葶苈子降气平喘，半夏、陈皮降逆止呕，大黄、枳实泻热通便，龙胆草、黄连清热燥湿，苍术、厚朴苦温燥湿，知母、黄柏泻火存阴等。

（5）咸"能下能软"，即具有泻下通便、软坚散结的作用。咸味药多用于大便燥结、痰核、瘿瘤、癥瘕痞块等。如芒硝泻热通便，海藻、牡蛎消散瘿瘤，鳖甲软坚消癥等。

（6）淡"能渗能利"，即具有渗湿利小便的作用，故有些利水渗湿的药物具有淡味。淡味药多用于水肿、脚气、小便不利等。如薏苡仁、通草、灯心草、茯苓、猪苓、泽泻等。

（7）涩与酸味药的作用相似，多用于虚汗、泄泻、尿频、遗精、滑精、出血等。如莲子固精止带、禹余粮涩肠止泻、乌贼骨收涩止血等。

（二）升降浮沉

升降浮沉是药物对人体作用的不同趋向性。升，即上升提举，趋向于上；降，即下达降逆，趋向于下；浮，即向外发散，趋向于外；沉，向内收敛，趋向于内。升降浮沉也就是指药物对机体有向上、向下、向外、向内四种不同作用趋向。它是与疾病所表现的趋向性相对而言的。

药物升降浮沉作用趋向性的形成，虽然与药物在自然界生成禀赋不同，形成药性不同有关，并受四气、五味、炮制、配伍等诸多因素的影响，但更主要的是与药物作用于机体所产生的不同疗效、所表现出的不同作用趋向密切相关。与四气、五味一样，升降浮沉也同样是通过药物作用机体所产生的疗效而概括出来的用药理论。

1. 升降浮沉与四气五味、质地和作用的关系

一般来讲，凡味属辛、甘，性属温、热的药物，大都是升浮药，如麻黄、升麻、黄芪等药。花、叶、皮、枝等质轻的药物大多为升浮药，如苏叶、菊花、蝉衣等。具有疏散解表、宣毒透疹、解毒消疮、宣肺止咳、温里散寒、暖肝散结、温通经脉、通痹散结、行气开郁、活血消癥、开窍醒神、升阳举陷、涌吐等作用的药物多具有升浮特性，如解表药、温里药、祛风寒湿药、行气药、活血祛瘀药、开窍药、补益药、涌吐药等。凡味属苦、酸、咸，性属寒、凉的药物，大都是沉降药，如大黄、芒硝、山楂等。种子、果实、矿物、贝壳及质重者大多都是沉降药，如苏子、枳实、牡蛎、代赭石等。具有清热泻火、泻下通便、利水渗湿、重镇安神、平肝潜阳、息风止痉、降逆平喘、止呕、止呃、消积导滞、固表止汗、敛肺止咳、涩肠止泻、固崩止带、涩精止遗、收敛止血、收湿敛疮等作用的药物多具有沉降特性，如清热药、泻下药、利水渗湿药、降气平喘药、降逆和胃药、安神药、平肝息风药、收敛止血药、收涩药等。

2. 升降浮沉与炮制、配伍的关系

炮制可以影响药物升降浮沉的性能。有些药物酒制则升，姜炒散，醋炒收敛，盐炒下行。如大黄属于沉降药，峻下热结，泻热通便，经酒炒后，大黄则可清上焦火热，可治目赤头痛。

药物的升降浮沉通过配伍也可发生转化。如升药升麻与当归、肉苁蓉等咸温润下药同用，虽有升降合用之意，究成润下之剂，即少量浮药配大量沉降药也随之下降。又牛膝引血下行为沉降药，与桃仁、红花及桔梗、柴胡、枳壳等升达清阳、开胸行气药同用，也随之上升，主治胸中瘀血证。这就是少量沉降与大队升浮药同用，随之上升的例证。一般来讲，升浮药在大队沉降药中能随之下降；反之，沉降药在大队升浮药中能随之上升。

3. 升降浮沉与病势和病位的关系

就病势而言，应逆其而治。病势上逆者，宜降不宜升，如肝阳上亢，头晕目

眩，应选用代赭石、石决明等沉降药来平肝潜阳；病势下陷，宜升不宜降，如气虚下陷，久泻脱肛，则应用黄芪、升麻、柴胡等升浮药来升阳举陷。就病位而言，应顺其而治。病变部位在上在表者，宜升浮不宜沉降，如外感风热应选用薄荷、菊花等升浮药来疏散；病变部位在下在里者，宜沉降不宜升浮，如热结肠燥，大便秘结者，应选用大黄、芒硝等沉降药来泻热通便。

（三）归经

归经是指药物对于机体某部分的选择性作用，即某药对某些脏腑经络有特殊的亲和作用，因而对这些部位的病变起着主要或特殊的治疗作用。药物的归经不同，其治疗作用也不同。归经指明了药物治病的适用范围，也就是说明了药效所在，包含了药物定性定位的概念。归经理论是通过脏腑辨证用药，从临床疗效观察中总结出来的用药理论。如心经病变多见心悸失眠，肺经病变常见胸闷喘咳，肝经病变每见胁痛抽搐等。临床用朱砂、远志能治愈心悸失眠，说明它们归心经；用桔梗、苏子能治愈喘咳胸闷，说明它们归肺经；而选用白芍、钩藤能治愈胁痛抽搐，说明它们归肝经。

掌握药物归经便于临床辨证用药，即根据疾病的临床表现，通过辨证审因，诊断出病变所在脏腑经络部位，按照归经来选择适当药物进行治疗。

（四）毒性

中药的毒性一般系指药物对机体所产生的不良影响及损害性，包括急性毒性、亚急性毒性、亚慢性毒性、慢性毒性，以及特殊毒性如致癌、致突变、致畸胎、成瘾等。根据中药毒性大小，将其分为大毒、有毒、小毒三类。

中药的副作用有别于毒性作用。副作用是指在常用剂量时出现与治疗需要无关的不适反应，一般比较轻微，对机体危害不大，停药后可自行消失。如临床常见服用某些中药可引起恶心、呕吐、胃痛腹泻或皮肤瘙痒等不适反应。用药副作用的产生与药物自身特性、炮制、配伍、制剂等多种因素有关。

❇ **知识链接**

中药的产地和采集

中药的产地：中药的来源除部分人工制品外，绝大部分都是来自天然的动、植、矿物。天然药材的分布和生产离不开一定的自然条件。我国疆域辽阔，各地区的自然地理环境、水土、日照、气候、生物分布等生态环境不尽相同，各种药材的生产，无论品种、产量和质量都有一定的地域性，因此形成了"道地药材"之说和使用"道地药材的原则"。所谓道地药材，又称地道药材，是优质纯真药材的专用名词，它是指历史悠久、产地适宜、品种优良、产量宏丰、炮制考究、疗效突出、带有地域特点的药材。如甘肃的当归，宁夏的枸杞，青海的大黄，内蒙古的黄芪，东北的人参、细辛、五味子，山西的党参，河南的地黄、牛膝、山药、菊花，云南的三七、茯苓，四川的黄连、川芎、贝母、乌头，山东的阿胶，浙江的贝母、江苏的薄荷，广东的陈皮、砂仁等。

中药的采集：中药的采收时节和方法对确保药物的质量有着密切的关系。因为动植物在其生长发育的不同时期、药用部分所含有效及有害成分各不相同，因此药物的疗效和毒副作用也往往有较大差异，故药材的采收必须在适当的时节。全草大多数在植物枝叶茂盛、花朵初开时采集。叶类通常在花蕾将放或正盛开的时候采收，有些特定的药物如桑叶，需在深秋经霜后采集。花类药材，一般采收未开放的花蕾或刚开放的花朵。果实类药物除青皮、枳实、覆盆子、乌梅等少数药材要在果实未成熟时采果皮或果实外，一般都在果实成熟时采收。根与根茎药材一般以秋末或春初即二月、八月采收为佳。树皮和根皮通常在春、夏时节植物生产旺盛，植物体内浆液充沛时采集。动物昆虫类药材，为保证药效也必须根据生长活动季节采集。

二、中药的用法

不同中药有不同的用法，下面主要介绍中药的配伍和中药的用药禁忌。

（一）中药的配伍

配伍是指有目的地按病情需要和药性特点，有选择地将两味以上的药物配合同用。疾病的发生和发展往往是错综复杂、瞬息万变的，常表现为虚实并见、寒热错杂、数病相兼，故临床单用一药是难以兼顾各方面的，常常需要同时使用两种以上的药物。药物配合使用时，药与药之间会发生某些相互作用，如有的能增强或降低原有药效，有的能抑制或消除毒副作用，有的则能产生或增强毒副作用。因此，在使用两味以上药物时，必须有所选择，这就是药物的配伍关系问题。前人将单味药的应用同药与药之间的配伍关系，总结为七个方面，称为"七情"，"七情"之中，除单行者外，其余六个方面都是指配伍关系。

单行：单用一味药来治疗某种病情单一的疾病。如清金散单用一味黄芩，治肺热咳血的病证。

相须：即性能功用相类似的药物合用，可产生协同作用，可以增强其原有疗效。如石膏与知母配合，能明显增强清热泻火的治疗效果。

相使：即性能功效有某些相似的药物合用，以一药为主，另一药为辅，辅药能增强主药的疗效。如补气利水的黄芪与利水健脾的茯苓配合时，茯苓能提高黄芪补气利水的治疗效果。

相畏：即两种药物配伍合用，一种药物的毒性或副作用能被另一种药物减轻或消除。如生半夏和生南星的毒性能被生姜减轻或消除，所以说生半夏和生南星畏生姜。

相杀：即两种药物配合作用，一种药物能减轻或消除另一种药物的毒性或副作用。如生姜能减轻或消除生半夏和生南星的毒性或副作用，所以说生姜杀生半夏和生南星。

相恶：即两种药物配伍合用，一种药物能减弱或破坏另一种药物的功效。如莱菔子能削弱人参的补气作用，故人参恶莱菔子。

相反：即两种药物配伍合用，能产生或增强毒性反应或副作用，详见用药禁忌"十八反""十九畏"中若干药物。

七情的临床意义：增加疗效，宜用相须、相使关系的药物；降低药物毒副作用，宜用相畏、相杀关系的药物；防止降低药效，慎用相恶关系的药物；防止产生毒副作用，禁用相反关系的药物。

（二）中药的用药禁忌

用药禁忌包括配伍禁忌（十八反、十九畏）、妊娠用药禁忌、服药饮食禁忌。

1. 配伍禁忌

配伍禁忌是指某些药物合用会产生或增强剧烈的毒副作用或降低、破坏药效，因而应该避免配合应用。目前医药界共同认可的配伍禁忌有"十八反""十九畏"。

十八反：乌头（包括草乌、川乌、附子）反浙贝母、川贝母、瓜蒌（包括瓜蒌与花粉）、半夏、白蔹、白及；甘草反甘遂、大戟（包括京大戟和红大戟）、海藻、芫花；藜芦反人参、沙参（包括南沙参和北沙参）、丹参、玄参、苦参、细辛、芍药（包括白芍和赤芍）。

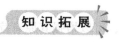

十八反歌

　　十八反歌最早见于张子和《儒门事亲》："本草明言十八反，半蒌贝蔹及攻乌，藻戟遂芫俱战草，诸参辛芍叛藜芦。"

十九畏歌

　　十九畏歌首见于刘纯《医经小学》："硫黄原是火中精，朴硝一见便相争；水银莫与砒霜见，狼毒最怕密陀僧；巴豆性烈最为上，偏与牵牛不顺情；丁香莫与郁金见，牙硝难合京三棱；川乌草乌不顺犀，人参最怕五灵脂；官桂善能调冷气，若逢石脂便相欺。大凡修合看顺逆，炮爁炙煿莫相依。"

2. 妊娠用药禁忌

　　妊娠用药禁忌是指妇女妊娠期间治疗用药的禁忌。对妊娠期的孕妇和胎儿不安全及不利优生优育的药物均属于妊娠禁忌药。根据药物对于胎元损害程度的不同，分为禁用与慎用类。禁用药大多是毒性较强或药性猛烈的药物，如巴豆、牵牛、大戟、斑蝥、水蛭、虻虫、商陆、麝香、三棱、莪术等；慎用药包括通经去瘀、行气破滞及辛热等药物，如桃仁、红花、附子、干姜、大黄、枳实、肉桂等。凡禁用的药物，绝对不能使用；慎用的药物，则可根据孕妇病情的情况，酌情使用。但没有特殊必要时，应尽量避免使用，以防发生事故。

3. 服药饮食禁忌

　　服药时的饮食禁忌是指服药期间对某些食物的禁忌，简称食忌，即通常所说的忌口。在古代文献上有薄荷忌鳖肉，常山忌葱，茯苓忌醋，地黄、何首乌忌葱、蒜、萝卜，鳖甲忌苋菜，以及蜜反生葱等记载。这说明服用某些药时不可同服某些食物。另外，由于疾病的关系，在服药期间，凡属生冷、黏腻、腥臭等不易消化及有特殊刺激性的食物，都应根据需要予以避免。高烧患者还应忌油。

（三）剂量

中药剂量也称为用量，是指临床应用时的分量，主要是指每味中药的成人一日量，其次指方剂中每味药之间的比较分量，也即相对剂量。

中药的计量单位，从古至今有过较多的衍变。古代有重量（斤、两、钱、分、厘等）、度量（尺、寸）及容量（斗、升、合等）等计量方法。此外，还有可与上述计量方法换算的"刀圭""方寸匕""撮""枚"等较粗略的计量方法。明清以来，普遍采用16进位制，即1斤＝16两（1两＝10钱）。现在我国的中药计量规定采用公制，即1kg＝1000g。为了处方和配药进行换算时的方便，按规定以如下近似值进行换算：一两（16进位制）≈30g；一钱≈3g；一分≈0.3g；一厘≈0.03g。

中药的剂量不是一成不变的，主要依据药物因素、患者情况及季节环境来确定。

1. 药物因素

（1）药材质地　一般来说，花叶类质轻的药用量宜轻（一般用量为3~10g）；金石、贝壳类质重的药物用量宜重（一般用量为10~30g）；鲜品一般用量也较大（一般用量为30~60g）。

（2）药物性味　一般作用温和、药味较淡的药，用量可重；作用强烈、药味较浓的药，用量宜轻。

（3）毒性强弱　无毒或毒性较小者，用量变化幅度可稍大；有毒药物，尤其毒性较强者，均应严格按照《药典》控制剂量。

（4）方药配伍　一般药物单味应用时，用量可较大；入复方应用时，用量宜小。在复方中做主药用量可大，做辅药时用量宜轻。

（5）剂型　在汤剂中，用量可大；在丸、散剂中，用量宜轻。

（6）用药目的　在临床用药时，有些药物由于用药目的不同，同一药物的用量也应不同。如槟榔用以消积行气，可选常用剂量；用以杀虫，即须按要求重用。再如泻下药牵牛子，同是用以泻下，若用于通便导滞用量宜轻，若用于峻下逐水则用量宜重。

2. 患者情况

（1）年龄　小儿身体发育尚未健全，老年人气血渐衰，对药物的耐受力均较弱，药物的用量应低于青壮年。5 岁以下儿童通常用成人药量的 1/4，5 岁以上者可按成人量减半用。

（2）性别　一般药物，男女用量区别不大，但妇女在月经期和妊娠期活血祛瘀通经药用量一般不宜过大。

（3）体质　体质强壮者用量可重；体质虚弱者用量轻，即使是用补益药，也宜从小剂量开始，以免虚不受补。

（4）病程　新病患者正气损伤较小，用量可稍重；久病体虚者，用量宜轻。

（5）病势　病急病重者，用量宜重；病缓病轻者，用量宜轻。若病重药轻，有杯水车薪之嫌，病势难以控制；若病轻药重，则恐诛伐太过，以致损伤正气。

此外，还应考虑到所在职业、生活习惯等方面的差异。如体力劳动者的腠理一般较脑力劳动者的致密，使用发汗解表药时，对体力劳动者用量可较脑力劳动者稍重一些。

3. 季节环境

（1）季节气候　春夏季节，气候温和，肌肤疏松，发表、温热之品用量宜轻，寒凉之品用量可重；秋冬季节，气候寒凉，肌肤致密，发表、温热之品用量可重，寒凉之品用量宜轻。所谓"因时制宜"也。

（2）居住环境　居于高寒地区，肌肤多致密，温热发散之品，用量可大；地处低洼潮湿，祛湿药物用量宜重。所谓"因地制宜"也。

三、常用药物

（一）解表药

凡以发散表邪、治疗表证为主的药物，称解表药，又叫发表药。根据解表药的药性及功效主治差异，可分为发散风寒药（表 6 - 1）及发散风热药（表 6 - 2）两类。

表 6 - 1　发散风寒药

药名	性味归经	功效	应用	用量（g）
麻黄	辛、微苦，温，归肺、膀胱经	发汗解表，宣肺平喘，利水消肿	风寒表实证；咳喘实证；风水水肿	2 ~ 9

续表

药名	性味归经	功效	应用	用量（g）
桂枝	辛、甘、温，归肺、心、膀胱经	发汗解肌，温经通脉，通阳化气	外感风寒表证；寒凝血滞痹证、脘腹冷痛、痛经、经闭等；胸痹，痰饮，水肿，心动悸，脉结代	3～9
香薷	辛、微温，归肺、胃、脾经	发汗解表，化湿和中，利水消肿	阴暑证；水肿	3～9
荆芥	辛、微温，归肺、肝经	祛风解表，透疹止痒止血	外感表证；麻疹透发不畅，风疹瘙痒；疮疡初起兼有表证；吐衄下血	4.5～9
防风	辛、甘、微温，归膀胱、肝、脾经	祛风解表，胜湿止痛止痉	外感表证；风寒湿痹证；破伤风	4.5～9
羌活	辛、苦、温，归膀胱、肾经	发散风寒，胜湿止痛	外感风寒表证；风寒湿痹证	3～9
藁本	辛、温，归膀胱、肝经	祛风散寒，胜湿止痛	外感风寒，颠顶头痛；风寒湿痹证	3～9
白芷	辛、温，归肺、胃经	祛风散寒，通窍止痛，消肿排脓，燥湿止带	风寒感冒，头痛，牙痛；鼻塞，鼻渊；疮疡肿毒；寒湿带下	3～9
细辛	辛、温，有小毒，归肺、肾、心经	祛风解表，散寒止痛，温肺化饮，通窍	外感风寒及阳虚外感证；头痛，痹痛，牙痛等痛证；寒饮咳喘	煎服1～3 散剂每次服 0.5～1
苍耳子	辛、苦、温，有小毒，归肺经	祛风解表，宣通鼻窍，除湿止痛	风寒表证及鼻渊；痹证	3～9
辛夷	辛、温，归肺、胃经	发散风寒，宣通鼻窍	风寒头痛鼻塞；鼻渊头痛	3～9

表6-2 发散风热药

药名	性味归经	功效	应用	用量（g）
薄荷	辛，凉，归肺、肝经	发散风热，清利咽喉，透疹解毒，疏肝解郁	外感风热及温病初起的发热、微恶风寒、头痛者；风热上攻所致头痛目赤、咽喉肿痛；麻疹初起透发不畅，或风疹瘙痒；肝气郁滞，见胸闷、胸痛等	3～6

续表

药名	性味归经	功效	应用	用量（g）
牛蒡子	辛，苦，寒，归肺、胃经	发散风热，宣肺透疹，利咽散结，解毒消肿	外感风热，证见咳嗽、吐痰不利等；麻疹初起，透发不畅及风热发疹等证；风热或热毒上攻的咽喉肿痛；热毒疮疡及痄腮	6～12
蝉蜕	甘，寒，归肺、肝经	发散风热，透疹止痒，祛风止痉，退翳明目	外感风热，咽痛暗哑；麻疹初起，疹发不透及风疹瘙痒；惊痫夜啼，破伤风；风热目赤，目翳，多泪	3～10
桑叶	甘、苦，寒，归肺、肝经	发散风热，润肺止咳，平肝明目	外感风热，温病初起，症见发热头痛、咽喉肿痛等；肺热或燥热伤肺，症见咳嗽痰少、鼻咽干燥等；肝阳眩晕，目赤昏花	5～9
菊花	辛、甘、苦，微寒，归肺、肝经	发散风热，清肝明目，平抑肝阳，清热解毒	外感风热及温病初起初起，发热头痛；目疾；肝阳上亢，头痛眩晕；疔疮中毒	5～9
蔓荆子	辛、苦，微寒，归膀胱、肝、胃经	发散风热，清利头目	外感风热所致头晕、头痛及偏头痛等证；目赤肿痛，目昏多泪	5～9
柴胡	苦辛，微寒，归肝、胆经	疏散退热，疏肝解郁，升举阳气，清胆截疟	少阳证，外感发热；肝郁气滞，胸胁疼痛，月经不调；气虚下陷，久泻脱肛，胃、子宫下垂；疟疾	3～9
升麻	辛、微甘，微寒，归肺、脾、胃、大肠经	发表透疹，清热解毒，升举阳气	发热头痛，麻疹透发不畅；热毒所致多种病证；中气下陷所致脱肛、子宫脱垂、崩漏不止	3～9
葛根	甘、辛，凉，归脾、胃经	解肌退热，透发麻疹生津止渴，升阳举陷	外感发热，头痛项强；麻疹透发不畅；热病烦渴，内热消渴；用于热泄热痢，脾虚久泻	9～15
*淡豆豉	甘、辛，凉，归肺、胃经	解表，除烦	外感表证；胸中烦闷，虚烦不眠；护胃和中	6～12
浮萍	辛，寒，归肺、膀胱经	发汗解表，透疹止痒，利水消肿	外感风热，发热无汗证；麻疹透发不畅，风疹瘙痒；水肿，小便不利	3～9

*：不宜久煎。

🌸**知识链接**

麻黄根

麻黄根性味甘平收涩，归肺经。功用收敛止汗，常用于自汗、盗汗等。

现代药理研究表明：麻黄根中主要含有生物碱类、黄酮类、酯类、糖苷类、有机酸类等化学成分；具有降压、升压、降低心率、抗肿瘤及抗炎作用。

附：解表药功用对比

比较	药名	共同点	不同点
1. 荆芥与防风	荆芥	发表散风：用于外感风寒、风热表证，风疹	发汗之力较强，兼透疹、消疮、止血：风寒感冒、风热感冒均可用，麻疹、疮疡、吐衄下血
	防风		祛风之力较强兼胜湿、止痛、止痉：风湿痹痛、破伤风
2. 细辛、麻黄与桂枝	细辛	辛温解表：主治风寒感冒	发汗力弱，散寒力胜，兼治寒犯少阴之阳虚外感
	麻黄		发汗作用较强，主治表实无汗，风寒感冒重症
	桂枝		发汗解表和缓，表实无汗及表虚有汗之风寒感冒均可用
3. 薄荷、牛蒡子与蝉蜕	薄荷	疏散风热、透疹、利咽：用于外感风热或温病初起	发汗之力较强，故外感风热、发热无汗者首选
	牛蒡子		辛散苦泄，性寒滑利，兼能宣肺祛痰：长于外感风热、发热、咳嗽、咳痰不畅者
	蝉蜕		甘寒质轻，既能疏散肺经风热而利咽、透疹、止痒；又长于疏散肝经风热而明目退翳，凉肝息风止痉
4. 桑叶与菊花	桑叶	疏散风热：用于外感风热 平抑肝阳：用于肝阳上亢 清肝明目：用于目赤昏花	疏散风热之力较强，兼清肺润燥：肺热燥咳 凉血止血：血热出血
	菊花		明目之力较强，兼清热解毒：疮痈肿毒
5. 柴胡、升麻与葛根	柴胡	发表、升阳：用于风热感冒、头痛，清阳不升	升阳举陷，主升肝胆之气：主治少阳证要药
	升麻		升阳举陷之力较柴胡为强，主升脾胃清阳之气，兼清热解毒透疹：用于多种热毒病证，麻疹初起、透发不畅
	葛根		主升脾胃清阳之气而生津止渴、止泻：热病烦渴，阴虚消渴；热泄热痢，脾虚泄泻 解肌退热兼透疹：风寒或风热表证，麻疹初起、透发不畅

（二）清热药

凡以清解里热、治疗里热证为主的药物，称为清热药。根据清热药的功效及其主治证的差异，可将其分为清热泻火药、清热燥湿药、清热凉血药、清热解毒药、清虚热药。使用清热药时，应辨明热证的虚实。本类药物性多寒凉，易伤脾胃，应用时注意中病即止，避免克伐太过。

1. 清热泻火药

清热泻火药以清泄气分邪热为主，适用于热病邪入气分而见高热、口渴、汗出、烦躁，甚或神昏谵语、舌红苔黄、脉洪数实者。此外，因各药归经的差异，还分别适用于肺热、胃热、心火、肝火等引起的脏腑火热证。使用清热泻火药时，若里热炽盛而正气已虚，则宜适配补虚药，以扶正祛邪（表6-3）。

表6-3 清热泻火药

药名	性味归经	功效	应用	用量（g）
石膏	辛、甘，大寒，归肺、胃经	清热泻火，除烦止渴，收敛生肌	气分实热证；肺热咳喘；胃火牙痛；疮疡溃后不敛，湿疹，水火烫伤	15~60
知母	苦、甘，寒，归肺、胃、肾经	清热泻火，滋阴润燥	气分实热证；肺热咳嗽，阴虚燥咳；阴虚消渴；骨蒸潮热	6~12
芦根	甘，寒，归肺、胃经	清热生津，除烦止渴，利尿	热病烦渴；肺热呕吐；肺热咳嗽；肺痈咳吐脓血；热淋涩痛	干品15~30，鲜品加倍，或捣汁用
天花粉	甘、微苦，微寒，归肺、胃经	清热生津，消肿排脓	热病口渴，内热消渴；肺热咳嗽或燥咳；痈肿疮疡	10~15
淡竹叶	甘、淡，寒，归心、胃、小肠经	清热除烦，利尿	热病烦渴；口舌生疮，尿赤淋浊	6~9
栀子	苦，寒，归心、肝、肺、胃、三焦经	泻火除烦，清热利湿，凉血解毒	热病烦闷；湿热黄疸；血热出血；热毒疮疡	5~10
夏枯草	辛、苦，寒，归肝、胆经	清肝明目，消肿散结	目赤肿痛、头痛眩晕；目珠疼痛；瘰疬瘿瘤	9~15 或熬膏服
决明子	甘、苦、咸，微寒，归肝、肾、大肠经	清肝明目，润肠通便	目赤肿痛，目暗不明；头痛眩晕；肠燥便秘	10~15 用于润肠通便，不宜久煎

2. 清热燥湿药

清热燥湿药于清热之中燥湿力强，主要用于湿热证。因其苦降泄热力大，故本类药物多能清热泻火，可用治脏腑火热证。本类药物苦寒性大，燥湿力强，过服易伐胃伤阴，故一般用量不宜过大。凡脾胃虚寒，津伤阴损者应慎用，必要时可与健胃药或养阴药同用。用本类药物治疗脏腑火热证及痈疽肿毒时，均可配以清热泻火药、清热解毒药（表6-4）。

表6-4　清热燥湿药

药名	性味归经	功效	应用	用量（g）
黄芩	苦，寒，归肺、胃、胆、大肠经	清热燥湿，泻火解毒，止血，安胎	湿温暑湿，黄疸泻痢，热淋涩痛；肺热咳嗽；热病烦渴，寒热往来；咽喉肿痛，痈肿疮毒；血热出血证；胎动不安	3~10
黄连	苦，寒，归心、肝、胃、大肠经	清热燥湿，泻火解毒	湿热中阻、脘痞呕恶，泻痢腹痛；热病高热；心烦失眠，胃热呕吐；痈肿疮毒；血热出血证	2~5 外用适量
黄柏	苦，寒，归肾、膀胱、大肠经	清热燥湿，泻火解毒，泻火解毒	湿热带下，热淋，足膝肿痛，泻痢，黄疸；疮疡肿毒，湿疹湿疮；阴虚发热，遗精盗汗	3~12 外用适量
龙胆	苦，寒，归肝、胆、膀胱经	清热燥湿，泻肝火	阴肿阴痒，带下，湿疹，黄疸；肝火头痛，肝热目赤，高热抽搐	3~6
苦参	苦，寒，归心、肝、胃、大肠、膀胱经	清热燥湿，杀虫，利尿	湿热之泻痢、黄疸、带下；皮肤瘙痒，疥癣，麻风；小便涩痛	5~10 外用适量
秦皮	苦涩，寒，归大肠、肝、胆经	清热解毒，燥湿止痢，清肝明目	热毒泻痢，湿热带下；目赤肿痛，目生翳障	6~12 外用适量，煎洗患处

备注：①脾胃虚寒者忌用黄连、黄柏、苦参及秦皮；②苦参反藜芦。

3. 清热解毒药

本类药物性质寒凉，清热之中更长于解毒，具有清解火热毒邪的作用。主要适用于痈肿疮毒、丹毒、瘟毒发斑、痄腮、咽喉肿痛、热毒下痢、虫蛇咬伤、癌肿、水火烫伤及其他急性热病等。本类药物易伤脾胃，中病即止，不可过服（表6-5）。

表6-5 清热解毒药

药名	性味归经	功效	应用	用量（g）
金银花	甘，寒，归肺、心、胃经	清热解毒，疏散风热	疮痈疔肿；外感风热，温病初起；热毒血痢	6~15
连翘	苦，微寒，归肺、心、胆经	清热解毒，消痈散结，疏散风热	疮痈肿毒，瘰疬结核；外感风热，温病初起	6~15
大青叶	苦，大寒，归心、肺、胃经	清热解毒，凉血消斑	疮痈丹毒，口疮，咽痛；外感风热，温病初起；热入营血，高热斑疹	9~15，鲜品30~60；外用适量
板蓝根	苦，寒，归心、胃经	清热解毒，凉血利咽	温病发热，头痛，喉痛或身发斑疹；大头瘟疫，丹毒痄腮	9~15
青黛	咸，寒，归肝、肺经	清热解毒，凉血消斑，清肝泻火	痄腮喉痹，疮痈丹毒；热毒发斑，吐血衄血；肝热惊痫；咳嗽痰血	1.5~3 外用适量
蒲公英	苦，甘，寒，归肝、胃经	清热解毒，利湿	疮痈，乳痈，内痈；热淋，黄疸	9~15
鱼腥草	辛，微寒，归肺经	清热解毒，消痈排脓，利尿通淋	肺痈，肺热咳嗽；热毒疮痈；热淋	15~25 鲜品用量加倍，水煎或捣汁服；外用适量，捣敷或煎汤熏洗患处
穿心莲	苦，寒，归肺、胃、大肠、小肠经	清热解毒，燥湿	温病初起，肺热咳嗽，肺痈，咽喉肿痛，痈肿疮毒，毒蛇咬伤；湿热泻痢，湿疹瘙痒，热淋	6~9 外用适量
白花蛇舌草	苦，甘，寒，归胃、大肠、小肠经	清热解毒消痈，利湿通淋	疮疡肿毒，咽喉肿痛，毒蛇咬伤；肠痈腹痛；热淋	15~60 外用适量
败酱草	辛，苦，微寒，归肝、胃、大肠经	清热解毒，消痈排脓，祛瘀止痛	肠痈，肺痈，疮痈；产后瘀阻腹痛	6~15 外用适量
土茯苓	甘，淡，平，归肝、胃经	解毒利咽，通利关节	梅毒；热淋，带下，湿疹	15~60 外用适量；肝肾阴虚者慎服
马齿苋	酸，寒，归肝、大肠经	清热解毒，凉血止痢，通淋	热毒血痢；疮痈肿毒；崩漏便血；热淋，血淋	9~15 鲜品30~60 外用适量，捣敷患处

续表

药名	性味归经	功效	应用	用量（g）
白头翁	苦，寒，归大肠经	清热解毒，凉血止痢	热毒血痢	9～15 鲜品15～30 外用适量
射干	苦，寒，归肺经	清热解毒，利咽祛痰	咽喉肿痛；痰痛咳喘	3～9
马勃	辛，平，归肺经	清热解毒，利咽，止血	咽喉肿痛，咳嗽失音；吐血衄血，外伤出血	1.5～6
熊胆	苦，寒，归肝、胆、心经	清热解毒，清肝明目，息风止痉	惊痫抽搐；肝热目赤；疮痈，痔疮肿痛	0.25～0.5
重楼	苦，微寒，有小毒，归肝经	清热解毒，消肿止痛，凉肝定惊	痈肿疔疮，咽喉肿痛，毒蛇咬伤；惊风抽搐；跌打损伤	3～9，外用适量，捣敷或研末调涂患处
大血藤	苦，平，归大肠、肝经	清热解毒，活血，祛风，止痛	肠痈腹痛，热毒疮疡；跌打损伤，经闭痛经；风湿痹痛	9～15，外用适量；孕妇慎服

备注：①脾胃虚寒者忌用金银花、大青叶、白花蛇舌草、败酱草、马齿苋及熊胆。②肠痈要药：大血藤。③梅毒要药：土茯苓，服药时忌茶。④肺痈要药：鱼腥草，不宜久煎；虚寒证及阴性疮疡忌服。⑤疮家圣药：连翘，脾胃虚寒及气虚脓清者不宜用。

4. 清热凉血药

凡能清热凉血，以治疗营血分热为主的药物，称为清热凉血药。本类药物性味多为苦寒或咸寒，偏入血分以清热，多归心、肝经，主要用于营分、血分等实热证（表6-6）。

表6-6　清热凉血药

药名	性味归经	功效	应用	用量（g）
生地黄	甘，苦，寒，归心、肝、肾经	清热凉血，养阴生津	热入营血证；吐血衄血，便血崩漏，热毒湿疹；热病口渴，内伤消渴，肠燥便秘	10～15 鲜品用量加倍，或以鲜品捣汁入药
玄参	甘，苦，咸，寒，归肺、胃、肾经	清热凉血，滋阴解毒	热入营血证；咽喉肿痛，瘰疬痰核，脱疽，劳嗽咳血，阴虚发热，消渴便秘	10～15

续表

药名	性味归经	功效	应用	用量（g）
牡丹皮	苦、辛，微寒，归心、肝、肾经	清热凉血，活血散瘀	血热斑疹、吐衄；虚热证；经闭痛经，癥瘕积聚，跌打损伤；疮痈，肠痈	6～12 清热凉血宜生用，活血祛瘀宜酒炙用
赤芍	苦，寒，归肝经	清热凉血，祛瘀止痛	血热斑疹、吐衄；经闭痛经，癥瘕积聚，跌打损伤，疮痈肿痛；目赤肿痛	6～12
紫草	甘、咸，寒，归心、肝经	凉血活血，解表透疹	斑疹紫黑，麻疹不透；痈疽疮疡，湿疹瘙痒，水火烫伤	6～10 外用适量，熬膏或用植物油浸泡涂搽
水牛角	苦、咸，寒，归心、肝、胃经	清热凉血，解毒消斑	热入营血证；血热吐衄；疮痈，喉痹	锉片或粗粉煎服，15～30，宜先煎3小时以上；水牛角浓缩粉冲服，每次1.5～3，每日2次

备注：①玄参、赤芍反藜芦；②血寒经闭者不宜用赤芍；③脾胃虚寒者忌用水牛角；④脾虚便溏者忌服紫草。

5. 清虚热药

本类药物药性寒凉，主入阴分，以清虚热、退骨蒸为主要作用，主要用于肝肾阴虚，虚火内扰所致的骨蒸潮热、午后发热、手足心热、虚烦不寐、盗汗遗精、舌红少苔、脉细而数，以及温热病后期，邪热未尽，伤阴劫液，而致夜热早凉、热退无汗、舌质红绛、脉象细数等虚热证候（表6-7）。

表6-7 清虚热药

药名	性味归经	功效	应用	用量（g）
青蒿	苦、辛，寒，归肝、胆、肾经	清虚热，凉血，解暑，截疟	热病伤阴，夜热早凉；阴虚发热；暑热外感；疟疾	6～12 不宜久煎；或鲜用绞汁服
地骨皮	甘，寒，归胃、肝、肾经	清虚热，清热凉血，清肺降火	阴虚发热；血热出血；肺热咳嗽	9～15

续表

药名	性味归经	功效	应用	用量（g）
白薇	苦、咸，寒，归胃、肝经	清虚热，清热凉血，利尿通淋，解毒疗疮	阴虚发热，产后虚热；温病热入营血；热淋，血淋；疮痈咽痛，毒蛇咬伤	4.5~9
银柴胡	甘、微寒，归肝、胃经	清虚热，除疳热	阴虚发热；疳积发热	3~9
胡黄连	苦，寒，归心、肝、胃、大肠经	清虚热，除疳热，清湿热	阴虚发热；疳积发热；湿热泻痢，痔疮肿痛	1.5~9

✵ **知识链接**

柴　胡

柴胡性味苦，微寒，归胆经，和解表里，疏肝，升阳。用于感冒发热，寒热往来，胸胁胀痛，月经不调，子宫脱垂，脱肛等。

现代药理研究表明：柴胡皂苷－d具有很明显的保护肝细胞、抗肝纤维化的作用；小柴胡汤可抗肝肿瘤并有较好的抗感染和解热作用；柴胡加龙骨牡蛎汤具有抗癫痫作用。

附：清热药功用对比

比较	药名	共同点	不同点
1. 石膏与知母	石膏	清热泻火：温热病气分热盛及肺热咳嗽	长于清解，重在清泻肺胃实火：肺热喘咳、胃火头痛牙痛
	知母		长于清润，重在清退虚热：肺热燥咳，内热骨蒸、消渴
2. 黄芩、黄连与黄柏	黄芩	清热燥湿、泻火解毒：湿热内盛或热毒炽盛	长于泻上焦肺火：肺热咳嗽
	黄连		泻中焦胃火并长于泻心火：中焦湿热、痞满呕逆及心火亢旺、高热心烦
	黄柏		泻下焦相火：湿热下注诸证及骨蒸劳热
3. 连翘与金银花	连翘	清热解毒、疏散风热：温病初起、热毒疮疡及外感风热	清心解毒之力强，并善于消痈散结，亦治瘰疬痰核
	金银花		长于疏散表热，炒炭后善于凉血止痢，用治热毒血痢
4. 大青叶与板蓝根	大青叶	清热解毒、凉血消斑	凉血消斑力强
	板蓝根		解毒利咽效著，清肝定惊功胜

续表

比较	药名	共同点	不同点
5. 玄参与生地黄	玄参	清热凉血、养阴生津：热入营血、阴虚内热	泻火解毒力较强：咽喉肿痛、痰火瘰疬
	生地黄		清热凉血力较大：血热出血、内热消渴
6. 银柴胡与柴胡	银柴胡	退热：热证	清虚热：阴虚发热，小儿疳热
	柴胡		发表退热：外感发热，少阳热证
7. 胡黄连与黄连	胡黄连	清热燥湿，善除胃肠湿热：湿热泻痢	善退虚热，除疳热
	黄连		善清心火、泻胃火，为解毒要药

（三）泻下药

凡能引起腹泻，或润滑肠道，促进排便的药物，称为泻下药。本类药为沉降之品，主归大肠经，主要适用于大便秘结、胃肠积滞、实热内结及水肿停饮等里实证。部分药还可用于疮痈肿毒及瘀血证。根据泻下药作用强弱的不同，可分为攻下药、润下药及峻下逐水药。

1. 攻下药

本类药大多苦寒沉降，主入胃、大肠经，既有较强的攻下通便作用，又有清热泻火之效。其主要适用于大便秘结、燥屎坚结及实热积滞之证，应用时常辅以行气药，以加强泻下及消除胀满作用（表6－8）。

表6－8 攻下药

药名	性味归经	功效	应用	用量（g）
大黄	苦，寒，归脾、胃、大肠、肝、心经	泻下攻积，清热泻火，止血，解毒，活血祛瘀，清泻湿热	胃肠积滞，大便秘结；血热妄行之处血证；热毒疮疡，丹毒及烧烫伤；瘀血诸证；黄疸；淋证	5～15 外用适量
芒硝	咸、苦，寒，归胃、大肠经	泻下，软坚，清热	实热积滞，大便燥结；口疮，咽痛，目赤及疮痈肿痛；外敷尚可回乳	10～15 外用适量
番泻叶	甘、苦，寒，归大肠经	泻下导滞	便秘，泻下行水消胀	1.5～3，温开水泡服；2～6，煎服，宜后下
芦荟	苦，寒，归肝、大肠经	泻下，清肝，杀虫	热结便秘；肝经实火证；小儿疳积	1～2，入丸、散服；外用适量

备注：①大黄入汤剂应后下；②妇女怀孕、月经期、哺乳期应忌用大黄及番泻叶。

2. 润下药

本类药物多为植物种子和种仁，富含油脂，味甘质润，多入脾、大肠经，能润滑大肠，促使排便而不致峻泻。适用于年老津枯、产后血虚、热病伤津及失血等所致的肠燥津枯便秘（表6–9）。

表6–9　润下药

药名	性味归经	功效	应用	用量（g）
火麻仁	甘，平，归脾、大肠经	润肠通便	肠燥便秘	10～15
郁李仁	辛、苦、甘，平，归大肠、小肠经	润肠通便，利水消肿	肠燥便秘；水肿腹满，脚气浮肿	6～12
松子仁	甘，温，归肺、肝、大肠经	润燥滑肠，润肺止咳	肠燥便秘；肺燥咳嗽；血燥生风眩晕，风痹	5～10

备注：脾虚便溏、湿痰者禁用松子仁。

3. 峻下逐水药

本类药物大多苦寒有毒，药力峻猛，服药后能引起剧烈腹泻，有的兼能利尿，能使体内潴留的水饮通过二便排出体外，消除肿胀。适用于全身水肿、大腹胀满，以及停饮等正气未衰之证。本类药攻伐力强，副作用大，易伤正气，临床应用当"中病即止"，不可久服，使用时常配伍补益药以保护正气。体虚者慎用，孕妇忌用（表6–10）。

表6–10　峻下逐水药

药名	性味归经	功效	应用	用量（g）
甘遂	苦，寒，有毒，归肺、肾、大肠经	泻下逐饮，消肿散结	水肿，鼓胀，胸胁停饮；风痰癫痫；痈肿疮毒	0.5～1，入丸、散服；外用适量
京大戟	苦、辛，寒，有毒，归肺、肾、大肠经	泻下逐饮，消肿散结	水肿，鼓胀，胸胁停饮；痈疮肿毒，瘰疬痰核	1.5～3，煎服；入丸、散服，每次1；外用适量
商陆	苦，寒，有毒，归肺、肾、大肠经	泻下利水，消肿散结	水肿，鼓胀，大便秘结，小便不利；疮痈肿毒。	5～10；外用适量
牵牛子	苦，寒，有毒，归肺、肾、大肠经	泻下逐水，去积杀虫	水肿，鼓胀，痰壅喘咳；热结便秘，食滞等；虫积腹痛	3～9煎服；入丸、散服每次1.5～3

续表

药名	性味归经	功效	应用	用量（g）
千金子	辛，温，有毒，归肝、肾、大肠经	泻水逐饮，破血消癥	水肿，鼓胀，二便不利；癥瘕经闭；顽癣，癫疮，黑痣疣赘及蛇伤	1～2去壳，去油用，多入丸、散服；外用适量，捣烂敷患处
巴豆	辛，热，有大毒，归胃、大肠、肺经	峻下冷积，逐水退肿，祛痰利咽，外用蚀疮	寒邪食积阻滞肠胃，猝然腹满胀痛，大便不通，气急口噤者；腹水鼓胀；喉痹痰阻及寒实结胸；痈疽，疥癣，恶疮	0.1～0.3，入丸、散服；外用适量

备注：①虚弱者及孕妇忌用甘遂、京大戟及芫花；②牵牛子与巴豆、巴豆霜不宜同用。

※ **知识链接**

甘　遂

甘遂性寒，味苦，有毒，归肺、肾、大肠经，具有泻水逐饮的功能，主治各种水肿、腹水、血吸虫病、咳喘、肿瘤等症。

甘遂化学成分主要为二萜和三萜类化合物，主要的毒性成分为巨大戟二萜醇型酯类，具有显著的抗癌、抗病毒活性。现代药理研究表明，甘遂还有抗生育、抑制细胞分裂、抗氧化和抗疲劳及抑制免疫系统作用。醋制甘遂可以降低其毒性。

附：泻下药功用对比

比较	药名	共同点	不同点
1. 大黄与芒硝	大黄	泻下通便、清热解毒、热结便秘、热毒证	泻下力强，有荡涤肠胃之功；主治热结便秘
	芒硝		软坚泻下，善除燥屎坚结；解毒多外用
2. 大黄与巴豆	大黄	泻下通便：大便秘结	峻下实热，荡涤胃肠：主治实热积滞便秘急症
	巴豆		峻下冷积，开通闭塞：主治冷积便秘重症
3. 甘遂、京大戟与芫花	甘遂	峻下逐水、泻水逐饮：水肿、鼓胀、胸胁停饮	作用最强，善行经隧之水湿
	京大戟		作用次之，偏行脏腑水湿
	芫花		作用最弱，泻胸胁水饮，以祛痰止咳见长

（四）祛风湿药

凡以祛除风寒湿邪，治疗风湿痹证为主的药物，称为祛风湿药。祛风湿药根据其药性和功效的不同，分为祛风寒湿药、祛风湿热药、祛风湿强筋骨药三类。主要用于风湿痹证之肢体疼痛，关节不利、肿大，筋脉拘挛等症。部分药物还适用于腰膝酸软、下肢痿弱等。辛温性燥的祛风湿药易伤阴耗血，阴血亏虚者应慎用。

1. 祛风寒湿药

本类药物性味多为辛、苦、温，入肝、脾、肾、经，有较好的祛风、除湿、散寒、止痛、通经络等作用，尤以止痛为其特点。主要适用于风寒湿痹，肢体关节疼痛，筋脉拘挛，痛有定处，遇寒加重等（表6-11）。

表6-11　祛风寒湿药

药名	性味归经	功效	应用	用量（g）
独活	辛、苦、温，归肾、膀胱经	祛风湿，止痹痛，解表	风寒湿痹痛；头风头痛，风寒表证及表证夹湿	3~9；外用适量
川乌	辛、苦、热，有大毒，归心、脾、肝、肾经	祛风除湿，散寒止痛	风寒湿痹，拘急挛痛；寒湿诸痛	1.5~3 宜先煎、久煎；外用适量
威灵仙	辛、咸、温，归膀胱经	祛风湿，通经络，消痰水，治骨鲠	风湿痹痛，拘挛麻木，瘫痪；痰饮积聚；诸骨鲠喉	6~9；外用适量
蕲蛇	甘、咸、温，有毒，归肝经	祛风通络，定惊止痉	风湿顽痹，口眼㖞斜，半身不遂；麻风，疥癣，皮肤瘙痒等；小儿急慢惊风，破伤风	3~9
乌梢蛇	甘、平，归肝经	祛风通络，定惊止痉	风湿痹痛，麻风，疥癣，皮肤瘙痒；小儿急慢惊风，破伤风	9~12
徐长卿	辛，温，归肝、胃经	祛风止痛，活血通络，止痒	风湿痹痛及其他各种痛证；跌打损伤；风疹，湿疹，顽癣；解蛇毒	3~10；外用适量
蚕沙	甘、辛，温，归肝、脾、胃经	祛风除湿，舒筋活络，化湿和中	风湿痹痛；吐泻转筋	5~15；宜布包入煎
伸筋草	苦、辛，温，归肝经	祛风除湿，舒筋活血	风湿痹痛，筋脉拘挛，皮肤不仁；跌打损伤	3~12；外用适量
路路通	辛、苦，平，归肝、胃、膀胱经	祛风活络，利水，通经下乳	风湿痹痛，肢麻拘挛，跌打损伤；水肿，小便不利；经闭，乳房胀痛，乳汁不下；祛风止痒	5~9；外用适量

备注：①孕妇忌用川乌、路路通；②川乌不宜与贝母类、半夏、白及、白蔹、天花粉、瓜蒌类同用。

2. 祛风湿热药

本类药物性味多辛、苦、寒，入肝、脾、肾、经，辛行散，苦降泄，寒清热，具有良好的祛风除湿、通络止痛、清热消肿之功。主要用于风湿热痹，关节红肿热痛等症（表6-12）。

表6-12　祛风湿热药

药名	性味归经	功效	应用	用量（g）
秦艽	苦、辛，微寒，归胃、肝、胆经	祛风湿，舒筋络，退虚热，清湿热	风湿痹痛，筋脉拘挛，手足不遂；骨蒸潮热，小儿疳热；湿热黄疸	3~9
防己	苦、辛，寒，归膀胱、肾、脾经	祛风湿，止痛，利水消肿	风湿痹证；水肿，小便不利，脚气肿痛	4.5~9
络石藤	苦，微寒，归心、肝经	祛风通络，凉血消肿	风湿痹痛，筋脉拘挛；喉痹，疮肿	6~12；外用适量
雷公藤	辛、苦，寒，有大毒，归心、肝经	祛风除湿，通络止痛，活血止痛，杀虫解毒	风湿顽痹；疔疮肿毒，腰带疮，麻风，顽癣	10~25；外用适量
桑枝	苦，平，归肝经	祛风通络，行水消肿	风湿痹痛，四肢拘挛；水肿，脚气浮肿	9~15；外用适量
穿山龙	苦、辛，平，归肺、肝经	祛风除湿，活血通络，化痰止咳	风湿痹痛，跌打损伤；咳嗽痰多；疮肿，乳汁不下及经闭	10~15；外用适量

3. 祛风湿强筋骨药

本类药物主入肝、肾经，除祛风湿外，兼有一定的补肝肾、强筋骨作用。主要用于风湿日久，肝肾虚损，腰膝酸软，脚弱无力等。还有扶正祛邪、标本兼顾的意义，亦可用于肾虚腰痛、骨痿软弱无力者（表6-13）。

表6-13　祛风湿强筋骨药

药名	性味归经	功效	应用	用量（g）
五加皮	辛、苦，温，归肝、肾经	祛风湿，强筋骨，利尿	风湿痹痛；腰膝软弱，小儿行迟；水肿，脚气浮肿	4.5~9
桑寄生	苦、甘，平，归肝、肾经	祛风湿，益肝肾，强筋骨，安胎	风湿痹痛，腰膝酸软等；胎漏下血，胎动不安	9~15

续表

药名	性味归经	功效	应用	用量（g）
狗脊	苦、甘，温，归肝、肾经	祛风湿，补肝肾，强腰膝	风湿腰痛脊强，肾虚腰膝软弱；肾虚尿频，遗尿，白带过多	6～12
千年健	苦、辛，温，归肝、肾经	祛风湿，强筋骨，止痹痛	风湿痹痛，筋骨无力	4.5～9
雪莲花	微苦、甘，温，归肝、肾经	祛风湿，强筋骨，温肾阳，活血通经	风寒湿痹，筋骨无力；肾虚阳痿；月经不调，痛经白带；治外伤出血	6～12；外用适量
鹿衔草	苦，平，归肝、肾、肺经	祛风湿，强筋骨，调经止血，补肺止咳	风湿痹痛，腰膝酸软；崩漏经多；肺痨咳血，肺虚久咳；补肝肾，止血	9～15；外用适量

　　备注：孕妇忌服雪莲花。

知识链接

雪山一枝蒿

　　雪山一枝蒿性味苦辛温，有大毒，归肝经，功能祛风湿、活血止痛。主治疼痛证、疮疡肿毒、虫蛇咬伤，尤擅止痛，为治疗多种疼痛的良药，常用于风湿痹痛、神经痛、牙痛、跌打伤痛、术后疼痛及癌肿疼痛等。研末服，0.02～0.04g。外用适量。

附：祛风湿药功用对比

比较	药名	共同点	不同点
1. 羌活与独活	羌活	祛风除湿、解表止痛：风湿痹痛、风湿表证，头痛	发散力强，风湿痹痛在上半身者：主治风寒头痛
	独活		发散力较弱，风湿痹痛在上半身者：主治少阴头痛
2. 蚕沙与木瓜	蚕沙	祛风除湿、和胃化湿：湿痹拘挛、湿阻吐泻	善祛风并作用较缓：所有风湿痹痛
	木瓜		善舒筋活络，长于治筋脉拘挛：湿阻吐泻，血虚肝旺，筋脉失养，挛急疼痛等

（五）化湿药

　　凡气味芳香、性偏温燥、以化湿运脾为主要作用的药物，称为化湿药。主要适用于湿浊内阻，脾为湿困，运化失常所致的脘腹痞满、呕吐泛酸、大便溏薄、食少体倦、口甘多涎、舌苔白腻等。此外，化湿药有芳香解暑之功，湿温、暑湿等证，亦可选用（表6－14）。

表6－14 化湿药

药名	性味归经	功效	应用	用量（g）
广藿香	辛、微温，归脾、胃、肺经	化湿，解暑，止呕	湿滞中焦证；暑湿证及湿温证初起；呕吐	5～10，鲜品加倍
佩兰	辛、平，归脾、胃、肺经	化湿，解暑	湿滞中焦证；外感暑湿或湿温初起	5～10，鲜品加倍
苍术	辛、苦、温，归脾、胃经	燥湿健脾，祛风湿，发表	湿滞中焦证；风湿痹痛；外感表证夹湿之证	5～10
厚朴	苦、辛、温，归脾、胃、肺、大肠经	燥湿，行气，消积，平喘	湿阻中焦证；肠胃积滞；痰饮喘咳	3～10
砂仁	辛、温，归脾、胃经	化湿开胃，温脾止泻，理气安胎	湿阻中焦，脾胃气滞证；脾胃虚寒吐泻；妊娠气滞恶阻及胎动不安	3～6，入汤剂宜后下
白豆蔻	辛、温，归肺、脾、胃经	化湿行气，温中止呕	湿滞中焦及脾胃气滞证；呕吐	3～6，入汤剂宜后下
草豆蔻	辛、温，归脾、胃经	燥湿行气，温中止呕	寒湿中阻，脾胃气滞证；虚寒夹湿久泻	3～6，入汤剂宜后下

🏵知识链接

厚朴花

厚朴花性味苦微温，善于理气宽中、芳香化湿，其功似厚朴而力缓，主治脾胃湿阻气滞之胸腹胀满疼痛、纳少苔腻等，常与藿香、佩兰等配伍同用。煎服，3～9g。

附：化湿药功用对比

比较	药名	共同点	不同点
1. 苍术、藿香与佩兰	苍术	芳香化湿：湿阻中焦证	苦温燥烈，燥湿健脾：湿阻中焦及湿邪泛滥之证
	藿香		微温，化湿解表醒脾，兼能和中止呕：多种呕吐
	佩兰		性平，化湿醒脾，善祛湿热秽浊：脾经湿热

续表

比较	药名	共同点	不同点
2. 苍术与厚朴	苍术	燥湿健脾：湿阻中焦证	辛散温燥为主，又可祛风湿，湿阻中焦之要药：风湿痹证、风湿表证、夜盲
	厚朴		苦味为重，能下气消积除胀满，兼化痰平喘：气滞、食积、便秘、痰喘
3. 砂仁与白豆蔻	砂仁	化湿行气：湿阻气滞	化湿行气力略胜，偏中下焦，温中重在脾而善止泻，兼能安胎
	白豆蔻		化湿行气之力偏中上焦，温中偏胃而善止呕：湿温痞闷

（六）利水渗湿药

凡能通利水道、渗泄水湿，治疗水湿内停病证为主的药物，称为利水渗湿药。主要用于小便不利、水肿、泄泻、痰饮、淋证、黄疸、湿疮、带下、湿温等水湿所致的各种病证。根据药物作用特点及临床应用不同，利水渗湿药分为利水消肿药、利尿通淋药和利湿退黄药三类。

1. 利水消肿药

本类药物性味甘淡平或微寒，淡能渗泄水湿，服药后能使小便畅利，水肿消退，故具有利水消肿作用。用于水湿内停之水肿、小便不利，以及泄泻、痰饮等证（表6-15）。

表6-15 利水消肿药

药名	性味归经	功效	应用	用量（g）
茯苓	甘、淡，平，归心、脾、胃经	利水渗湿，健脾安神	水肿、小便不利；脾虚诸证；心悸，失眠	9~15
猪苓	甘、淡，平，归肾、膀胱经	利水渗湿	水肿、小便不利，泄泻，淋浊，带下	6~12
泽泻	甘、淡，寒，归肾、膀胱经	利水渗湿，泄热	水肿、小便不利，痰饮，泄泻；湿热带下，淋浊	5~10
薏苡仁	甘、淡，微寒，归脾、胃、肺经	利水渗湿，健脾止泻，清热排脓，除痹	水肿、小便不利；脾虚泄泻；肺痈，肠痈；湿痹筋脉拘挛	9~30，清利湿热宜生用，健脾止泻宜炒用

续表

药名	性味归经	功效	应用	用量（g）
冬瓜皮	甘、微寒，归肺、小肠经	利水消肿	水肿；暑热烦渴	15～30
玉米须	甘、平，归膀胱、肝、胆经	利水消肿，利湿退黄	水肿，小便不利，淋证；黄疸	30～60，鲜者加倍
香加皮	辛、苦，温，有毒，归肝、肾、心经	利水消肿，祛风湿，强筋骨	利水，小便不利；风湿痹痛；肝肾不足，筋骨痿软无力	3～6
泽漆	辛、苦，微寒，有毒，归大肠、小肠、肺经	利水消肿，化痰止咳，散结	大腹水肿，四肢面目浮肿；肺热咳嗽及痰饮喘咳；瘰疬，痰核，癣疮	5～10；外用适量

备注：①虚寒精滑者忌服茯苓；②香加皮及泽漆有毒，服用不宜过量。

2. 利尿通淋药

本类药物性味多苦寒，或甘淡而寒。苦能降泄，寒能清热，走下焦，尤能清利下焦湿热，以利尿通淋为主要作用，主要用于小便短赤、热淋、血淋、石淋及膏淋等证（表6-16）。

表6-16 利尿通淋药

药名	性味归经	功效	应用	用量（g）
车前子	甘，寒，归肾、肝、肺经	利尿通淋，渗湿止泻，清肝明目，清肺化痰	热淋，水肿、小便不利；暑湿泄泻；目赤肿痛、目暗昏花；热痰咳嗽	9～15，宜包煎
滑石	甘、淡，寒，归膀胱、胃经	利尿通淋，清热解暑，祛湿敛疮	热淋，石淋；暑热烦渴、湿温初起；收湿敛疮	10～20，宜包煎；外用适量
关木通	苦，寒，归心、小肠、膀胱经	清热利水通淋，痛经下乳	热淋，脚气肿胀；口舌生疮，心烦尿赤；血瘀闭经、乳少；湿热痹痛	3～6
通草	甘、淡、微寒，归肺、胃、膀胱经	利尿通淋，下乳	湿热淋证；产后乳汁不通或乳少	6～12
瞿麦	苦，寒，归心、小肠、膀胱经	利尿通淋	热淋	9～15
海金沙	甘，寒，归膀胱、小肠经	利尿通淋	各种淋证	6～15，宜包煎

续表

药名	性味归经	功效	应用	用量（g）
灯心草	甘、淡、微寒，归心、肺、小肠经	利尿通淋，清心除烦	热淋；心烦失眠，小儿夜啼；治口舌生疮，咽痛	1～3；外用适量

备注：肾功能不全者及孕妇忌服关木通。

3. 利湿退黄药

本类药物性味多苦寒，主入脾、胃、肝经。苦寒能清泄湿热，故以利湿退黄为主要作用，主要用于湿热黄疸，症见目黄、身黄、小便黄等。部分药物还可用于湿疮痈肿等（表6-17）。

表6-17　利湿退黄药

药名	性味归经	功效	应用	用量（g）
茵陈	苦，寒，归脾、胃、肝、胆经	清利湿热，利胆退黄	黄疸；湿温，湿疮，湿疹	6～15；外用适量
金钱草	甘、淡、微寒，归肝、胆、肾、膀胱经	除湿退黄，利尿通淋，解毒消肿	湿热黄疸；石淋、热淋；痈、恶疮肿毒、毒蛇咬伤；烧伤，烫伤	15～60，鲜者加倍；外用适量
虎杖	苦，微寒，归肝、胆、肺经	利胆退黄，清热解毒，活血祛瘀，祛痰止咳	湿热黄疸淋浊，带下；痈疮肿毒、烧烫伤、毒蛇咬伤；血瘀经闭、痛经、跌打损伤、癥瘕；肺热咳嗽	9～15；外用适量
地耳草	苦，平，归肝、胆经	利湿退黄，清热解毒，活血消肿	湿热黄疸；肺痈，肠痈，痈疮肿毒；跌打损伤	15～30；外用适量
垂盆草	甘、淡、微酸，凉，归肝、胆、小肠经	利湿退黄，清热解毒	湿热黄疸；痈疮肿毒，毒蛇咬伤	15～30；鲜品250

知识链接

川木通

川木通性淡、苦，寒，归心、肺、小肠、膀胱经。功能清热利水通淋、通经下乳，主治水肿、淋证、口疮、经闭、乳少、关节痹痛等，副作用小，煎服3～6g。

附：利水渗湿药功用对比

比较	药名	共同点	不同点
1. 茯苓与薏苡仁	茯苓	利水渗湿、健脾止泻：水肿、小便不利、脾虚湿盛泄泻	性平，补益心脾，宁心安神：心悸，失眠
	薏苡仁		性凉而清热，排脓消痈，又擅除痹：肺痈，肠痈
2. 茯苓与猪苓	茯苓	利水渗湿：水肿，小便不利	性平和，能补能利，渗泄水湿，兼能健脾宁心：脾虚、心悸、失眠
	猪苓		利水作用较强，无补益之功

（七）温里药

凡以温里祛寒为主要功效，用以治疗里寒证的药物，称为温里药，又称祛寒药。本类药味辛而性温热，具有温中祛寒、益火扶阳等作用，适用于里寒证。部分温里药还有和中止呕、开胃进食等作用。本类药辛热温燥，应用不当易耗伤津液，凡属热证、阴虚证及孕妇应忌用或慎用（表6－18）。

表6－18 温里药

药名	性味归经	功效	应用	用量（g）
附子	辛、甘、大热，有毒，归心、肾、脾经	回阳救逆，补火助阳，散寒止痛	亡阳证；阳虚证；寒痹证	3～15
干姜	辛、热，归脾、胃、肾、心、肺经	温中散寒，回阳通脉，温肺化饮	呕吐，泄泻；亡阳证；寒饮喘咳；腹痛	3～10
肉桂	辛、甘、大热，归肾、脾、心、肝经	补火助阳，散寒止痛，温经通脉，引火归原	阳痿，宫冷，腹痛，寒疝；腰痛，胸痹，阴疽，闭经，痛经；虚阳上浮诸证	1～4.5
吴茱萸	辛、苦，热，有小毒，归肝、脾、胃、肾经	散寒止痛，降逆止呕，助阳止泻	寒凝疼痛；胃寒呕吐；虚寒泄泻	1.5～4.5
花椒	辛、温，归脾、胃、肾经	温中止痛，杀虫止痒	中寒腹痛，寒湿吐泻；虫积腹痛，湿疹，阴痒	3～6
荜茇	辛、热，归胃、大肠经	温中散寒，下气止痛	胃寒腹痛，呕吐，呃逆，泄泻	1.5～3
荜澄茄	辛、温，归脾、胃、肾、膀胱经	温中散寒，行气止痛	胃寒腹痛，呕吐，呃逆；寒疝腹痛	1.5～3

续表

药名	性味归经	功效	应用	用量（g）
丁香	辛，温，归脾、胃、肺、肾经	温中降逆，散寒止痛，温肾助阳	胃寒呕吐、呃逆；脘腹冷痛；阳痿，宫冷	1～3
高良姜	辛，热，归脾、胃经	散寒止痛，温中，止呕	胃寒冷痛；胃寒呕吐	3～6
小茴香	辛，温，归肝、肾、脾、胃经	散寒止痛，理气和胃	寒疝腹痛，睾丸偏坠胀痛，少腹冷痛，痛经；中焦虚寒气滞证	3～6
胡椒	辛，热，归胃、大肠经	温中散寒，下气消痰	胃寒腹痛，呕吐泄泻；癫痫证	2～4

备注：①附子宜先煎0.5～1小时；②丁香畏郁金。

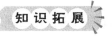

附　子

现代研究认为，附子的化学成分含乌头碱、中乌头碱、次乌头碱及异飞燕草碱、新乌宁碱等。附子煎剂具有降低动物血压、减慢心率、减弱心收缩力、抑制凝血和抗血栓形成等药理作用。附子含有多种乌头碱类化合物，具有较强的毒性，尤其表现为心脏的毒性，但经水解后形成的乌头碱，毒性则大大降低。

附：温里药功用对比

比较	药名	共同点	不同点
1. 附子与干姜	附子	回阳救逆：主治亡阳厥逆证；	附子回阳救逆力强，又能补火助阳（主治心、脾、肾阳虚证）、散寒止痛（主治寒湿痹痛证）
	干姜	温中散寒：主治脾胃虚寒证	干姜温中散寒力强，兼能温肺化饮（主治寒饮咳喘证）
2. 附子与肉桂	附子	补火助阳：主治阳虚证；散寒止痛：主治寒湿痹痛证	附子长于回阳救逆（主治治亡阳厥逆证）
	肉桂		肉桂兼温通经脉（主治经闭、痛经、胸痹、寒疝证）

续表

比较	药名	共同点	不同点
3. 肉桂 与桂枝	肉桂	温通经脉：主治胸痹、痛经；散寒止痛：主治寒证疼痛	肉桂长于温里寒（主治里寒证），又补火助阳、引火归原：肾阳不足，命门火衰，虚阳上浮
	桂枝		桂枝长于发表寒（主治表寒证），又助阳化气（主治痰饮、蓄水）
4. 生姜 与干姜	生姜	温中止呕：主治胃寒呕吐证；温肺止咳：主治肺寒咳嗽证	生姜长于发散表寒（主治风寒表证）。止咳多用于风寒咳嗽
	干姜		干姜长于温中、回阳（主治脾胃虚寒证及亡阳证）。止咳多用于寒饮咳喘

（八）理气药

凡以梳理气机为主要功效，治疗气机不畅之气滞、气逆证的药物，称为理气药，又称行气药。行气作用强者，称破气药。本类药物性味多辛、苦、温，气味芳香，具有理气健脾、疏肝解郁、行气止痛、破气散结等功效，主要用于脾胃气滞、肝气郁滞、肺气壅滞等所致的病证（表6-19）。

表6-19 温气药

药名	性味归经	功效	应用	用量（g）
陈皮	辛、苦、温，归脾、肺经	理气健脾，燥湿化痰	脾胃气滞证；呕吐、呃逆证；湿痰、寒痰咳嗽，胸痹证；腹胀	3~10
青皮	苦、辛、温，归肝、胆、胃经	疏肝破气，消积化滞	肝郁气滞证；气滞脘腹疼痛；食积腹痛；癥瘕积聚、久疟痞块	3~9
枳实	苦、辛、酸，微寒，归脾、胃、大肠经	破气除痞，化痰消积	胃肠积滞，湿热泻痢；胸痹、结胸；气滞胸胁疼痛；产后腹痛	3~9，大量可用至30
佛手	辛、苦、温，归肝、脾、胃、肺经	疏肝解郁，理气和中，燥湿化痰	肝郁胸胁胀痛；气滞脘腹疼痛；久咳痰多，胸闷作痛	3~9
香橼	辛、微苦、酸，温，归肝、脾、胃、肺经	疏肝解郁，理气和中，燥湿化痰	肝郁胸胁胀痛；气滞脘腹胀痛；痰饮咳嗽，胸膈不利	3~9

续表

药名	性味归经	功效	应用	用量（g）
木香	辛、苦，温，归脾、胃、大肠、胆、三焦经	行气止痛，健脾消食	脾胃气滞证；肝胆气滞；大肠气滞；泻痢里急后重；腹痛胁痛，黄疸，疝气疼痛；气滞血瘀之胸痹	1.5~6
沉香	辛、苦，微温，归脾、胃、肾经	行气止痛，温中止呕，纳气平喘	胸腹胀痛；胃寒呕吐；虚喘证	1.5~4.5
香附	辛、微苦、微甘，平，归肝、脾、三焦经	疏肝解郁，调经止痛，理气调中	肝郁气滞胁痛、腹痛；月经不调，痛经，乳房胀痛；脾胃气滞腹痛	6~9
乌药	辛，温，归肺、脾、肾、膀胱经	行气止痛，温肾散寒	寒凝气滞之胸腹诸痛证；尿频，遗尿	3~9
川楝子	苦，寒，有小毒，归肝、胃、小肠、膀胱经	行气止痛，杀虫，疏肝泄热	肝郁化火所致诸痛证；虫积腹痛	4.5~9
荔枝核	辛、微苦，温，归肝、胃经	行气散结，散寒止痛	疝气痛，睾丸肿痛；胃脘久痛，痛经，产后腹痛	4.5~9
青木香	辛、苦，寒，归肝、胃经	行气止痛，解毒消肿	胸胁、脘腹疼痛；泻痢腹痛；疔疮肿毒，皮肤湿疮，毒蛇咬伤	3~9
薤白	辛、苦，温，归肺、胃、大肠经	通阳散结，行气导滞	胸痹证；脘腹痞满胀痛，泻痢里急后重	5~9
檀香	辛，温，归脾、胃、心、肺经	行气止痛，散寒调中	胸腹寒凝气滞证	煎服，2~5；入丸、散，1~3
刀豆	甘，温，归胃、肾经	降气止呃，温肾助阳	呃逆，呕吐；肾虚腰痛	6~9
柿蒂	苦，涩，平，归胃经	降气止呃	呃逆证	4.5~9
甘松	辛、甘，温，归脾、胃经	行气止痛，开郁醒脾	脘腹闷胀，疼痛；思虑伤脾，不思饮食；湿脚气	3~6
婆罗子	甘，温，归肝、胃经	疏肝解郁，和胃止痛	胸闷胁痛、脘腹胀痛，妇女经前乳房胀痛	3~9
玫瑰花	甘、微苦，温，归肝、脾经	疏肝解郁，活血止痛	肝胃气痛；月经不调、经前乳房胀痛；跌打伤痛	1.5~6

续表

药名	性味归经	功效	应用	用量（g）
绿萼梅	微酸、涩、平，归肝、胃、肺经	疏肝解郁，和中，化痰	肝胃气痛；梅核气	3～5
九香虫	咸，温，归肝、脾、肾经	理气止痛，温肾助阳	胸胁、脘腹胀痛；阳痿、腰膝冷痛、尿频	3～9
大腹皮	辛，微温，归脾、胃、大肠、小肠经	行气宽中，利水消肿	胃肠气滞，脘腹胀闷，大便不爽；水肿胀满，脚气浮肿，小便不利	4.5～9

备注：①青皮醋炙疏肝止痛力强；②木香生用行气力强，煨用行气力缓而实肠止泻，用于泄泻腹痛；③香附醋炙止痛力增强；④川楝子炒用寒性减弱；⑤青木香过量可引起恶心、呕吐等胃肠道反应。

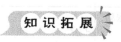

陈 皮

现代研究表明，陈皮的化学成分主要含挥发油、黄酮类化合物、有机胺和微量元素等。其中挥发油能松弛豚鼠离体支气管平滑肌，水提液和挥发油聚能阻断氯乙酰胆碱、磷酸组胺引起的支气管平滑肌收缩痉挛；挥发油还有刺激性祛痰等药理作用。

附：理气药功用对比

比较	药名	共同点	不同点
1. 枳实与枳壳	枳实	行气消积：主治脾胃气滞证；化痰除痞：主治痰滞胸痞、胸痹结胸证	枳实药力峻猛，破积、导滞多用
	枳壳		枳壳药力缓和，理气宽中、消胀除满多用
2. 木香、香附与乌药	木香	理气止痛：主治气滞、脘腹胀痛证	木香长于行胃肠气滞
	香附		香附长于行肝郁气滞，又能调经止痛（主治月经不调、痛经、乳房胀痛）
	乌药		乌药长于行寒凝气滞，又能温肾散寒（主治肾阳不足，膀胱虚寒之遗尿、尿频）

（九）止血药

凡以制止体内外出血为主要功效，常用以治疗各种出血病证的药物，称为止血药。本类药物以归心、肝、脾经为主，均具有止血作用。因其药性有寒、温、散、敛之异，故本类药物可分为凉血止血药（表6-20）、化瘀止血药（表6-21）、收敛止血药（表6-22）、温经止血药（表6-23）四类。

表6-20 凉血止血药

药名	性味归经	功效	应用	用量（g）
大蓟	甘、苦，凉，归心、肝经	凉血止血，散瘀解毒消痈	血热出血证；热毒痈肿	10~15
小蓟	甘、苦，凉，归心、肝经	凉血止血，散瘀解毒消痈	血热出血证；热毒痈肿	10~15
地榆	苦、酸、涩，微寒，归肝、大肠经	凉血止血，解毒敛疮	血热出血证；烫伤、湿疹、疮疡痈肿	10~30
槐花	苦，微寒，归肝、大肠经	凉血止血，清肝泻火	血热出血证；目赤、头痛	10~15
白茅根	甘，寒，归肺、胃、膀胱经	凉血止血，清热利尿，清肺胃热	血热出血证；水肿、热淋、黄疸；胃热呕吐、肺热咳喘	15~30
苎麻根	甘，寒，归心、肝经	凉血止血，安胎，清热解毒	血热出血证；胎动不安、胎漏下血；热毒痈肿	10~30
侧柏叶	苦、涩，寒，归肺、肝、脾经	凉血止血，化痰止咳，生发乌发	血热出血证；肺热咳嗽；脱发、须发早白	10~15
羊蹄	苦、涩，寒，归心、肝、大肠经	凉血止血，解毒杀虫，泻下	血热出血证；疥癣、疮疡、烫伤；大便秘结	10~15

备注：①地榆止血多炒炭用，解毒敛疮多生用；②槐花止血多炒炭用，清热泻火宜生用；③侧柏叶止血多炒炭用，化痰止咳宜生用。

表6-21 化瘀止血药

药名	性味归经	功效	应用	用量（g）
三七	甘、微苦，温，归肝、胃经	化瘀止血，活血定痛，消肿	出血证；跌打损伤，瘀血肿痛	多研末吞服1~3；煎服3~10
茜草	苦，寒，归肝经	凉血化瘀止血，通经止痛	出血证；血瘀经闭、跌打损伤，风湿痹痛	10~30
蒲黄	甘，平，归肝、心包经	止血，化瘀，利尿，通淋	出血证；瘀血痛证；血淋尿血	5~10
花蕊石	酸、涩，平，归肝经	化瘀止血	出血证	10~15
降香	辛，温，归肝、脾经	化瘀止血，理气止痛	出血证；胸胁疼痛、跌损瘀痛；呕吐腹痛	3~6

备注：①茜草止血炒炭用，活血通经生用或酒炒用。②蒲黄包煎。止血多炒用，化瘀、利尿多生用。③花蕊石宜包煎。④降香宜后下。

表6-22　收敛止血药

药名	性味归经	功效	应用	用量（g）
紫珠	苦、涩，凉，归肝、肺、胃经	凉血收敛止血，清热解毒	出血证；烧烫伤，热毒疮疡	10～15
仙鹤草	苦、涩，平，归心、肝脾经	收敛止血，止痢，截疟，补虚，解毒	出血证；腹泻、痢疾；疟疾寒热；脱力劳伤，滴虫	3～10
白及	苦、甘、涩，寒，归肺、胃、肝经	收敛止血，消肿生肌	出血证；痈肿疮疡，手足皲裂，水火烫伤	3～10
棕榈炭	苦、涩，平，归肝、肺、大肠经	收敛止血	出血证	3～10
血余炭	苦，平，归肝、胃经	收敛止血，化瘀利尿	出血证；小便不利	6～10
藕节	甘、涩，平，归肝、肺、胃经	收敛止血，散瘀	出血证	10～15
檵木	苦、涩，平，归肝、胃、大肠经	收敛止血，清热解毒，止泻	出血证；水火烫伤；泄泻，痢疾	花6～10 茎叶15～30 根30～60

备注：①白及不宜与乌头类药材同用；②棕榈炭对于出血兼有瘀滞及湿热下痢初起者慎用。

表6-23　温经止血药

药名	性味归经	功效	应用	用量（g）
艾叶	辛、苦，温，有小毒，归肝、脾、肾经	温经止血，散寒调经，安胎，祛湿止痒	出血证；月经不调，痛经；胎动不安；皮肤瘙痒	3～10
灶心土	辛，温，归脾、胃经	温中止血，止呕，止泻	出血证；胃寒呕吐；脾虚久泻	15～30
炮姜	苦、涩，温，归脾、肝经	温经止血，温中止痛	出血证；腹痛，腹泻	3～6

备注：①艾叶温经止血宜炒炭用，余生用；②灶心土布包，先煎。

知识链接

土大黄

土大黄性味苦、辛、凉，归肺、心经。功能凉血止血、杀虫、通便。适用于咯血，便血，崩漏，疥癣瘙痒，大便秘结。煎服，9～15g。

附：止血药功用对比

比较	药名	共同点	不同点
大蓟与小蓟	大蓟	凉血止血：主治血热出血证；解毒散瘀消痈：主治热毒疮痈证	大蓟解毒消痈力稍强
	小蓟		小蓟兼能利尿，善治尿血

（十）活血化瘀药

凡以通利血脉、促进血行、消散瘀血为主要功效，常用以治疗瘀血证的药物，称为活血化瘀药，或活血祛瘀药。本类药物多具有辛味，部分动物、昆虫类药物多味咸，以归心、肝两经为主。活血化瘀依其作用强弱的不同，有行血和血、活血散瘀、破血逐瘀之分。按其作用特点和临床应用的侧重点，本类药物可分为活血止痛药（表6-24）、活血调经药（表6-25）、活血疗伤药（表6-26）、破血消癥药（表6-27）。

表6-24　活血止痛药

药名	性味归经	功效	应用	用量（g）
川芎	辛，温，归肝、胆、心包经	活血行气，祛风止痛	血瘀气滞痛证；头痛，风湿痹痛	3~9
延胡索	辛、苦，温，归心、肝、脾经	活血，行气，止痛	气血瘀滞之痛证	3~10
郁金	辛、苦，寒，归肝、胆、心经	活血止痛，行气解郁，清心凉血，利胆退黄	吐血、衄血、倒经、尿血、血淋；肝胆湿热黄疸；胆石症	5~12
姜黄	辛、苦，温，归肝、脾经	活血行气，通经止痛	气血瘀滞之痛证	3~10
乳香	辛、苦，温，归心、肝、脾经	活血行气止痛，消肿生肌	跌打损伤，疮疡痈肿；气滞血瘀之痛	3~10，宜炒去油
没药	辛、苦，平，归心、肝、脾经	活血止痛，消肿生肌	跌打损伤，疮疡痈肿；气滞血瘀之痛证	3~10
五灵脂	苦、咸、甘，温，归肝经	活血止痛，化瘀止血	瘀血阻滞之痛证；瘀滞出血证	3~10
夏天无	苦、微辛，温，归肝经	活血止痛，舒筋通络，祛风除湿	中风半身不遂，跌仆损伤，肝阳头痛；风湿痹痛，关节拘挛不利	5~15
枫香脂	辛、微苦，平，归肺、脾经	活血止痛，止血，解毒，生肌	风湿痹痛，跌打损伤；血热吐衄；瘰疬，痈疽肿痛；臁疮不愈	1.5~3

备注：①郁金畏丁香；②五灵脂宜包煎。

表6-25 活血调经药

药名	性味归经	功效	应用	用量（g）
丹参	苦，微寒，归心、心包、肝经	活血调经，祛瘀止痛，凉血消痈，除烦安神	月经不调，闭经，痛经，产后瘀滞腹痛；血瘀心痛、脘腹疼痛、癥瘕积聚、跌打损伤及风湿痹证；疮痈肿毒；热病烦躁神昏及心悸失眠	5~15
红花	辛，温，归心、肝经	活血通经、祛瘀止痛	血滞经闭、痛经，产后瘀滞腹痛；癥瘕积聚；胸痹心痛、血瘀腹痛、胁痛；跌打损伤，瘀滞肿痛；瘀滞斑疹色暗	3~10
桃仁	苦、甘，平，有小毒，归心、肝、大肠经	活血祛瘀，润肠通便，止咳平喘	瘀血阻滞病证；肺痈、肠痈；肠燥便秘；咳嗽气喘	5~10
益母草	辛、苦，微寒，归心、肝、膀胱经	活血调经，利水消肿，清热解毒	血滞经闭、痛经、经行不畅，产后恶露不尽，瘀滞腹痛；水肿，小便不利；跌打损伤，疮痈肿毒，皮肤瘾疹	10~30
泽兰	苦、辛，微温，归肝、脾经	活血调经，祛瘀消痈，利水消肿	血瘀经闭、痛经，产后瘀滞腹痛；跌打损伤，瘀肿疼痛及疮痈肿毒；水肿、腹水	10~15
牛膝	苦、甘、酸，平，归肝、肾经	活血通经，补肝肾，强筋骨，利水通淋，引火（血）下行，利尿	瘀血阻滞之经闭、痛经、经行腹痛、胞衣不下及跌扑伤痛；腰膝酸痛，下肢痿软；淋证，水肿，小便不利；火热上炎，阴虚火旺之头痛、眩晕、齿痛、口舌生疮、吐血、衄血	6~15
鸡血藤	苦、微甘，温，归肝、肾经	行血补血，调经，舒筋活络	月经不调、痛经、闭经；风湿痹痛，手足麻木，肢体瘫痪及血虚萎黄	10~30
王不留行	苦，平，归肝、胃经	活血通经，下乳消痈，利尿通淋	血瘀经闭、痛经、难产；产后乳汁不下，乳痈肿痛；热淋，血淋，石淋	5~10
月季花	甘、淡，微苦，平，归肝经	活血调经，疏肝解郁，消肿解毒	肝血瘀滞之月经不调、痛经、闭经及胸胁胀痛；跌打损伤，瘀肿疼痛，痈疽肿毒，瘰疬	2~5
凌霄花	辛，微寒，归肝、心包经	破瘀通经，凉血祛风	血瘀经闭、癥瘕积聚及跌打损伤；风疹，皮癣，皮肤瘙痒，痤疮；便血，崩漏	3~10

备注：①丹参活血化瘀宜酒炙用，反藜芦，孕妇慎用。②桃仁孕妇忌用，便溏者慎用。该药有毒，不可过量。③牛膝活血通经、利水通淋、引火（血）下行宜生用；补肝肾、强筋骨宜酒炙用。

表6-26　活血疗伤药

药名	性味归经	功效	应用	用量
土鳖虫	咸，寒，有小毒，归肝经	破血逐瘀，续筋接骨	跌打损伤，筋伤骨折，瘀肿疼痛；血瘀经闭，产后瘀滞腹痛，积聚痞块	3~10
马钱子	苦，寒，有大毒，归肝、脾经	散结消肿，通络止痛	跌打损伤，骨折肿痛；痈疽疮毒，咽喉肿痛；风湿顽痹，麻木瘫痪	0.3~0.6
自然铜	辛，平，归肝经	散瘀止痛，接骨疗伤	跌打损伤，骨折筋断，瘀肿疼痛	10~15
苏木	甘、咸、辛，平，归心、肝经	活血疗伤，祛瘀通经	跌打损伤，骨折筋伤，瘀滞肿痛；血滞经闭，产后瘀阻腹痛，痛经，心腹疼痛，痈肿疮毒等	3~10
骨碎补	苦，温，归肝、肾经	活血续伤，补肾强骨	跌打损伤或创伤，筋骨损伤，瘀滞肿痛；肾虚腰痛脚弱，耳鸣耳聋，牙痛，久泄	10~15
血竭	甘、咸，平，归肝经	活血定痛，化瘀止血，敛疮生肌	跌打损伤，瘀滞心腹疼痛；外伤出血；疮疡不敛	1~2
儿茶	苦、涩，凉，归心、肺经	活血疗伤，止血生肌，收湿敛疮，清肺化痰	跌打伤痛，出血；疮疡，湿疮，牙疳，下疳，痔疮；肺热咳嗽	1~3
刘寄奴	苦，温，归心、肝、脾经	散瘀止痛，疗伤止血，破血通经，消食化积	跌打损伤，肿痛出血；血瘀经闭，产后瘀滞腹痛；食积腹痛，赤白痢疾	3~10

　　备注：①马钱子内服不宜生用，不宜多服久服；②儿茶宜布包。

表6-27　破血消癥药

药名	性味归经	功效	应用	用量（g）
莪术	辛、苦，温，归肝、脾经	破血行气，消积止痛	癥瘕积聚、经闭及心腹瘀痛；食积脘腹胀痛	3~15
三棱	辛、苦，平，归肝、脾经	破血行气，消积止痛	癥瘕积聚、经闭及心腹瘀痛；食积脘腹胀痛	3~10
水蛭	咸、苦，平，有小毒，归肝经	破血通经，逐瘀消癥	血瘀经闭，癥瘕积聚；跌打损伤，心腹疼痛	1.5~3
虻虫	苦，微寒，有小毒，归肝经	破血逐瘀，散积消癥	血瘀经闭，癥瘕积聚；跌打损伤，瘀滞肿痛	1~1.5

续表

药名	性味归经	功效	应用	用量（g）
斑蝥	辛，热，有大毒，归肝、肾、胃经	破血逐瘀，散结消癥，攻毒蚀疮	癥瘕，经闭；痈疽恶疮，顽癣，瘰疬等	0.03 ~ 0.06
穿山甲	咸，微寒，归肝、胃经	活血消癥，通经，下乳，消肿排脓	癥瘕，经闭；风湿痹痛，中风瘫痪；产后乳汁不下；痈肿疮毒，瘰疬	3 ~ 10

备注：①莪术、三棱醋制后可加强祛瘀止痛作用，孕妇及月经过多者忌用；②斑蝥有大毒，内服宜慎，应严格掌握剂量，体弱忌用，孕妇禁用。

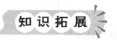

红 花

红花的化学成分含红花黄色素、黄色素、红花醌苷、新红花苷、红花苷和红花油。其中红花色素能扩张冠状动脉、改善心肌缺血，能扩张血管、降低血压，对中枢神经系统有镇痛、镇静和抗惊厥作用；红花苷能显著提高耐缺氧能力。

附：活血化瘀药功用对比

比较	药名	共同点	不同点
1. 桃仁与红花	桃仁	活血祛瘀：主治瘀血阻滞证（为经、产、跌损瘀证常用）	桃仁性平质润，兼能润肠、排脓、止咳（主治便秘、内痈、咳喘证）
	红花		红花辛散温通，祛瘀止痛较强（主治瘕积聚，心腹瘀证）
2. 莪术与三棱	莪术	破血消癥：主治癥瘕积聚证；行气消积：主治血瘀气滞疼痛、食积腹痛证	莪术行气之力较强
	三棱		三棱破血之功较胜

（十一）化痰止咳平喘药

凡以祛痰或消痰为主要功效，治疗痰证的药物，称为化痰药；凡以制止或减轻咳嗽喘息为主要功效，治疗咳嗽气喘的药物，称止咳平喘药。在化痰药中，药性辛而燥者，多有燥湿化痰、温化寒痰的作用；药性甘苦微寒者，多有清化热痰、润燥化痰的作用。止咳平喘药中，由于药物性味的不同，分别具有宣肺、降肺、泻肺、清肺、润肺、敛肺止咳平喘作用，部分药物还有散结消肿、息风定惊、清热利尿、润肠通便等作用。根据药物的不同作用，化痰止咳平喘药可分为温化寒痰药（表6-28）、清化热痰药（表6-29）和止咳平喘药（表6-30）3类。

表6-28 温化寒痰药

药名	性味归经	功效	应用	用量
半夏	辛，温，有毒，归脾、胃、肺经	燥湿化痰，降逆止呕，消痞散结；外用消肿止痛	湿痰，寒痰证；呕吐；心下痞，结胸，梅核气；瘿瘤，痰核，痈疽肿毒及毒蛇咬伤	3~9
天南星	苦、辛，温，有毒，归肺、肝、脾经	燥湿化痰，祛风解痉；外用散结消肿	湿痰，寒痰证；风痰眩晕，中风，癫痫，破伤风；痈疽肿痛，蛇虫咬伤	3~9
禹白附	辛、甘，温，有毒，归胃、肝经	祛风痰，止痉，止痛，解毒散结	中风痰壅，口眼㖞斜，惊风癫痫，破伤风；痰厥头痛、眩晕；瘰疬痰核，毒蛇咬伤	3~5
白芥子	辛，温，归肺、胃经	温肺化痰，利气，散结消肿，通络止痛	寒痰喘咳，悬饮；阴疽流注，肢体麻木，关节肿痛	3~9
皂荚	辛、咸，温，有小毒，归肺、大肠经	祛顽痰，通窍开闭，祛风杀虫	顽痰阻肺，咳喘痰多；中风，痰厥，癫痫，喉痹痰盛	1~1.5
旋覆花	苦、辛、咸、微温，归肺、胃、脾、大肠经	降气行水化痰，降逆止呕	咳喘痰多，痰饮蓄结，胸膈痞满；噫气，呕吐	3~10
白前	辛、苦，微温，归肺经	降气化痰	咳嗽痰多，气喘	3~10
猫爪草	甘、辛，微温，归肝、肺经	化痰散结，解毒消肿	瘰疬痰核；疔疮，蛇虫咬伤	9~15

备注：①半夏不宜与乌头类药材同用；②旋覆花宜布包，阴虚劳嗽、津伤燥咳者忌用。

表6-29 清化热痰药

药名	性味归经	功效	应用	用量
川贝母	苦、甘，微寒，归肺、心经	清热化痰，润肺止咳，散结消痈	虚劳咳嗽，肺热燥咳；瘰疬、乳痈、肺痈	3~10
浙贝母	苦、寒，归肺、心经	清热化痰，散结消痈	风热、痰热咳嗽；瘰疬，瘿瘤，乳痈疮毒，肺痈	3~10

续表

药名	性味归经	功效	应用	用量
瓜蒌	甘、微苦，寒，归肺、胃、大肠经	清热化痰，宽胸散结，润肠通便秘	痰热咳喘；胸痹、结胸；肺痈，肠痈，乳痈；肠燥便	10～20
竹茹	甘，微寒，归肺、胃、心、胆经	清热化痰，除烦止呕	肺热咳嗽，痰热心烦不寐；胃热呕吐、妊娠恶阻	6～10
竹沥	甘，寒，归心、肺、肝经	清热豁痰，定惊利窍	痰热咳喘；中风痰迷，惊痫癫狂	30～50
天竺黄	甘，寒，归心、肝经	清热化痰，清心定惊	小儿惊风，中风癫痫，热病神昏；痰热咳喘	3～6
前胡	苦、辛，微寒，归肺经	降气化痰，疏散风热	痰热咳喘；风热咳嗽	6～10
桔梗	苦、辛，平，归肺经	宣肺，祛痰，利咽，排脓	咳嗽痰多，胸闷不畅；咽喉肿痛，失音；肺痈吐脓	3～10
胖大海	甘，寒，归肺、大肠经	清肺化痰，利咽开音，润肠通便	肺热声哑，咽喉疼痛，咳嗽等；用于燥热便秘，头痛目赤	2～4 枚
海藻	咸，寒，归肝、肾经	消痰软坚，利水消肿	瘿瘤，瘰疬，睾丸肿痛；痰饮水肿	10～15
昆布	咸，寒，归肝、肾经	消痰软坚，利水消肿	瘿瘤，瘰疬，睾丸肿痛；痰饮水肿；脚气	6～12
黄药子	苦，寒，有毒，归肺、肝经	化痰散结消瘿，清热解毒	瘿瘤；疮疡肿毒，咽喉肿痛，毒蛇咬伤	5～15
海蛤壳	咸，寒，归肺、胃经	清肺化痰，软坚散结	肺热，痰热咳喘；瘿瘤，痰核	10～15
海浮石	咸，寒，归肺、肾经	清肺化痰，软坚散结，利尿通淋	痰热咳喘；瘰疬，瘿瘤；血淋，石淋	10～15
瓦楞子	咸，平，归肺、胃、肝经	消痰软坚，化瘀散结，制酸止痛	瘰疬，瘿瘤；癥瘕痞块	10～15
礞石	咸，平，归肺、肝经	坠痰下气，平肝镇惊	气逆喘咳；癫狂，惊痫	6～10

备注：①川贝母、浙贝母、瓜蒌不宜与乌头类药材同用；②竹茹生用清化痰热，姜汁炙用止呕；③海藻、昆布反甘草；④黄药子有毒，不宜过量；⑤瓦楞子生用消痰散结，煅用制酸止痛。

表6－30　止咳平喘药

药名	性味归经	功效	应用	用量（g）
苦杏仁	苦，微温，有小毒，归肺、大肠经	降气止咳平喘，润肠通便	咳嗽气喘；肠燥便秘	5～10
紫苏子	辛，温，归肺、大肠经	降气化痰，止咳平喘，润肠通便	咳喘痰多；肠燥便秘	3～10
百部	辛，温，归肺、大肠经	降气化痰，止咳平喘，润肠通便	咳喘痰多；肠燥便秘	5～10
紫菀	苦、辛、甘、微温，归肺经	润肺化痰止咳	咳嗽有痰	5～10
款冬花	辛、微苦，温，归肺经	润肺下气，止咳化痰	咳喘	5～10
马兜铃	苦、微辛，寒，归肺、大肠经	清肺化痰，止咳平喘，清肠消痔	肺热咳喘；痔疮肿痛或出血	3～10
枇杷叶	苦，微寒，归肺、胃经	清肺止咳，降逆止呕	肺热咳嗽，气逆喘急；胃热呕吐，哕逆	10～15
桑白皮	甘，寒，归肺经	泻肺平喘，利水消肿	肺热咳喘；水肿	6～12
葶苈子	苦、辛，大寒，归肺、膀胱经	泻肺平喘，利水消肿	痰涎壅盛，喘息不得平卧；水肿，悬饮，胸腹积水，小便不利	5～10
白果	甘、苦、涩，平，有毒，归肺经	敛肺化痰定喘，止带缩尿	哮喘痰嗽；带下，白浊，尿频，遗尿	5～10
矮地茶	苦、辛，平，归肺、肝经	止咳平喘，清利湿热，活血化瘀	咳喘；湿热黄疸，水肿；血瘀经闭，风湿痹痛，跌打损伤	10～30
洋金花	辛，温，有毒，归肺、肝经	平喘止咳，麻醉镇痛，止痉	哮喘咳嗽；心腹疼痛，风湿痹痛，跌打损伤；麻醉；癫痫，小儿慢惊风	0.2～0.6
华山参	甘、微苦，温，有毒，归肺经	温肺祛痰，止咳平喘	体虚痰喘，寒咳	0.1～0.2
罗汉果	甘，凉，归肺、大肠经	清肺利咽，化痰止咳，润肠通便	咳喘，咽痛；便秘	10～30
满山红	苦，寒，归肺经	止咳祛痰平喘	咳喘痰多	6～15
胡颓子叶	酸，微温，归肺经	平喘止咳，止血，解毒	咳喘；咯血，吐血及外伤出血；痈疽发背，痔疮	9～15

备注：①紫菀外感暴咳生用，肺虚久咳蜜炙用；②款冬花外感暴咳宜生用，内伤久咳宜炙用；③枇杷叶止咳宜炙用，止呕宜生用；④桑白皮泻肺利水，平肝清火宜生用，肺虚咳嗽宜蜜炙用；⑤华山参青光眼患者禁用，孕妇慎用，前列腺极度肥大者慎用。

知识链接

土贝母

土贝母属于清热化痰药，性苦，微寒，归脾、肺经，功能解毒、散结、消肿，适用于乳痈、瘰疬、痰核。煎服，5～10g。

附：化痰止咳平喘药功用对比

比较	药名	共同点	不同点
1. 半夏与南星	半夏	燥湿化痰：主治寒痰、湿痰证	半夏长于治脾胃湿痰，兼能降逆止呕，消痞散结（主治恶心、呕吐、胸痹结胸、梅核气、瘰疬证）
	南星	消肿散结：主治痈疽肿毒证（生用）	南星长于治风痰、顽痰，兼能祛风止痉（主治中风、癫痫、破伤风）
2. 川贝母与浙贝母	川贝母	清热化痰散结：主治痰热咳嗽、瘰疬痈疮证	川贝母偏于润肺，肺虚久咳多用，散结作用稍弱
	浙贝母		浙贝母偏于清肺，痰热、外感咳嗽多用，散结作用强

（十二）平肝息风药

凡以平肝潜阳、息风止痉为主要作用，主治肝阳上亢或肝风内动病证的药物，称平肝息风药。本类药物皆入肝经，多为介类、昆虫等动物药及矿物药，具有平肝阳、息肝风及镇静安神等作用。由于肝风内动以肝阳化风为多见，且息风止痉药多兼平肝潜阳的作用，两类药物常互相配合应用，故又将两类药物合称平肝息风药（表6-31、表6-32）。

表6-31　平抑肝阳药

药名	性味归经	功效	应用	用量（g）
石决明	咸，寒，归肝经	平肝潜阳，清肝明目	肝阳上亢，头晕目眩；目赤，翳障，视物昏花	10～30
珍珠母	咸，寒，归肝、心经	平肝潜阳，镇心安神，定惊明目，清肝	肝阳上亢，头晕目眩；惊悸失眠，心神不宁；目赤翳障，视物昏花	10～30
牡蛎	咸，微寒，归肝、胆、肾经	重镇安神，潜阳补阴，软坚散结，收敛固涩，制酸止痛	心神不安，惊悸失眠；肝阳上亢，头晕目眩；痰核、瘰疬、瘿瘤、癥瘕积聚；滑脱诸证；胃痛泛酸	10～30
紫贝齿	咸，平，归肝经	平肝潜阳，镇惊安神，清肝明目	肝阳上亢，头晕目眩；惊悸失眠；目赤翳障，目昏眼花	10～15

续表

药名	性味归经	功效	应用	用量（g）
代赭石	苦，寒，归肝、心、胃经	平肝潜阳，重镇降逆，凉血止血	肝阳上亢，头晕目眩；呕吐，呃逆，噫气；嗳气；气逆喘息；血热吐衄，崩漏	9～30
刺蒺藜	辛、苦，微温，有小毒，归肝经	平肝疏肝，祛风明目	肝阳上亢，头晕目眩；胸胁胀痛，乳闭胀痛；风热上攻，目赤翳障；风疹瘙痒，白癜风	6～9
罗布麻叶	甘、苦，凉，归肝经	平抑肝阳，清热利尿	头晕目眩；水肿，小便不利	3～15
生铁落	辛、凉，归肝、心经	平肝镇惊	癫狂；易惊善怒，失眠；疮疡肿毒；关节酸痛，扭伤疼痛	30～60

备注：①石决明平肝、清肝宜生用，外用点眼宜煅用、水飞，胃虚寒、食少便溏者慎用；②珍珠母宜打碎先煎，脾胃虚寒者、孕妇慎用；③牡蛎宜打碎先煎，外用适量，收敛固涩宜煅用，其他宜生用；④代赭石宜打碎先煎，降逆、平肝宜生用，止血宜煅用；⑤罗布麻叶不宜过量或长期服用，以免中毒。

表6-32　息风止痉药

药名	性味归经	功效	应用	用量
羚羊角	咸，寒，归肝、心经	平肝息风，清肝明目，散血解毒，潜阳，止痉	肝风内动，惊痫抽搐；肝阳上亢，头晕目眩；肝火上炎，目赤头痛，温热病壮热神昏，热毒发斑	煎服，1～3；磨汁或研粉服，0.3～0.6
牛黄	苦，凉，归心、肝经	清心，化痰开窍，凉肝息风，清热解毒	热病神昏；小儿惊风，癫痫；口舌生疮，咽喉肿痛，牙痛，痈疽疔毒，溃疡	0.2～0.5
珍珠	甘、咸，寒，归心、肝经	安神定惊，明目消翳，解毒生肌	心神不宁，心悸失眠；惊风，癫痫；目赤翳障，视物不清；口内诸疮，疮疡肿毒，溃久不敛	0.1～0.3
钩藤	甘，凉，归肝、心包经，	清热平肝，息风定惊止痉	头痛，眩晕；肝风内动，惊痫抽搐	3～12
天麻	甘，平，归肝经	息风止痉，平抑肝阳，祛风通络	肝风内动，惊痫抽搐；眩晕，头痛，肢体麻木，手足不遂，风湿痹痛	3～10
地龙	咸，寒，归肝、脾、膀胱经	清热定惊，通络，平喘，利尿	高热惊痫，癫狂；气虚血滞，半身不遂；痹证；肺热哮喘；小便不利，尿闭不通	5～10

续表

药名	性味归经	功效	应用	用量
全蝎	辛，平，有毒，归肝经	息风镇痉，攻毒散结，通络止痛	痉挛抽搐；疮疡肿毒，瘰疬结核；风湿顽痹；顽固性偏正头痛	3~6
蜈蚣	辛，温，有毒，归肝经	息风镇痉，攻毒散结，通络止痛	痉挛抽搐；疮疡肿毒，瘰疬结核；风湿顽痹；顽固性头痛	3~5
僵蚕	咸、辛，平，归肝、肺、胃经	祛风定惊，化痰散结	祛风定惊，化痰散结；风中经络，口眼㖞斜；风热头痛，目赤，咽痛；风疹瘙痒；痰核，瘰疬	5~9

备注：①钩藤入煎剂宜后下；②僵蚕散风热宜生用，其他多制用。

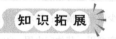

牛 黄

牛黄化学成分主要含胆酸、脱氧胆酸、胆红素、胆甾醇、麦角甾醇、维生素D、钠、钙、镁等，尚含类胡萝卜素及丙氨酸、甘氨酸等多种氨基酸。牛黄具有镇静、抗惊厥及解热、降压、抗炎、降血脂、保肝等药理作用。

附：平肝息风药功用对比

比较	药名	共同点	不同点
1. 石决明与决明子	石决明	平肝潜阳：主治肝阳眩晕证	石决明以平肝潜阳为主，兼退虚热（主治骨蒸劳热）、制酸止痛（主治胃痛泛酸）
	决明子	清肝明目：主治肝热目赤证	决明子以清肝明目为主，兼润肠通便（主治肠燥便秘证）
2. 龙骨与牡蛎	龙骨	平肝潜阳：肝阳眩晕 收敛固涩：滑脱不禁 镇惊安神：心神不安	龙骨长于镇心安神（主治心烦失眠证），煅后收湿敛疮生肌（主治瘙痒、疮疡久溃不敛）
	牡蛎		牡蛎长于平肝潜阳（主治肝阳眩晕证），又能软坚散结（主治瘰疬、痰核证）
3. 钩藤与天麻	钩藤	平肝潜阳：主治肝阳眩晕证 息风止痉：主治肝风内动证	钩藤息风兼能清热（主治热盛动风，目赤头痛）
	天麻		天麻潜阳息风力较强，可用治一切风证，兼能祛风通络

（十三）补益药

凡以补益人体物质亏损、增强人体活动功能、提高抗病能力、消除虚弱证候为主要作用的一类中药，称为升益药，又称补虚药。此类药物具有益气、养血、滋阴、助阳的作用。根据药性和主治病证的不同，补益药一般分补气药（表6-33）、补血药（表6-34）、补阴药（表6-35）和补阳药（表6-36）4类。

表6-33 补气药

药名	性味归经	功效	应用	用量（g）
人参	甘、微苦，微温，归肺、脾、心经	大补元气，补脾益肺，生津，安神益智	元气虚脱证；肺脾心肾气虚证；心悸，失眠，健忘；热病气虚，津伤口渴及消渴证	5~30
西洋参	甘、微苦，寒，归肺、心、肾、脾、胃经	补气养阴，清热生津	气阴两伤证；肺气虚及肺阴虚证；热病气虚，津伤口渴及消渴	3~6
党参	甘、平，归脾、肺经	补脾肺气，补血，生津	脾肺气虚证；气血两虚证；气津两伤证	10~30
太子参	甘、微苦，平，归脾、肺经	补气健脾，生津润肺	脾肺气阴两虚证	10~30
黄芪	甘、微温，归脾、肺经	健脾补中，补气升阳举陷，益卫固表，利尿，托毒生肌排脓	脾气虚证；肺气虚证；气虚自汗证；浮肿；气血亏虚，疮疡难溃难腐，或溃久难敛；小便不利；关节痹痛；消渴证	9~30
白术	甘、苦，温，归脾、胃经	健脾益气，燥湿利尿，固表止汗，安胎	脾气虚证；气虚自汗；脾虚胎动不安；痰饮水肿	10~15
山药	甘、平，归脾、肺、肾经	补脾养胃，生津益肺，补肾涩精	脾虚证；肺虚证；肾虚证；消渴气阴两虚证	15~30
白扁豆	甘、微温，归脾、胃经	补脾和中，化湿	脾气虚证；暑湿吐泻	10~15
甘草	甘、平，归心、肺、脾、胃经	补脾益气，祛痰止咳，缓急止痛，清热解毒，调和诸药	心气不足，脉结代、心动悸；脾气虚证；咳喘；脘腹、四肢挛急疼痛；热毒疮疡，咽喉肿痛，药物、食物中毒；调和药性	1.5~9
大枣	甘、温，归脾、胃、心经	补中益气，养血安神	脾虚证；脏躁及失眠证	6~15
刺五加	甘、微苦，温，归脾、肺、心、肾经	益气健脾，补肾安神	脾肺气虚证；肾虚腰膝酸痛；心脾不足，失眠、健忘	9~27

药名	性味归经	功效	应用	用量（g）
绞股蓝	甘、苦，寒，归脾、肺经	益气健脾，化痰止咳，清热解毒	脾虚证；肺虚咳嗽证	10～20
红景天	甘，寒，归脾、肺经	健脾益气，清肺止咳，活血化瘀	脾气虚证；肺阴虚肺热咳嗽	6～12
沙棘	甘、酸，温，归脾、胃、肺、心经	健脾消食，止咳祛痰，活血祛瘀	脾虚食少；咳嗽痰多；瘀血证	3～9
饴糖	甘，温，归脾、胃、肺经	补益中气，缓急止痛，润肺止咳	中虚脘腹疼痛；肺燥咳嗽	15～20
蜂蜜	甘，平，归肺、脾、大肠经	补中，润燥，止痛，解毒	脾气虚弱及中虚脘腹挛急疼痛；肺虚久咳及燥咳证	15～30

备注：①人参、西洋参、党参不宜与藜芦同用；②黄芪蜜炙可增强其补中益气作用；③山药麸炒可增强补脾止泻作用；④甘草不宜与京大戟、芫花、甘遂同用，湿盛胀满、水肿者不宜用；⑤饴糖有助湿壅中之弊，湿阻中满者不宜服。

表6-34　补阳药

药名	性味归经	功效	应用	用量
鹿茸	甘、咸，温，归肾、肝经	补肾阳，益精血，强筋骨，调冲任，托疮毒	肾阳虚衰，精血不足证；肾虚骨弱，腰膝无力或小儿五迟；妇女冲任虚寒，崩漏带下；疮疡久溃不敛，阴疽疮肿内陷不起	1～2
紫河车	甘、咸，温，归肺、肝、肾经	补肾益精，养血益气	阳痿遗精，腰酸头晕耳鸣；气血不足诸证；肺肾两虚之咳喘；不孕，产后少乳	1.5～3
淫羊藿	辛、甘，温，归肾、肝经	补肾壮阳，祛风除湿	肾阳虚衰，阳痿尿频，腰膝无力；风寒湿痹，肢体麻木	3～15
巴戟天	辛、甘，微温，归肾、肝经	补肾助阳，祛风除湿，强筋骨	肾阳虚阳痿、宫冷不孕、小便频数；风湿腰膝疼痛及肾虚腰膝酸软无力	5～15
仙茅	辛，热，有毒，归肾、肝经	温肾壮阳，祛寒除湿	肾阳不足、命门火衰之阳痿精冷、小便频数；腰膝冷痛，筋骨痿软无力	5～15
杜仲	甘，温，归肝、肾经	补肝肾，强筋骨，安胎	肾虚腰痛及各种腰痛；胎动不安或习惯性堕胎	6～15
续断	苦、辛，微温，归肝、肾经	补益肝肾，强筋健骨，止血安胎，疗伤续折	阳痿不举，遗精遗尿；腰膝酸痛，寒湿痹痛；崩漏下血，胎动不安；跌打损伤，筋伤骨折	9～15

续表

药名	性味归经	功效	应用	用量
肉苁蓉	甘、咸，温，归肾、大肠经	补肾助阳，润肠通便	肾阳亏虚，精血不足之阳痿早泄、宫冷不孕、腰膝酸痛、痿软无力；肠燥津枯便秘	9～15
锁阳	甘，温，归肝、肾、大肠经	补肾助阳，润肠通便	肾阳亏虚，精血不足之阳痿、不孕、下肢痿软、筋骨无力等；血虚津亏肠燥便秘	10～15
补骨脂	苦、辛，温，归肾、脾经	补肾壮阳，固精缩尿，温脾止泻，纳气平喘	肾虚阳痿、腰膝冷痛；肾虚遗精、遗尿、尿频；脾肾阳虚，五更泄泻；肾不纳气，虚寒喘咳	6～10
益智仁	辛，温，归肾、脾经	暖肾固精缩尿，温脾开胃摄唾，止泻	下元虚寒，遗精、遗尿、小便频数；脾胃虚寒，腹痛吐泻及口涎自流	3～10
菟丝子	辛、甘，平，归肾、肝、脾经	补肾益精，养肝明目，止泻安胎	肾虚腰痛、阳痿遗精、尿频及宫冷不孕；肝肾不足，目暗不明；脾肾阳虚，便溏泄泻；肾虚胎动不安	10～20
沙苑子	甘，温，归肝、肾经	补肾固精，养肝明目	肾虚腰痛、阳痿遗精、遗尿尿频、白带过多；目暗不明，头昏目花	9～15
蛤蚧	咸，平，归肺、肾经	补肺益肾，纳气平喘，助阳益精	肺虚咳嗽，肾虚作喘，虚劳喘咳；肾虚阳痿	5～10
核桃仁	甘，温，归肾、肺、大肠经	补肾温肺，润肠通便	肾阳虚衰，腰痛脚弱，小便频数；肺肾不足之虚寒喘咳及肺虚久咳、气喘；肠燥便秘	10～30
冬虫夏草	甘，温，归肾、肺经	补肾益肺，止血化痰	阳痿遗精、腰膝酸痛；久咳虚喘，劳嗽痰血，肺肾两虚	5～10
胡芦巴	苦，温，归肾经	温肾助阳，散寒止痛	寒疝腹痛，腹胁胀痛；足膝冷痛，寒湿脚气；阳痿滑泄，精冷囊湿	3～10
韭菜子	辛、甘，温，归肾、肝经	温补肝肾，壮阳固精	阳痿遗精，白带白淫；肝肾不足，腰膝痿软	3～9
阳起石	咸，温，归肾经	温肾壮阳	阳痿不举，宫冷不孕	3～6
紫石英	甘，温，归心、肺、肾经	温肾助阳，镇心安神，温肺平喘	肾阳亏虚，宫冷不孕，崩漏带下；心悸怔忡，虚烦不眠；肺寒气逆，痰多咳喘	9～15
海狗肾	咸，热，归肾经	暖肾壮阳，益精补髓	阳痿精冷，精少不育；肾阳衰微，心腹冷痛	1～3

药名	性味归经	功效	应用	用量
海马	甘，温，归肝、肾经	补肾壮阳，调气活血	阳痿，遗精遗尿；肾虚作喘；癥瘕积聚，跌打损伤；疔疮肿毒	3～9
哈蟆油	甘、咸、平，归肺、肾经	补肾益精，养阴润肺	病后体虚，盗汗神衰；劳嗽咯血。	3～10
羊红膻	辛、甘、温，归心、肾、肺、脾经	温肾助阳，活血化瘀，养心安神，温肺散寒	阳痿不举，精少精冷；气滞血瘀，胸痹心痛；心悸失眠，胸闷气短；外感风寒，寒饮咳嗽	10～15

备注：仙茅燥烈有毒，不宜久服。

表6-35 补血药

药名	性味归经	功效	应用	用量
当归	甘、辛，温，归肝、心、脾经	补血调经．活血止痛，润肠通便	血虚诸证；血虚血瘀之月经不调、经闭、痛经等；虚寒性腹痛、跌打损伤、痈疽疮疡、风寒痹痛等；血虚肠燥便秘	6～2
熟地黄	甘，微温，归肝、肾经	补血养阴，填精益髓	血虚诸证；肝肾阴虚诸证	9～15
白芍	苦、酸，微寒，归肝、脾经	养血敛阴，柔肝止痛，平抑肝阳	肝血亏虚及血虚月经不调；肝脾不和之胸胁脘腹疼痛或四肢挛急疼痛；肝阳上亢之头痛眩晕；阴虚盗汗	6～15
阿胶	甘，平，归肺、肝、肾经	补血，滋阴，润肺，止血	血虚证；出血证；肺阴虚燥咳	5～15
何首乌	苦、甘、涩，微温，归肝、肾经	益精血，补肝肾，乌须发，强筋骨（制用）；解毒，截疟，润肠通便（生用）	精血亏虚、头晕眼花、须发早白、腰膝酸软、遗精、崩带；久疟、痈疽、瘰疬、肠燥便秘等	制用6～12；生用3～6
龙眼肉	甘，温，归心、脾经	补益心脾，养血安神	思虑过度，劳伤心脾之惊悸怔忡、失眠健忘、食少体倦，以及脾虚气弱、便血崩漏等	10～25
楮实子	甘，寒，归肝、肾经	滋肾，清肝，明目，利尿	腰膝酸软，虚劳骨蒸，头晕目昏；目翳昏花；水肿胀满	6～9

备注：①白芍反藜芦；②阿胶入汤剂宜烊化冲服。

表6－36 补阴药

药名	性味归经	功效	应用	用量
北沙参	甘、微苦，微寒，归肺、胃经	养阴清肺，益胃生津	肺阴虚证；胃阴虚证	5～10
南沙参	甘，微寒，归肺、胃经	养阴清肺，清胃生津，补气，化痰	肺阴虚证；胃阴虚证	9～15
百合	甘，微寒，归肺、心、胃经	养阴润肺，清心安神	肺阴虚证；阴虚有热之失眠心悸及百合病心肺阴虚内热证	6～12
麦冬	甘、微苦，微寒，归胃、肺、心经	养阴生津，润肺清心	胃阴虚证；肺阴虚证；心阴虚证	6～12
天冬	甘、苦，寒，归肺、肾、胃经	养阴润燥，清肺生津	肺阴虚证；肾阴虚证；热病伤津之食欲不振、口渴及肠燥便秘等证	6～12
石斛	甘，微寒，归胃、肾经	益胃生津，滋阴清热	胃阴虚及热病伤津证；肾阴虚证	6～12
玉竹	甘，微寒，归肺、胃经	养阴润燥，生津止渴	肺阴虚证；胃阴虚证	6～12
黄精	甘，平，归脾、肺、肾经	补气养阴，健脾，润肺，益肾	阴虚肺燥，干咳少痰及肺肾阴虚的劳咳久咳；脾虚阴伤证；肾精亏虚	9～15
明党参	甘、微苦，微寒，归肺、脾、肝经	润肺化痰，养阴和胃，平肝	肺阴虚证；脾胃阴虚证；肝阴不足或肝热上攻所至的眩晕、头痛、目赤等	6～12
枸杞子	甘，平，归肝、肾经。	滋补肝肾，益精明目	肝肾阴虚及早衰证	10～15
墨旱莲	甘、酸，寒，归肝、肾经	滋补肝肾，凉血止血	肝肾阴虚证；阴虚血热的失血证	6～12
女贞子	甘、苦，凉，归肝、肾经	滋补肝肾，乌须明目	肝肾阴虚证	6～12
桑椹	甘、酸，寒，归肝、肾经	滋阴补血，生津润燥	肝肾阴虚证；津伤口渴、消渴及肠燥便秘等证	9～15
黑芝麻	甘，平，归肝、肾、大肠经	补肝肾，润肠燥	肾精肝血亏虚所致的早衰诸证；肠燥便秘	9～15
龟甲	甘，寒，归肾、肝、心经	滋阴，潜阳，益肾健骨，养血补心	阴虚阳亢，阴虚内热，虚风内动；肾虚骨痿，囟门不合；阴血亏虚，惊悸、失眠、健忘	9～24
鳖甲	甘、咸，寒，归肝、肾经	滋阴潜阳，退热除蒸，软坚散结	肝肾阴虚证；癥瘕积聚	9～24

备注：①百合蜜炙可增加润肺作用；②龟甲、鳖甲宜先煎。

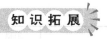

黄　芪

黄芪的化学成分主要含苷类、多糖类、黄酮类化合物。其中黄芪多糖能促进 RNA 和蛋白质合成，使细胞生长旺盛，寿命延长，并能抗疲劳、耐低温、抗流感病毒。黄芪水煎液有保护肾脏、消除蛋白尿和利尿作用，并对血压有双向调节作用。

附：补益药功用对比

比较	药名	共同点	不同点
1. 人参与黄芪	人参	补气：主治脾肺气虚证	人参能大补元气（主治气脱危证），又能宁神益智、生津止渴（主治失眠、健忘、津伤口渴及消渴证等）
	黄芪		黄芪善能补气升阳（主治中气下陷证），又能固表止汗、托毒生肌、利水消肿（主治表虚自汗、痈疽虚证、脾虚水肿证等）
2. 生地黄与熟地黄	生地黄	滋阴：主阴虚证	生地黄甘苦寒，长于清热凉血（主治热入营血及血热妄行）；滋阴多用于津亏口渴、消渴、便秘证
	熟地黄		熟地黄甘温，长于补血（主治血虚证）滋阴多用于肝肾阴虚
3. 龟板与鳖甲	龟板	滋阴清热：主治阴虚发热证	龟板滋阴力强，兼能益肾健骨（主治肾虚骨痿证），又能固经止血、养血补心（主治阴虚血热，冲任不固之崩漏，月经过多）
	鳖甲	潜阳息风：主治虚风眩晕证	鳖甲潜阳退虚热力强，兼能软坚散结（主治癥瘕积聚、疟母证）

第二节　方剂基础知识

方剂是在辨证立法的基础上选择适当的药物配伍而组成的，是中医临床治疗病证的重要手段。药物的药性及功效各有所偏，需遵循一定原则及规律组合成方，以使药物之间相互协调，调偏制毒，增强或改变药物原有的功用，消除或减缓某些药物的毒副作用，从而更好地发挥药物的整合治疗作用。

一、方剂的组成及变化

方剂是一个由多味药构成的有机整体，其组方是在辨证立法、确定治法的基础上，针对病因病机有主次轻重地选择药物而组合成方，而非药物简单地堆砌。

（一）方剂的组成结构

在组织具有不同作用、不同地位的药物时，方剂的组成应严密符合组方的基本结构，即"君、臣、佐、使"的组方形式。这样才能在辨证立法的基础上，选择合适的药物，做到主次分明，妥善配伍，达到重点突出、扬长避短、全面兼顾、提高疗效的目的。

1. 君药

君药是针对主病或主症起主要治疗作用的药物，是方剂组成中的核心部分，不可缺少。君药通常具有药力较强，药味较少及药量较大的特点。

2. 臣药

臣药是辅助君药加强其治疗主病或主症的药物。在一些复杂证候的治疗方剂中，臣药也对兼病或兼症起治疗作用。臣药与君药多具有特定的增效配伍关系。

3. 佐药

佐药具有三种意义：①佐助药是协助君、臣药以加强治疗作用，或用以治疗次要兼症的药物。②佐制药是用以消除或缓解君、臣药的毒性、烈性与偏性的药物。③反佐药是病重邪甚而且拒药不受时，配用与君药性味相反而又能在治疗中起相成作用的药物。佐药一般药味数稍多，用量较少。药味在方剂中是佐助、佐制还是反佐，应视病情治疗的需要和君、臣药物的性能而定。

4. 使药

使药具有两种意义：①调和药，调和诸药的性能，协调诸药的相互作用或起矫味作用。②引经药，引导诸药的药力直达病所。

方剂通过"君、臣、佐、使"的组方原则，将各具特性的药物组合成方，这样既可使主次分明、配合严谨，又可调偏制毒、增强疗效，满足辨证论治的要求。在具体临床应用中，方剂的遣药组方没有固定的模式，配伍君、臣、佐、使药主要是以药物在方中所起作用的主次为依据，一剂方药并不强求君、臣、佐、使均俱全，也不是每味药物只任一职。但是，任何方剂组成中必须以君药为核心，在君药的主导作用下，臣、佐、使药发挥相辅相成的功效。

（二）方剂组成的变化

方剂既遵循严格的组方原则，又有很大的灵活性。药物的选择、配伍的安排、药量的轻重及剂型等，都与患者的体质、年龄、生活习惯及所处环境、四时变化等因素密切相关。临床辨证组方时必须根据病情予以灵活化裁，随症加减，才能达到预期的疗效。方剂的组成变化归纳起来主要有三类。

1. 药味增减的变化

药物是组成方剂的基本单位，决定方剂的基本功用。方剂中的药物增加或减少时，必然改变方剂的配伍关系，并由此改变方剂的功用。这种变化符合临床用药"随症加减"的原则，其目的是使之更加适应病情变化的需要。但须指出，在此所指的"随症加减"，意为在主病、主症、基本病机及君药不变的前提下，由于兼症不同，故在原方基础上改变方中的佐使药物，从而适应新病情的需要，并不引起全方功效的根本改变。但是若药味的增损引起原方君药或其主要配伍关系改变，则会便方剂原功效发生本质变化。例如：麻黄汤以麻黄为君药，与桂枝配伍以发热散寒，治疗恶寒发热、头痛身热、无汗而喘、脉浮紧等风寒表实证；若将方中的桂枝换成石膏，即成麻黄杏仁甘草石膏汤，其麻黄与石膏君臣相伍则发挥宣肺泄热之效，治疗身热不解、汗出而喘、脉浮滑而数等肺热壅闭证。

2. 药量增减的变化

方剂的药量增减是指其药物组成不变，仅加减药物用量，从而使方剂的药效强弱、配伍关系及功用主治发生改变。药量的增减对其功效的影响主要有两类。

（1）增强或减弱原方的药力，或扩大治疗范围。例如，由附子、干姜、炙甘草三味药组成的四逆汤与通脉四逆汤，二方均以附子为君，干姜为臣，加炙甘草为佐使。前者的主要功效在回阳救逆，主治四肢厥逆、恶寒、下利清谷、脉沉微细等阴盛阳虚证；而通脉四逆汤中的附子、干姜用量较四逆汤均有增加，其功效则重在回阳通脉，治疗四肢厥逆、身反不恶寒、面赤、下利清谷、脉微欲绝等阴盛格阳证。

（2）药量增减导致君药改变，从而改变了原方的主要功效。例如，由大黄、枳实、厚朴三味药组成的小承气汤与厚朴三物汤。前者方中大黄量倍于厚朴，其功效重在泻热通便，治疗热结便秘；而后者方中厚朴量倍于大黄，其功效则重在行气通便，主治气滞便秘。

3. 剂型配制的变化

尽管同一方剂的药物组成、用量完全相同，但若配制的剂型不同，方剂的作用和适应证亦不尽相同。但是，这种差异主要表现在药力的峻缓强弱和所治证候的轻重缓急上，方剂的本质功效并未改变。例如，组方与用量均相同的理中丸与人参汤，前者炼蜜成丸，主治脘腹疼痛、自利不渴、病后喜唾等中焦虚寒证，病势较缓轻；但后者水煎成汤，主治心胸痞闷、气从胁下上逆等中上二焦虚寒证，病势急重。

二、方剂的剂型

剂型是在方剂组成之后，根据病情的需要和药物不同的性能，加工制成一定形态的制剂形式。方剂的剂型历史悠久，是众多古代医家长期临床实践的历史产物。汤、丸、散、膏、酒、丹等多种剂型在汉代以前便有记载。至明代，《本草纲目》所载剂型已有40余种。近现代随着传统剂型的改革和制剂工艺的发展，又相继研制出片剂、冲剂、糖浆剂、注射剂等新的剂型。不同的剂型可导致药物的作用性质、作用速度、作用时间及毒副作用不同，从而影响药物的临床效果。因此，选择合理的药物剂型是确保药物疗效最大化的关键。现将常用剂型的主要特点及制作方法介绍如下（表6-37）。

表6-37　常剂型一览表

剂型	制作方法	用法	特点	代表药剂
汤剂	药物饮片加水浸泡后煎煮，去渣取汁	内服	吸收快，作用迅速，可根据病情变化随症加减，应用较全面、灵活；但服用量大，剂量不准确，且不易携带	麻黄汤、小承气汤
丸剂	将药物研成细粉或药材提取物，加蜜或水、米糊、面糊、酒、醋、药汁等适宜黏合剂制成	内服	吸收较慢，药效持久，节省药材，便于服用、携带，尤其适用于含有芳香性药物或药性峻猛、不宜煎煮的方剂；丸剂多用于治疗慢性虚弱性疾病	六味地黄丸、归脾丸、安宫牛黄丸、三物备急丸

剂型	制作方法	用法	特点	代表药剂
散剂	将药物粉碎，混合均匀，制成粉末状制剂	内服外用	制作简便，不易变质，吸收较快，节省药材，便于服用、携带；临床应用较少	内服：银翘散 外用：如意金黄散、生肌散、冰硼散
膏剂	将药物用水或植物油煎熬去渣而制成	内服外用	内服膏剂口感佳、便于服用；外贴膏分为软膏和硬膏，具有消肿、拔毒、生肌、去腐、止痛等作用	内服：鹿胎膏 外用：狗皮膏
酒剂	以酒为溶媒，使药物中的有效成分溶出所得的澄清浸出液	内服外用	内服多用于体质虚弱、风湿痹痛、跌打损伤等；外用可消肿止痛，杀虫止痒	风湿药酒
丹剂	将某些矿物类药加热升华而成	内服外用	没有固定的剂型，可为散、丸，或制成块状、锭状等	内服：至宝丹 外用：红升丹、白降丹
茶剂	又称药茶，是指将药物粉碎加工制成粉末状制品，用沸水泡服或煎服	内服	体积小，便于贮藏与携带，药效迅速确切，制法简便，服用方便	减肥茶、刺五加茶
栓剂	将药物细粉或药材提取物与基质混合制成的一定形状的固体制剂	外用	可治疗全身或局部疾病、减少药物对肝脏的毒副作用，避免药物对胃黏膜的刺激作用及胃肠液对药物的影响	小儿退热栓、小儿消炎栓、保妇康栓
片剂	将药物加工、提炼，与辅料混合压制而成的片状剂	内服	用量准确，体积小，便于携带，贮运方便，是现代常用剂型之一	银翘解毒片、复方丹参片
冲剂	将药物的细粉或药材提取物加适量赋形剂制成的干燥颗粒状内服制剂	内服	作用迅速，体积小，重量轻，易于运输携带，服用简便	感冒清热冲剂、板蓝根冲剂
糖浆剂	将药物煎煮去渣取汁浓缩后，加入适量蔗糖溶解制成	内服	味甜量小，服用方便，吸收较快，适用于儿童服用	止咳糖浆、小儿健胃糖浆
口服液	将药物用水或其他溶剂提取而成的内服液体制剂	内服	剂量少，吸收较快，服用方便，口感适宜	双黄连口服液、人参蜂王浆口服液、杞菊地黄口服液

续表

剂型	制作方法	用法	特点	代表药剂
注射剂	药物经提取、精制、配制等步骤制成灭菌溶液、无菌混悬液或供配制成液体的无菌粉末	皮下、肌内、静脉注射	剂量准确，药效迅速，不受消化道影响	清开灵注射液、生脉注射液

以上诸种剂型各具特点，临床应用应根据病情与方剂特点酌情选用。此外，尚有灸剂、熨剂、线剂、气雾剂、胶囊等，亦在临床中广泛应用。随着制剂技术的发展，许多具有更高疗效的新剂型不断被研制出来，这里不再一一赘述。

三、方剂的分类

方剂根据其药用性能、剂型特点进行分类，种类较多，本节主要介绍几类具有代表性的方剂。

（一）解表剂

解表剂是以解表药为主组成，具有发汗解肌、疏达腠理、透邪外出等作用，主要治疗表证的方剂。解表剂主要适用于表证，也可用于麻疹、痈肿、疮疡、水肿等初起兼有表证者。解表剂属于"八法"中的"汗法"。

邪犯肌表之证有表寒、表热及虚人外感等不同，因此，解表剂通常分辛温解表、辛凉解表和扶正解表三类（表6-38）。

1. 辛温解表剂

本类方剂适用于外感风寒表证，即表寒证。其主要临床表现为发热、恶寒、头项强痛、肢体酸痛、口不渴、舌苔薄白、脉浮等表证。常以辛温解表药如麻黄、桂枝、荆芥、防风、苏叶、羌活等为主组成。因为风寒表证中，或邪犯肌表，肺失宣降；或风寒夹湿，经络阻滞；或肌表被郁，肺胃气滞；或阳盛之体，邪从热化；或暑令感寒，或素有寒饮，出现内外合邪而有各种伴随兼症，故本类方剂又常配伍宣肺止咳、除湿通络、理气行滞、清泄里热、温化痰饮等药。代表方剂有麻黄汤、桂枝汤、小青龙汤、九味羌活汤、香薷饮等。

2. 辛凉解表剂

本类方剂适用于外感风热表证，即表热证。其主要临床表现为发热、微恶风寒、头痛咳嗽、口渴咽痛、舌苔薄白或微黄、脉浮数。常以辛凉解表药如薄荷、金银花、桑叶、菊花、牛蒡子、葛根等为主组成。因为外感表热证中，邪从口鼻而入，直犯上焦，或咽喉不利，或肺失宣降；或上焦蕴热，热伤津液，故本类方剂常配伍解毒利咽、宣肺止咳、清泄里热、甘寒生津、解毒透疹等药。代表方剂有银翘散、桑菊饮、麻杏甘石汤、升麻葛根汤等。

3. 扶正解表剂

本类方剂适用于体质素虚又感外邪而致的表证。正虚感邪之表证的治疗当解表与扶正兼顾，此时扶正在于助解表邪而不伤正气，并非为扶虚所用。此类方剂常以益气、助阳、滋阴、养血药与解表药配合而成。因为外邪有寒热之别，虚人常有兼夹病邪，如阳虚生内寒、气虚多痰湿、阴虚生内热、血虚多津少等，故组方配伍中当酌情兼顾。代表方剂有败毒散、再造散、加减葳蕤汤等。

表 6-38　解表剂

分类	方名	药物组成	功用	主治
辛温解表剂	麻黄汤	麻黄、桂枝、杏仁、炙甘草	辛温发汗宣肺平喘	外感风寒表实证：恶寒发热，头痛身疼，无汗而喘，舌苔薄白，脉浮紧
	桂枝汤	桂枝、芍药、炙甘草、生姜、大枣	解肌发表调和营卫	外感风寒表虚证及营卫不和证：头痛发热，汗出恶风，或鼻鸣干呕，舌苔薄白，脉浮紧
	小青龙汤	麻黄、芍药、干姜、五味子、炙甘草、桂枝、半夏	解表散寒温肺化饮	风寒客表，水饮内停证：恶寒发热，喘咳，咳痰清稀，色白量多，重者不能平卧，头面四肢浮肿，苔白滑，脉弦
	九味羌活汤	羌活、防风、苍术、细辛、川芎、白芷、生地黄、黄芩、甘草	发汗祛湿兼清理热	外感风寒湿邪，兼有里热证：恶寒发热，肌表无汗，头痛强项，肢体酸楚疼痛，口苦而渴，苔白脉浮者

续表

分类	方名	药物组成	功用	主治
辛凉解表剂	银翘散	连翘、金银花、苦桔梗、薄荷、竹叶、生甘草、淡豆豉、荆芥穗	辛凉透表清热解毒	温病初起：发热无汗或汗不多，微恶风寒，头痛口渴，咳嗽咽痛，舌尖红，舌苔薄白或薄黄，脉浮数
	桑菊饮	桑叶、菊花、杏仁、连翘、薄荷、桔梗、芦根、甘草	疏风清热宣肺止咳	风温初起：咳嗽有痰，身热不甚，口微渴，舌苔薄白或薄黄，脉浮紧
	麻杏甘石汤	麻黄、杏仁、甘草、石膏	辛凉宣泄清肺平喘	肺热壅盛证：身热不解，呃逆气急，甚或鼻扇，口渴，舌苔薄白或黄，脉浮而数
扶正解表剂	败毒散	人参、柴胡、前胡、川芎、枳壳、羌活、独活、茯苓、桔梗、甘草	益气解表散风祛湿	气虚外感风寒湿表证：恶寒壮热无汗，头项强痛，肢体酸痛，胸膈痞闷，鼻塞声重，咳嗽有痰，舌苔白腻，脉浮数而重取无力
	再造散	黄芪、人参、桂枝、甘草、熟附子、细辛、羌活、防风、川芎、煨生姜、	助阳益气散寒解表	阳气虚弱，感冒风寒证：头痛身热恶寒，寒重热轻，无汗肢冷，舌淡苔白，脉沉无力

　　解表剂多用辛散轻扬之品，不宜久煎，以免药性耗散，功效减弱。解表发汗以遍身微汗出为佳，太过与不及均不适宜。若汗出不彻底则病邪不解，汗出太过则耗气伤津，以致造成亡阳危候。

✿知识链接

麻黄汤医案举例

　　昔有乡人丘生者病伤寒。诊之，身热，头疼烦渴，脉浮数而无力，尺以下迟而弱。医者许叔微曰：此证虽属麻黄证，而尺迟弱，故于建中汤加当归、黄芪令饮，翌日脉尚可，但其家煎迫，日夜督发汗药，言几不逊矣。许氏忍之，乃仍建中调荣而已。至五日，尺部尚应，遂投麻黄汤。啜第二服，发狂，须臾稍定，略睡已得汗出。继而服之，诸证渐除得愈。

　　按：本案丘生病伤寒，症见身热、头疼、烦渴等，看似表证可发汗解表而治，但其脉浮数无力，尺以下迟弱，实则乃荣气不足、血气有亏之里虚证，而非表实证。麻黄汤为表实而设，当先扶助正气，待正气恢复，气血得充，再以发汗，其证自解。若气血荣亏时发汗，恐致津枯血燥。伤寒论治须先辨表里虚实，此为伤寒之要法。脉有阴阳，须看轻重，以分表里，重视脉诊合参，以表里虚实为纲，方能执简驭繁。

（二）清热剂

清热剂是以清热药为主组成，具有清热泻火、凉血解毒、滋阴透热等作用，治疗里热证的方剂。清热剂属于"八法"中的"清法"。清热剂一般适用于表证已解，里热炽盛的证候。热邪有温、热、火、毒轻重之差异，温盛为热，热极为火，火炽为毒。里热证由于热邪所在部位程度及性质之异，有气分、营分、血分的不同。因此，清热剂可分为五类（表6－39）。

1. 清气分热剂

本类方剂适用于外邪传入气分而致身热面赤、烦渴引饮、汗出恶热、舌红脉数之症。常以清热泻火药如石膏、知母、竹叶等为主组成。外邪传入气分多以无形之热弥漫为特征，且气分邪热容易耗气伤津，故本类方剂常配伍益气养阴生津之品。代表方剂有白虎汤、竹叶石膏汤等。

2. 清营凉血剂

本类方剂适用于邪热传营，或热入血分诸证。邪热入营，营阴受损而见身热夜甚，神烦少寐，或斑疹隐隐，舌绛而干；邪热入血则见出血，发斑，如狂，谵妄，舌绛起刺等。此类方剂常以水牛角、生地黄、玄参、牡丹皮等为主组成。代表方剂有犀牛地黄汤、清营汤等。

3. 清热解毒剂

本类方剂适用于三焦火毒热盛、胸膈热毒壅聚或风热疫毒发于头面等。常以清热泻火解毒药如黄芩、黄连、黄柏、栀子、连翘等为主组成。代表方剂有黄连解毒汤、清瘟败毒饮、凉膈散等。

4. 清脏腑热剂

本类方剂适用于邪热偏盛于某脏腑所产生的火热证。根据火热所在脏腑不同，分别以相应的清热药为主组成。如肺经有热，常选黄芩、石膏等；心经有热，可选用黄芪、栀子、木通、莲子心等。代表方剂有龙胆泻肝汤、清胃散、泻白散、泻黄散、芍药汤等。

5. 清虚热剂

本类方剂适用于热病后期，邪留未尽，阴液已伤所致的夜热早凉、舌红少苔，或由肝肾阴虚以致骨蒸潮热或久热不退的虚热证，或阴虚火扰之发热盗汗证。常以甘寒、咸寒或苦寒质润药如青蒿、鳖甲、生地黄、知母、地骨皮等为主组成。代表方剂有青蒿鳖甲汤、清骨散、当归六黄汤。

表6-39　清热剂

分类	方名	药物组成	功用	主治
清气分热剂	白虎汤	石膏、知母、甘草、粳米	清热除烦生津止咳	阳明气分热盛证：壮热面赤，烦渴多饮，汗出恶热，脉洪大有力
	竹叶石膏汤	竹叶、石膏、半夏、麦冬、人参、甘草、粳米	清热生津益气和胃	气津两伤证：身热多汗，心胸烦热，气逆欲呕，口干喜饮，或虚烦不寐，舌红苔少，脉细数
清营凉血剂	清营汤	犀角（水牛角代）、生地黄、玄参、竹叶、麦冬、丹参、黄连、金银花、连翘	清营解毒透热养阴	邪热入营分证：身热夜甚，神烦少寐，时有谵语，或斑疹隐隐，舌绛而干，脉细数
	犀角地黄汤	犀角、生地黄、芍药、牡丹皮	清热解毒凉血散瘀	①温病血分证：身热谵语，斑色紫黑，舌绛起刺。②热伤血络证：吐血、衄血、便血，舌质红绛，脉细数。③瘀热内结证：喜忘如狂，胸中烦痛，自觉腹满，大便色黑易解
清热解毒剂	黄连解毒汤	黄连、黄芩、黄柏、栀子	泻火解毒	三焦火毒热盛证：大热烦躁，口燥咽干，错语不眠，或热病吐衄，或外科痈疡疔毒，舌红苔黄，脉数有力
	清瘟败毒饮	生石膏、生地黄、犀角、真川连、栀子、桔梗、黄芩、知母、连翘、牡丹皮、甘草	清热解毒凉血泻火	温疫热毒，气血两燔证：大热渴饮，头痛如劈，狂躁谵妄，斑色深紫，或吐血、衄血，口干咽痛，舌绛唇焦，脉沉而细数或浮大而数
	凉膈散	川大黄、朴硝、甘草、栀子仁、薄荷、黄芩、连翘	泻火通便清上泻下	上中二焦火热证：身热口渴，面赤唇焦，胸膈烦热，口舌生疮，或咽痛吐衄，或大便不畅，舌红苔黄，脉滑数

续表

分类	方名	药物组成	功用	主治
清脏腑热剂	龙胆泻肝汤	龙胆草、黄芩、栀子、泽泻、木通、车前子、当归、柴胡生、甘草、生地黄	泻肝胆实火清下焦湿热	①肝胆实火上炎证：头痛目赤，胁痛口苦，耳聋，耳肿，舌红苔黄，脉弦数有力。②肝经湿热下注证：阴肿，阴痒，筋痿阴汗，小便淋赤，或妇女带下黄臭，舌红苔，黄腻
	清胃散	黄连、当归、生地黄、牡丹皮、升麻	清胃凉血	胃有积热证：牙痛，牵引头痛，牙喜寒恶热，面颊发热，牙眼红肿溃烂或出血，口气臭秽，口干舌燥，舌红苔黄，脉滑而数
清虚热剂	青蒿鳖甲汤	青蒿、鳖甲、细生地黄、知母、牡丹皮	清热透阴	温病后期，邪伏阴分证：夜热早凉，热退无汗，舌红少苔，脉细数
	清骨散	银柴胡、胡黄连、秦艽、鳖甲、地骨皮、青蒿、知母、甘草	清虚热退骨蒸	肝肾阴虚，虚火内扰证：骨蒸潮热，或低热日久不退，形体消瘦，咽干盗汗，舌红少苔，脉细数

清热剂多为寒凉之品，易败胃气，损伤脾阳，故应用时需注意，祛病即止，不可久服，必要时可配醒脾和胃、护阴生津之品。

知识链接

清瘟败毒饮医案举例

费公，近七旬，癸丑四月病疫，已八日矣。诊之，脉细数无至，面暗如蒙垢，头汗如蒸，昏愦谵语，身无大热，四肢振摇且冷，斑疹紫赤且隐于皮内。此为疫毒内伏，证危矣。医者余氏予清瘟败毒饮之大剂，石膏八两，犀角六钱，黄连五钱，加大青叶三钱，升麻五分服之。此日周身斑现，紫赤如绵，明昧有别，身亦大热，手足遂温，间有逆气上冲。继照此方加生地一两，紫草三钱，调服四磨饮。其侄惧逆气上冲，复请医者。后医者至，见余氏之方，大叱其非，曰：一身斑疹，用如许寒凉，冰住斑疹，如何能透？急宜提表，用荆防升葛，更以麻黄，连服二煎。至半夜，呃逆连声，四肢厥冷，足凉过膝。翌日，继将四磨饮原方连灌二服，呃逆顿止，手足遂温。按本方大剂调治，二十一日痊愈。计用石膏五斤四两，犀角五两四钱，黄连四两八钱。（《疫诊一得·卷下·附验案·疫疹

昏愦治验》）

按：本案属热毒内闭，气血两燔之疫疹重症。斑疹透出迟缓，若非热毒过盛，便属郁闭于内不得外达，即正气不足。邪热郁闭于卫，斑不透发，毒无所泄，终成闷证。本案患者年数七十，体质尤弱，外感疫疠毒邪，易入脏腑，里热极盛，邪不外达，阳气内郁，即成"疫毒内伏"之危。案方重用石膏、犀牛、黄连，使斑外透，毒火下降，功在清热泻火、凉血解毒，此为内化外解、浊降清升之法，故终得愈。

四、和解剂

凡采用调和的方法，以和解少阳寒热，协调脏腑功能的方剂，称为和解剂。属于"八法"中的"和法"。和方之制，和其所不和也。故凡病兼虚者，补而和之；兼滞者，行而和之；兼寒者，温而和之；兼热者，凉而和之；兼表者，散而和之；兼里者，攻而和之。根据本类方剂的不同作用，常用和解剂可分为和解少阳剂、调和肝脾剂、调和肠胃剂三类（表6-40）。

凡邪在表，未入少阳，或邪已入里，阳明热盛者，不宜使用和解剂。若邪在表，误用和解剂，则易引邪入里；若邪已入里，误用和解剂，则会延误病情。凡劳倦内伤，饮食失调，气血两虚而症见寒热者，忌用。

（一）和解少阳剂

本类方剂适用于邪在少阳胆经之半表半里证，症见寒热往来、胸胁苦满、心烦喜呕、默默不欲饮食、口苦、咽干、目眩、脉弦等。代表方剂有小柴胡汤、柴胡达原饮、蒿芩清胆汤等。常以柴胡或青蒿与黄芩相配为主组方。疟疾亦常出现寒热往来等类似少阳病的症状，代表方剂有截疟七宝饮。

（二）调和肝脾剂

本类方剂适用于肝气郁结，克伐脾胃，或脾虚不运，影响肝之疏泄而导致的肝脾不和证，症见胸胁闷痛、脘腹胀痛、食欲减退、嗳气吞酸、脉弦而缓，甚则寒热往来等。常以疏肝理气药或养血和血药，与健脾助运药配伍组方。代表方剂有逍遥散、四逆散、痛泻要方等。

（三）调和肠胃剂

本类方剂适用于寒热中阻，肠胃功能失调所致脘腹痞闷、恶心呕吐、腹胀或肠鸣泄泻等。常以辛温药如干姜、生姜、半夏等与苦寒药黄连、黄芩等为主组方。代表方剂有半夏泻心汤、甘草泻心汤、黄连汤等。

表6-40 和解剂

分类	方名	药物组成	功用	主治
和解少阳剂	小柴胡汤	柴胡、黄芩、人参、制半夏、生姜、大枣、炙甘草	和解少阳	①少阳证：寒热往来，胸胁苦满、默默不欲饮食，心烦喜呕，口苦咽干，目眩，舌苔薄白，脉弦；②妇人伤寒，热入血室，以及疟疾、黄疸与内伤杂病而见少阳证者
	蒿芩清胆汤	青蒿脑、淡竹茹、仙半夏、赤茯苓、陈广皮、青子芩、生枳壳、碧玉散	清胆利湿和胃化痰	少阳湿热痰浊证：寒热如疟，吐酸苦水，甚则胸胁胀痛，小便黄少，舌红苔白腻、间现杂色，脉数而右滑左弦
调和肝脾剂	逍遥散	柴胡、白芍、当归、茯苓、白术、炙甘草	疏肝解郁健脾养血	肝郁血虚证：两胁作痛，头痛目眩，口燥咽干，倦怠食少，或见寒热往来，或月经不调，乳房作胀，舌淡，脉虚弦
	四逆散	甘草、枳实、柴胡、芍药	透邪解郁疏肝解郁	①阳郁厥逆证：手足不温，或腹胀，或泄利下重，脉弦；②肝脾不和证：胁肋胀痛，脘腹疼痛，脉弦
	痛泻要方	炒白术、炒芍药、炒陈皮、防风	补脾柔肝祛湿止泻	脾虚肝郁之痛泻：肠鸣腹痛，泻必腹痛，泻后痛缓，舌苔薄白，脉两关不调，左弦而右缓
调和肠胃剂	半夏泻心汤	半夏、黄芩、干姜、人参、炙甘草、黄连、大枣	和胃降逆开结除痞	胃寒肠热证：心下痞满不痛，干呕，或呕吐，肠鸣下利，苔薄黄而腻，脉弦数
	甘草泻心汤	甘草、黄芩、人参、干姜、大枣、黄连、半夏	和胃补中降逆消痞	胃气虚弱痞证：谷不化，腹中雷鸣，心下痞硬而满，干呕，心烦不得安
	黄连汤	黄连、甘草、干姜、桂枝、人参、大枣、半夏	寒热并调和胃降逆	胃热肠寒证：腹中痛，欲呕吐

备注：小柴胡汤，和解中兼有益气扶正之功，宜于邪踞少阳、胆胃不和、胃虚气逆者；蒿芩清胆汤，和解中兼有清热利湿、理气化痰之效，宜于少阳胆热偏重，兼有湿邪痰浊者。

🌸知识链接

逍遥散医案举例

一妊妇，因怒寒热，颈项动掉，四肢抽搐。此肝火血虚风热，用加味逍遥散加钩藤，数剂而愈。（《校注妇人良方》）

按：《素问·至真要大论》云："诸风掉眩，皆属于肝。"妊妇养胎，全赖阴血，血瘀易化燥生风，更加嗔怒伤肝，肝火灼伤阴血。投加味逍遥散清肝养血，加钩藤平肝息风，而获良效。

五、温里剂

凡以温里祛寒药为主组成，具有温里祛寒、回阳救逆、温通经脉等作用，以治疗里寒证的方剂，称为温里剂。属于"八法"中的"温法"。

里寒证的成因大致有三：一是外寒直入于里，深入脏腑经络；二是素体阳虚，寒从中生；三是误治损伤阳气。但归纳起来不外寒邪直中与寒从中生两个方面。由于寒邪所在的部位不同，病情轻重缓急不同，故其为病有中焦虚寒、亡阳厥逆、寒凝经脉之分，因此本类方剂分为温中祛寒剂、回阳救逆剂、温经散寒剂三大类（表6-41）。因温里剂适用于里寒证，多由辛燥温热之品组成，服用时应从小剂量开始，中病即止，热证、阴虚证、真热假寒证不宜服用。

（一）温中祛寒剂

本类方剂适用于中焦虚寒证，即脾阳不振，寒从中生，运化失常，升降错乱，症见脘腹冷痛、不思饮食、呕吐泄泻、四肢欠温、口淡不渴、舌苔白滑、脉沉细或沉迟等。常以温中祛寒药如干姜、吴茱萸等为主组方。代表方剂有理中丸、吴茱萸汤、小建中汤等。

（二）回阳救逆剂

本类方剂适用于阴寒内盛，阳气衰微，甚至亡阳厥逆之证，症见四肢厥冷、畏寒蜷卧、精神萎靡、下利清谷、脉沉细微等。常以附子、干姜等温热药物为主组方。代表方剂有四逆汤、回阳救急汤等。

（三）温经散寒剂

本类方剂适用于阳气不足，阴血虚弱，寒邪凝滞经脉的痹证，症见手足厥冷或肢体痹痛，甚至肌肤麻木不仁，舌淡苔白、脉沉迟细弱等。常以温经散寒药如桂枝、细辛、小茴香、炮姜等为主组方。代表方剂有当归四逆汤、黄芪桂枝五物汤。

表6-41 温里剂

类型	方名	药物组成	功用	主治
温中祛寒剂	理中丸	人参、干姜、白术、炙甘草	温中祛寒补气健脾	脾胃虚寒证：腹痛喜温喜按，泻利清稀，腹满食少，呕吐，舌淡苔白，脉沉细或沉迟
	吴茱萸汤	吴茱萸、人参、生姜、大枣	温中补虚降逆止呕	①胃寒呕吐证：食谷欲呕，吞酸嘈杂，舌淡，脉沉弦而迟；②肝寒上逆证：干呕吐涎沫，头痛，颠顶痛甚，舌淡，脉沉弦；③肾寒上逆证：呕吐下利，手足厥冷，烦躁欲死，舌淡脉沉细
	小建中汤	桂枝、甘草、大枣、芍药、生姜、胶饴	温中补虚和里缓急	中焦虚寒，肝脾不和证：脘腹拘急疼痛，时发时止，喜温喜按，舌淡苔白，脉细弦
回阳救逆剂	四逆汤	附子、甘草、炙甘草	温暖脾胃回阳救逆	①少阴病，阴寒内盛，阳气衰微：四肢厥冷，畏寒蜷卧，神疲欲寐，下利清谷，出冷汗，呕吐腹痛，舌质淡，苔白滑，脉沉微；②亡阳证：四肢厥冷，脉微欲绝，大汗淋漓等
	回阳救逆汤	熟附子、干姜、人参、甘草、白术、肉桂、陈皮、五味子、茯苓、半夏	回阳固脱益气生脉	寒邪直中三阳，真阳衰微证：四肢厥冷，神衰欲寐，恶寒蜷卧，吐泻腹痛，口不渴，甚则身寒战栗，唇指青紫，甚或无脉等，舌淡苔白，脉沉微，甚或无脉
温经散寒剂	当归四逆汤	当归、桂枝、芍药、细辛、炙甘草、通草（即木通）、大枣	温经散寒养血通脉	①阳虚血亏寒厥证：手足厥冷，舌淡苔白，脉沉细，甚或细而欲绝；②寒入经脉，腰、股、腿、足疼痛之痹证
	黄芪桂枝五物汤	黄芪、芍药、桂枝、生姜、大枣	益气温经和血通痹	血痹证：肌肤麻木不仁，微恶风寒，舌淡，脉微涩而紧

❋ 知识链接

当归四逆汤医案举例

周秋帆茂才内人，怀孕数月，一日周身痛痹，四肢拘挛，肌肤及手指掌皮，数变如蛇蜕之形，惊痛交并，恐成废疾。余诊脉得浮大，按浮为风，大为虚，此营卫不固，血虚风袭之候也。原中风有中腑、中脏、中经络血脉之分，故见症各著其形。今起居如故，饮食如常，外无六经之形症，内无便溺之阻格，惟苦肢节间病，风中血脉奚疑！处以当归四逆汤，当归重用，佐以一派祛风之味，连进四剂而愈。（《得心集医案》）

六、补益剂

凡以补益药为主组成，具有补益人体气、血、阴、阳之不足的作用，以治疗各种虚证的方剂，称为补益剂，属于"八法"中的"补法"。依据虚证的不同类型，分补气剂、补血剂、气血双补剂、补阳剂、补阴剂五类（表6-42）。

补益之药多有壅滞之弊，故常少佐行气活血之品，以使其补而不滞。应用补益剂时，需辨别虚实真假，真虚假实勿用攻伐，真实假虚勿用补益。

（一）补气剂

本类方剂适用于脾肺气虚证，症见倦怠无力、食少便清、少气懒言、语言低微、动则气促汗出、面色㿠白、舌淡苔白、脉弱或虚大，或虚热自汗、脱肛、子宫脱垂等。常以补气药如人参、黄芪、白术等为主组方。代表方剂有四君子汤、补中益气汤、参苓白术散、生脉散等。

（二）补血剂

本类方剂补血剂适用于血虚证，症见面色萎黄、唇甲色淡、头晕眼花、舌淡、脉细数或细涩，或心悸失眠、夜寐多梦、月经不调量少色淡、经闭不行等。常以补血药如熟地黄、当归、白芍、阿胶、龙眼肉等为主组方。代表方剂有四物汤、归脾汤、当归补血汤。

（三）气血双补剂

本类方剂适用于气血两虚证，症见头晕目眩、心悸气短、少气懒言、肢体倦怠乏力、面色萎黄或苍白、舌淡苔白、脉细弱等。常以补气药与补血药共同组方。代表方剂有八珍汤、炙甘草汤、十全大补汤等。

（四）补阳剂

本类方剂适用于肾阳虚衰证，症见畏寒肢冷、腰膝酸软、小便不利、小便频数、夜尿颇多，或男子阳痿、女子宫寒不孕，以及水肿、喘咳等。常以温补阳气药为主组方。代表方剂有肾气丸、右归丸。

（五）补阴剂

本类方剂适用于肝肾阴虚证，症见形体消瘦、头晕耳鸣、腰膝酸软、五心烦热、遗精滑泄，或骨蒸潮热、盗汗颧红、咽干口燥、眼目干涩、舌红少苔，脉细数。常以补阴药如熟地黄、麦冬、沙参、阿胶、龟板等为主组方。代表方剂有六味地黄丸、左归丸、大补阴丸、虎潜丸、一贯煎等。

表6-42 补益剂

分类	方名	药物组成	功用	主治
补气剂	四君子汤	人参、白术、茯苓、炙甘草	补气健脾	脾胃气虚证：食少便溏，面色㿠白，语言低微，四肢无力，舌质淡，苔薄白，脉细软或缓弱
	补中益气汤	黄芪、甘草、人参、当归、橘皮、柴胡、升麻、白术	补中益气升阳举陷	①脾胃气虚证：饮食减少，体倦肢软，少气懒言，大便稀薄，脉虚软；②气虚下陷证：脱肛，子宫脱垂，久痢久泻，崩漏，气短乏力，舌淡，脉虚；③气虚发热证：身热，自汗，渴喜热饮，气短乏力，舌淡，脉虚大无力
	参苓白术散	莲子肉、薏苡仁、缩砂仁、桔梗、白扁豆、白茯苓、人参、甘草、白术、山药	益气健脾渗湿止泻	脾虚夹湿证：气短乏力，形体消瘦，胸脘痞闷，饮食不化，肠鸣泄泻，面色萎黄，舌质淡，苔白腻，脉虚缓
补血剂	四物汤	当归、川芎、白芍药、熟地黄	补血和血	营血亏虚证：头目失荣，眩晕；心肝血虚证：心悸失眠，面色唇甲无华，也可见月经不调或经闭不行，或脐腹疼痛
	归脾汤	白术、茯苓、黄芪、龙眼肉、酸枣仁、当归、人参、甘草、木香、远志	益气补血健脾养心	①心脾气血两虚证：心悸怔忡，气短乏力，失少，舌淡，苔薄白，脉细弱；②脾不统血证：妇女崩漏，月经提前、量多色淡，或淋沥不止，便血，皮下紫癜，舌淡，脉细者
	当归补血汤	黄芪、当归	补气生血	血虚发热证：肌热面红，烦渴欲饮，脉洪大而虚，重按无力

续表

分类	方名	药物组成	功用	主治
气血双补剂	八珍汤	当归、川芎、白芍、熟地黄、人参、白术、茯苓、甘草	益气补血	气血两虚证：面色㿠白或萎黄，心悸怔忡，食欲不振，气短懒言，四肢倦怠，头晕目眩，舌淡苔白，脉细弱或虚大无力
	十全大补汤	人参、肉桂、川芎、地黄、白术、茯苓、黄芪、甘草、川当归、白芍	补益气血	气血不足证：久病体虚，纳差，面色萎黄，精神怠倦，以及疮疡不敛，妇女崩漏
补阳剂	肾气丸	干地黄、山萸肉、山药、泽泻、茯苓、牡丹皮、肉桂、炮附子	温补肾阳	肾阳不足证：腰疼脚软，下半身常有冷感，少腹拘急，小便不利或小便反多，舌质淡而胖，脉虚弱尺部沉微，以及喘咳，消渴，脚气，水肿，男子阳痿，女子宫寒不孕等
	右归丸	熟地黄、山药、山茱萸、枸杞子、菟丝子、鹿角胶、肉桂、杜仲、当归、制附子	温补肾阳填精益髓	肾阳不足，命门火衰证：畏寒肢冷，腰膝软弱，阳痿遗精，或阳衰无子，或小便自遗
补阴剂	六味地黄丸	熟地黄、山药、茯苓、泽泻、山萸肉、牡丹皮	滋补肝肾	肝肾阴虚证：腰膝酸软，头目眩晕，耳鸣耳聋，盗汗遗精，足跟痛，小儿囟开不合，或虚火上炎而见骨蒸潮热，手足心热或消渴，或虚火牙痛，口燥咽痛，舌红少苔，脉细数
	左归丸	大怀熟地、山药、枸杞、山茱萸、川牛膝、鹿角胶、龟板胶、菟丝子	滋阴补肾填精益髓	真阴不足证：头晕目眩，自汗盗汗，腰酸腿软，遗精滑泄，舌红少苔，脉细

备注：四君子汤，补气健脾之功专，是治脾胃气虚之基础方；参苓白术散，为四君子汤基础上加山药、莲肉等药而成，补气健脾与祛湿止泻并重，是治脾虚夹湿之主方。

🌸 知识链接

四物汤医案举例

李徐氏，年三十，患大便久下鲜血，医治三载无功，起坐不宁，昏晕床褥，饮食不进，肌肉瘦体，白若枯骨，内兄为之请诊。按之六脉沉微，势在将脱，不可救也。乃勉强作剂，用干熟地一两，当归七钱，酒芍五钱，川芎三钱，黑姜灰、黑侧柏叶、黑马通各五钱，炙草一钱，令进六剂。否知两旬，其兄来寓曰：余妹因近日移居，诸事匆匆，是以羁绊，今特请愚来致谢先生，并求补剂。余闻摇首曰：嘻！令妹之长寿也，李氏之福也，我之药力幸遇也，余焉得居功哉？又与补中益气汤，煎服龟鹿地黄丸，而元气大复，明年生子。（《齐氏医案》）

按：本案大便下血已历时三年，现肌肉消瘦、昏眩卧床、面白如枯骨、脉象沉微，实属血虚重症。方以大剂四物汤补血，加侧柏炭、黑马通、黑姜炭止血，使血虚得补，下血得止其病渐愈。后以补中益气汤以生血、摄血，龟鹿地黄丸补益肝肾以固本，则久虚大复。

七、消导剂

凡以消食药物为主组成，具有消食导滞、消痞化积、开胃进食等作用，以治疗食积痞满、积聚结块的方剂，称为消导剂，属于"八法"中的"消法"。

消法的应用范围比较广泛，凡由气、血、痰、湿、食、虫等壅滞而成的积滞痞块，均可应用。此处主要论述食积内停的治法与方剂。根据配伍组成及适应证的不同，消导剂可分为消食导滞剂、健脾消食剂两类（表6-43）。

食积内停，易使气机阻滞，气机阻滞又可导致积滞不化，故消食剂中又常配伍理气药，以行气消积。使用过程中应注意，消食剂属攻伐之剂，不宜久服。此外，纯虚无实者禁用。

（一）消食导滞剂

本类方剂适用于饮食失节，食积内停之证，症见胸脘痞闷、嗳腐吞酸、恶食呕逆、腹痛泄泻等。常以消食药如山楂、麦芽、莱菔子、神曲等为主组方。食积易阻气机，易生湿化热，因此常配伍理气、化湿、清热之品。代表方剂有保和丸、枳实导滞丸等。

（二）健脾消食剂

本类方剂适用于脾胃气虚，食积内停之证，症见不思饮食、食少难消、脘腹痞满、面色萎黄、倦怠乏力、大便溏泄等。常以山楂、神曲等消食药配伍白术、枳实等健脾益气药为主组方。代表剂有健脾丸、木香导滞丸等。

表6-43　消导剂

类型	方名	组成	功用	主治
消食导滞剂	保和丸	山楂、神曲、半夏、茯苓、陈皮、连翘、莱菔子	消食化滞 理气和胃	食滞胃脘证：脘腹痞满胀痛，嗳腐吞酸，恶食呕逆，或大便泄泻，舌苔厚腻，脉滑
	枳实导滞丸	大黄、枳实、神曲、茯苓、黄芩、黄连、白术、泽泻	消食导滞 清热利湿	湿热食积证：脘腹胀痛，下痢泄泻，或大便秘结，小便短赤，舌苔黄腻，脉沉有力
	木香槟榔丸	木香、槟榔、青皮、陈皮、莪术、黄连、黄柏、大黄、香附子、牵牛	行气导滞 攻积泄热	痢疾，食积：脘腹痞满胀痛，或赤白痢疾，里急后重，或大便秘结，舌苔黄腻，脉沉实
健脾消食剂	健脾丸	白术、木香、黄连、甘草、白茯苓、人参、神曲、陈皮、砂仁、麦芽、山楂、山药、肉豆蔻	健脾和胃 消食止泻	脾虚食积证：食少难消，脘腹痞闷，大便溏薄，倦怠乏力，苔腻微黄，脉虚弱
	木香导滞丸	大黄、制枳实、炒神曲、茯苓、黄芩、黄连、白术、木香、槟榔、泽泻	清化湿热 健脾消滞	伤湿热之物：不得消化，痞满闷乱不安
	枳术丸	白术、枳实	健脾消食 行气化湿	脾胃运化无力，饮食停滞：腹胀痞满
	资生丸	白术、人参、白茯苓、橘红、山楂、神曲、黄连、白豆蔻、泽泻、桔梗、藿香、甘草、白扁豆、莲肉、薏苡仁、山药、麦芽、芡实	健脾开胃 消食止泻	脾虚不适，胃虚不纳：神倦力乏，腹满泄泻
	枳实消痞丸	干姜、炙甘草、麦芽、茯苓、白术、半夏、人参、厚朴、枳实、黄连	消痞除满 健脾和胃	气壅湿聚：痰食交阻，胃脘痞满呕恶，腹中雷鸣胀痛，身体困倦，饮食减少，便溏，舌红而润，苔腻，脉虽滑而重按濡
	葛花解醒汤	木香、橘皮、人参、猪苓、茯苓、神曲、泽泻、干姜、白术、青皮、白豆蔻、砂仁、葛花	分消湿热 温中健脾	嗜酒过度或宿醉不醒，脾虚湿阻，胸膈痞闷，头晕呕吐，小便不利
	肥儿丸	肉豆蔻、木香、六神曲、麦芽、黄连、槟榔、使君子	杀虫消积 清热健脾	小儿疳积：消化不良，面黄肌瘦，脘腹胀满，发热口臭，大便溏薄，舌苔黄腻，脉虚弱；亦治虫积腹痛

　　备注：保和丸为攻伐之剂，不宜久服。泄泻无积滞者及孕妇不宜使用枳实导滞丸。健脾丸和枳术丸均为消补兼施之剂：健脾丸补脾消食之力大于枳术丸，且能渗湿止泻又化湿热，故健脾丸属健脾消食止泻之方，而枳术丸为健脾化积除痞之剂。

知识链接

保和丸医案举例

朱丹溪治一老人，年七十，面白，脉弦数，独胃脉沉滑，因饮白酒作痢，下淡血水，圊后腹痛，小便不利，里急后重。参、术为君，甘草、滑石、槟榔、木香、苍术为佐，下保和丸二十五丸。次日，前症俱减，独小便不利，以益元散服之而愈。

按：本案患者为酒食积聚而成下痢之证。酒食混杂，生湿化热，阻碍气血，而见腹痛、里急后重、便脓血，故以保和丸加苍术、槟榔消食化积，并增行气化湿导滞之力；合益元散以清热利湿；年老、面白而胃脉沉，为脾胃虚弱之象，故以参、术补之。

八、理气剂

凡以理气药为主组成，具有疏畅气机，调整脏腑功能，以治气逆证或气滞证的方剂，称为理气剂，属于"八法"中的"消法"。

气机升降出入失常包括气虚、气陷、气滞、气逆四类，气虚证和气陷证的治法与方剂在补益剂中已介绍，此处主要论述气滞证和气逆证的治法与方剂。气滞以肝气郁滞与脾胃气滞为主，治以行气为宜；气逆以肺气上逆与胃气上逆为主，治以降气为宜。因此，根据作用不同，理气剂可分为行气剂和降气剂两类（表6-44）。

使用理气剂需先辨清气病之虚实。若气滞实证，当须行气，误用补气则气滞愈甚；若气虚之证，当补其虚，误用行气则气更虚。其次需辨有无兼夹。若气机郁滞与气逆不降相兼为病，应分清主次，行气与降气配合使用；若兼气虚者，则需配伍适量补气之品。此外，理气药多属芳香辛燥之品，容易伤津耗气，应适可而止，勿使过剂，尤其是年老体弱者、阴虚火旺者、孕妇或素有崩漏吐衄者，更应慎用。

（一）行气剂

本类方剂适用于气机郁滞证，以舒畅气机、化郁散结为主。气滞一般以脾胃气滞证和肝气郁滞证多见。脾胃气滞常见脘腹胀痛，嗳气吞酸，食少呕恶，大便失常等症；治疗常以陈皮、厚朴、枳壳、木香、砂仁等理气药为主组方。肝郁气滞常见胸胁胀痛，或疝气痛，或月经不调，或痛经等症；治疗常以香附、青皮、郁金、川楝子、乌药、小茴香等理气药为主组方。代表方剂有越鞠丸、半夏厚朴汤等。

（二）降气剂

本类方剂适用于肺胃气逆不降证，以降气平喘或降逆止呕为主。若属肺气上逆而咳喘者，常以降气祛痰、止咳平喘药如苏子、杏仁、沉香、款冬花等为主组方，代表方剂有苏子降气汤、定喘汤。若属胃气上逆而呕吐、嗳气、呃逆者，常以降逆和胃止呕药如旋覆花、代赭石、半夏、生姜、竹茹、丁香、柿蒂等为主组方，代表方剂有小半夏汤、旋覆代赭汤、苏子降气汤等。

表6-44 理气剂

类型	方名	组成	功用	主治
行气剂	越鞠丸	苍术、香附、川芎、栀子、神曲	行气解郁	六郁证：胸膈痞闷，脘腹胀痛，嗳腐吞酸，恶心呕吐，饮食不消，脉弦或滑
	柴胡疏肝散	陈皮、柴胡、川芎、香附、枳壳、芍药、甘草	疏肝解郁 行气止痛	肝气郁滞证：胁肋疼痛，胸闷善太息，情志抑郁易怒，或嗳气，脘腹胀满，脉弦
	枳实薤白桂枝汤	枳实、厚朴、薤白、桂枝、瓜蒌	通阳散结 祛痰下气	胸阳不振，痰气互结之胸痹：胸满而痛，甚或胸痛彻背，喘息咳唾，短气，气从胁下冲逆，上攻心胸，舌苔白腻，脉沉弦或紧
	半夏厚朴汤	半夏、厚朴、茯苓、生姜、苏叶	行气散结 降逆化痰	梅核气：咽中如有物阻，咯吐不出，吞咽不下，胸膈满闷，或咳或呕，舌苔白润或白滑，脉弦缓或弦滑
	金铃子散	川楝子、延胡索	疏肝泄热 活血止痛	肝郁化火证：胸腹胁肋诸痛，时发时止，口苦，或痛经，或疝气痛，舌红苔黄，脉弦数
	瓜蒌薤白白酒汤	瓜蒌实、薤白、白酒	通阳散结 行气祛痰	胸痹，胸阳不振，痰气互结证：胸部闷痛，甚至胸痛彻背，喘息咳唾，短气，舌苔白腻，脉沉弦或紧
	厚朴温中汤	厚朴、橘皮、甘草、茯苓、草豆蔻仁、木香、干姜	行气除满 温中燥湿	脾胃寒湿气滞证：脘腹胀满或疼痛，不思饮食，四肢倦怠，舌苔白腻，脉沉弦
	天台乌药散	天台乌药、木香、茴香、青皮、高良姜、槟榔、川楝子、巴豆	行气疏肝 散寒止痛	肝经寒凝气滞证：小肠疝气，少腹引控睾丸而痛，偏坠肿胀，或少腹疼痛，苔白，脉沉弦；亦治妇女痛经、瘕聚
	暖肝煎	当归、枸杞子、小茴香、肉桂、乌药、沉香、茯苓	温补肝肾 行气止痛	肝肾不足，寒滞肝脉证：睾丸冷痛，或小腹疼痛，疝气痛，畏寒喜暖，舌淡苔白，脉沉迟
	加味乌药汤	乌药、缩砂、木香、延胡索、香附、甘草	行气活血 调经止痛	肝郁气滞之痛经：月经前或月经初行时，少腹胀痛，胀甚于痛，或连胸胁、乳房胀痛，舌淡，苔薄白，脉弦紧

续表

类型	方名	组成	功用	主治
降气剂	苏子降气汤	紫苏子、半夏、川当归、甘草、前胡、厚朴、肉桂	降气平喘祛痰止咳	上实下虚喘咳证：痰涎壅盛，胸膈满闷，喘咳短气，呼多吸少，或腰疼脚弱，肢体倦怠，或肢体浮肿，舌苔白滑或白腻，脉弦滑
	定喘汤	白果、麻黄、半夏、款冬花、桑白皮、苏子、黄芩、甘草、杏仁	宣降肺气清热化痰	风寒外束，痰热内蕴证：咳喘痰多气急、质稠色黄，或微恶风寒，舌苔黄腻，脉滑数
	四磨汤	人参、槟榔、沉香、天台乌药	行气降逆宽胸散结	肝气郁结证：胸膈胀闷，上气喘急，心下痞满，不思饮食，苔白，脉弦。
	小半夏汤	半夏、生姜	化痰散饮和胃降逆	痰饮呕吐：呕吐痰涎，口不渴，或干呕呃逆，谷不得下，小便自利，舌苔白滑
	旋覆代赭汤	旋覆花、人参、生姜、代赭石、甘草、半夏、大枣	降逆化痰益气和胃	胃虚痰阻气逆证：胃脘痞闷或胀满、按之不痛，频频嗳气，或见纳差、呃逆、恶心，甚或呕吐，舌苔白腻，脉缓或滑
	丁香柿蒂汤	丁香、生姜、柿蒂、人参	温中益气降逆止呃	胃气虚寒证之呃逆：呃逆不已，胸脘痞闷，舌淡苔白，脉沉迟
	橘皮竹茹汤	橘皮、竹茹、大枣、生姜、甘草、人参	降逆止呃益气清热	胃虚有热之呃逆：呃逆或干呕，虚烦少气，口干，舌红嫩，脉虚数

备注：半夏厚朴汤方中多辛温苦燥之品，仅适用于痰气互结而无热者；若见颧红口苦、舌红少苔属于气郁化火，阴伤津少者，虽具梅核气之特征，亦不宜使用本方。肝气郁滞属寒者，不宜单独使用金铃子散。湿热下注之疝痛不宜使用天台乌药散。若因湿热下注，阴囊红肿热痛者，切不可误用暖肝煎。苏子降气汤药性温燥，以降气祛痰为主，对于肺肾阴虚的喘咳及肺热痰喘之证，均不宜使用。若新感风寒，虽恶寒发热、无汗而喘，但内无痰热者，或哮喘日久，肺肾阴虚者，均不宜使用定喘汤。呃逆因实热或虚寒而致者，不宜使用橘皮竹茹汤。

❋ 知识链接

旋覆代赭汤医案举例

予素患噫气，凡体稍不适，其病即至，既响且多，势不可遏。戊子冬，发之最甚，苦不可言。孟英曰："此阳气式微，而浊阴上逆也。"先服理中汤一剂，随以旋覆代赭汤投之，遂愈。嗣后每发，如法服之辄效。后来发亦减轻，今已不甚发矣。予闻孟英常云："此仲圣妙方，药极平淡，奈世人畏不敢用，殊可陋也。"

按：噫气冬发最甚，为阳气不足，浊阴上逆所致，方用理中汤以扶脾阳，旋覆代赭汤益气降逆和胃，寒去胃和则愈。

九、理血剂

凡以理血药为主组成，具有活血祛瘀、破瘀散结、凉血止血、温经摄血等作用，以治瘀血证或出血证的方剂，称为理血剂。

根据配伍组成及适应证的不同，理血剂分为活血祛瘀剂、止血剂两类（表6－45）。

使用理血剂，需要辨别病症原因，分清标本缓急，做到急则治标、缓则治本，或标本兼治。活血祛瘀剂用药过猛或过久，则易耗伤气血，故常配以养血益气之品。使用止血剂应防止血留瘀，可配伍活血祛瘀之品，或选用具有活血祛瘀作用的止血药。若因瘀血内阻而出血者，应以祛瘀为先。此外，活血祛瘀药多促进血行，其性破泄，易于动血、伤胎，故凡月经过多者及孕妇当慎用或禁用。

（一）活血祛瘀剂

本类方剂适用于瘀血阻滞病证，常以桃仁、红花等活血祛瘀药物为主组方，也可加行气的药物配伍组方。代表方剂有桃核承气汤、血府逐瘀汤等。

（二）止血剂

本类方剂适用于血逸脉外所致的咳血、吐血、衄血、便血、尿血、崩漏等各种出血证。应用止血剂时，应注意出血原因，在止血的基础上根据病因进行治疗。常以大蓟、小蓟、白茅根等为主组方。代表剂有小蓟饮子、十灰散、咳血方等。

表6－45　理血剂

类型	方名	组成	功用	主治
活血祛瘀剂	复元活血汤	柴胡、栝楼根、当归、红花、甘草、穿山甲、大黄、桃仁	活血祛瘀疏肝通络	跌打损伤，瘀血阻滞证：胁肋瘀肿，痛不可忍
	补阳还五汤	黄芪、当归尾、赤芍、地龙、川芎、红花、桃仁	补气活血通络	中风之气虚血瘀证：半身不遂，口眼㖞斜，语言謇涩，口角流涎，小便频数或遗尿失禁，舌暗淡，苔白，脉缓无力

续表

类型	方名	组成	功用	主治
活血祛瘀剂	通窍活血汤	赤芍、川芎、桃仁、大枣、红花、老葱、鲜姜、麝香	活血化瘀通窍活络	偏头痛，日久不愈，头面瘀血，头发脱落，眼疼白珠红，酒渣鼻，久聋，紫白癜风，牙疳，妇女干血劳，小儿疳证等
	血府逐瘀汤	桃仁、红花、当归、生地黄、牛膝、川芎、桔梗、赤芍、枳壳、甘草、柴胡	活血化瘀行气止痛	胸中血瘀证：瘀血内阻胸部，气机失畅所致胸痛，头痛日久不愈，痛如针刺而有定处；或呃逆日久不止，或内热烦闷，心悸失眠，急躁善怒，入暮渐热，或舌黯红，舌边有瘀斑、瘀点，唇黯或两目眶黯黑，脉涩或弦紧
	膈下逐瘀汤	五灵脂、当归、川芎、桃仁、牡丹皮、赤芍、乌药、延胡索、甘草、香附、红花、枳壳	活血祛瘀行气止痛	瘀在膈下，形成积块，痛处不移，卧则腹坠，或肾泻、久泻，兼见腹痛拒按、痛处不移
	少腹逐瘀汤	小茴香、干姜、延胡索、没药、当归、川芎、官桂、赤芍、蒲黄、五灵脂	活血祛瘀，温经止痛	少腹瘀血，积块疼痛，或有积块不疼痛，或疼痛无积块，或少腹胀满；或不孕症；胎漏；或经期腰酸，少腹胀痛；或月经不调，其色紫黑，或有瘀块；或崩漏兼白带，少腹疼痛
	身痛逐瘀汤	秦艽、川芎、桃仁、红花、甘草、羌活、没药、当归、五灵脂、香附、牛膝、地龙	活血祛瘀祛风除湿通痹止痛	气血痹阻肩痛、臂痛、腰痛，或周身疼痛，日久不愈，舌紫暗，或有瘀斑，脉涩弦
	大活血丹	天南星、芍药、骨碎补、黑豆、大栗间、川乌、自然铜、血竭、细辛、白芷、木鳖、川牛膝、没药、乳香、青桑炭	活血祛瘀通经止痛	扑损伤折，骨碎筋伤，疼痛浮肿，腹有瘀血，灌注四肢，烦满不安，痈疽发背，筋肉坏烂；诸般风痰，左瘫右痪，手足顽麻；妇人血气诸疾，产后败血不行，流入四肢，头面四肢浮肿，血气疼痛，经脉湛浊；风痨发动，百节酸疼
	回生丹	大黄、苏木、红花、黑豆、当归、川芎、熟地黄、白茯苓、苍术、香附米、乌药、延胡索、桃仁、蒲黄、牛膝、白芍、甘草、陈皮、木香、三棱、五灵脂、羌活、地榆、山萸肉、人参、白术、青皮、木瓜、良姜、乳香、没药	活血化瘀，破积消坚	孕妇调养失宜，劳复胎动；或胎漏，恶露时下；脏极寒，久不成胎；或胎萎燥不长，过期不产；或产时未至，恶露先下，致令难产；或胎死腹中，腹上冰冷，口唇青黑，出冷沫；或恶露上攻，昏闷不省，喘促汗出，以及恶露不下，脐腹冷痛，寒热往来；或因产劳虚损，身羸而黄，体瘦心怯，盗汗，饮食不进，渐成劳疾；兼治崩漏带下，室女经闭，月水不调

续表

类型	方名	组成	功用	主治
活血祛瘀剂	失笑散	五灵脂、蒲黄	活血祛瘀散结止痛	瘀血停滞证：心腹刺痛，脘腹疼痛，或产后恶露不行，或月经不调，少腹急痛等
	生化汤	全当归、川芎、桃仁、干姜、甘草	养血祛瘀温经止痛	血虚寒凝，瘀血阻滞证：产后恶露不行，小腹冷痛
	抵当汤	水蛭、虻虫、桃仁、大黄	破血消瘀	下焦蓄血所致的发狂或如狂，少腹硬满，小便自利，喜忘，大便色黑易解，脉沉结，以及妇女经闭，少腹硬满拒按者
	桃核承气汤	桃仁、大黄、桂枝、芒硝	逐瘀泻热	下焦蓄血证：少腹急结，小便自利，神志如狂，甚则烦躁谵语，至夜发热；以及血瘀经闭，痛经，脉沉实而涩者
	大黄䗪虫丸	破血祛瘀大黄、黄芩、甘草、桃仁、杏仁、芍药、干地黄、干漆、虻虫、水蛭、蛴螬、䗪虫	活血破瘀通经消癥	五劳虚极：形体羸瘦，腹满不能饮食，肌肤甲错，两目黯黑
	下瘀血汤	大黄、桃仁、䗪虫	行气活血破瘀消癥	产妇腹痛，法当以枳实芍药散，假令不愈者，此为腹中有干血着脐下，宜下瘀血汤主之，亦主经水不利
	当归芍药散	当归、芍药、芎劳、茯苓、泽泻、白术	疏肝健脾活血化瘀健脾利湿	妇人妊娠，肝郁气滞，脾虚湿胜，腹中疗痛。现用于妇女功能性水肿、慢性盆腔炎、功能性子宫出血、痛经、妊娠阑尾炎，以及慢性肾炎、肝硬化腹水、脾功能亢进等属脾虚肝郁者
	清热行血汤	鲜生地、粉丹皮、五灵脂、西赤芍、光桃仁、杜红花、炒穿山甲、生甘草	凉血通瘀	风温内陷，经行即断，身反似凉，胸胁满痛，状如结胸，昼则明了，夜则谵语，如见鬼状，舌色紫绛，润而不燥，或舌鲜红，中心黑润，脉左弦涩，重按反数
	宣郁通经汤	白芍、当归、牡丹皮、山栀子、白芥子、柴胡、香附、川郁金、黄芩、生甘草	柔肝解郁疏泄肝火	经行先痛，经来色紫有块，痛经每月如此者

续表

类型	方名	组成	功用	主治
活血祛瘀剂	温经汤	吴茱萸、麦冬、当归、芍药、川芎、人参、桂枝、阿胶、牡丹皮、生姜、甘草、半夏	温经散寒养血祛瘀	冲任虚寒、瘀血阻滞证：漏下不止，血色暗而有块，淋沥不畅，或月经超前或延后，或逾期不止，或一月再行，或经停不至，而见少腹里急，腹满，傍晚发热，手心烦热，唇口干燥，舌质暗红，脉细而涩。亦治妇人宫冷，久不受孕
	桂枝茯苓丸	桂枝、茯苓、牡丹、芍药、桃仁	活血化瘀缓消癥块	瘀阻胞宫证：妇人素有癥病，妊娠漏下不止，或胎动不安，血色紫黑晦暗，腹痛拒按，或经闭腹痛，或产后恶露不尽而腹痛拒按者
	丹参饮	丹参、檀香、砂仁	活血祛瘀行气止痛	心痛，胃脘诸痛
	旋覆花汤	旋覆花、桑根白皮、紫苏、犀角（水牛角代）、赤茯苓、陈橘皮	行气活血通阳散结	消渴，腹胁虚胀，心下满闷
	泽兰汤	泽兰、柏子仁、当归、白芍、熟地黄、牛膝、茺蔚子	活血调经	月经不调及室女经闭成损，鬓发焦枯，咳嗽发热
	紫苏饮	大腹皮、人参、川芎、白芍、陈皮、当归、紫苏茎叶、甘草	理气安胎	子悬：胎气不和，胸膈胀满疼痛；兼治临产惊恐，气结连日不产
	清经散	牡丹皮、地骨皮、白芍、大熟地黄、青蒿、白茯苓、黄柏	养阴清热凉血调经	经期提前、量多、色紫红、质稠，可伴有心胸烦闷，渴喜冷饮，大便燥结，小便短赤，面色红赤，舌红，苔黄脉滑数
	七厘散	血竭、乳香、没药、红花、儿茶、冰片、麝香、朱砂	化瘀消肿止痛止血	跌扑损伤，血瘀疼痛，外伤出血
	活络效灵丹	丹参、乳香、没药	活血祛瘀通络止痛	气血瘀滞，心腹疼痛，腿臂疼痛，跌打瘀肿，内外疮疡，以及癥瘕积聚等。现用于冠心病心绞痛、宫外孕、脑血栓形成、坐骨神经痛等属气血瘀滞，经络受阻者
	鳖甲煎丸	鳖甲胶、阿胶、蜂房、鼠妇虫、土鳖虫、蜣螂、硝石、柴胡、黄芩、半夏、党参、干姜、厚朴、桂枝、白芍、射干、桃仁、牡丹皮、大黄、凌霄花、葶苈子、石韦、瞿麦	活血化瘀软坚散结	胁下癥块

续表

类型	方名	组成	功用	主治
止血剂	十灰散	大蓟、小蓟、荷叶、侧柏叶、茅根、茜根、山栀、大黄、牡丹皮、棕榈皮	凉血止血	血热妄行之上部出血证：呕血、吐血、咯血、嗽血、衄血等，血色鲜红，来势急暴，舌红，脉数
	四生丸	生荷叶、生艾叶、生柏叶、生地黄	凉血止血	吐血、衄血，阳乘于阴，血热妄行
	槐花散	槐花、柏叶、荆芥穗、枳壳	清肠止血疏风行气	风热湿毒，壅遏肠道，损伤血络便血证；便前出血，或便后出血，或粪中带血，以及痔疮出血，血色鲜红或晦暗，舌红苔黄脉数
	咳血方	青黛、诃子、瓜蒌仁、海粉、山栀子	清肝宁肺凉血止血	肝火犯肺之咳血证：咳嗽痰稠带血，咯吐不爽，心烦易怒，胸胁作痛，咽干口苦，颊赤便秘，舌红苔黄，脉弦数
	小蓟饮子	生地黄、小蓟、滑石、木通、蒲黄、藕节、淡竹叶、当归、山栀子、甘草	凉血止血利水通淋	热结下焦之血淋、尿血：尿中带血，小便频数，赤涩热痛，舌红，脉数
	黄土汤	甘草、干地黄、白术、附子、阿胶、黄芩、灶心黄土	温阳健脾养血止血	脾阳不足，脾不统血证：大便下血，先便后血，以及吐血、衄血，妇人崩漏，血色暗淡，四肢不温，面色萎黄，舌淡苔白，脉沉细无力
	胶艾汤	阿胶、芎劳、甘草、艾叶、当归、芍药、干地黄	补血止血调经安胎	妇人漏下；或半产后下血不绝；或妊娠下血，腹痛为胞阻；或损伤冲任，月水过多，淋沥不断
	温经摄血汤	大熟地、白芍、川芎、白术、柴胡、肉桂、续断、五味子	止带止血	妇人肝肾虚寒，经水后期，量多者
	小牛角腮散	牛角腮、鹿茸、禹余粮、当归、干姜、续断、阿胶、乌贼骨、龙骨、赤小豆	理气止血	妇人带下，崩漏下血
	平肝开郁止血汤	白芍、白术、当归、牡丹皮、三七根、生地黄、甘草、黑芥穗、柴胡	疏肝解郁	妇人肝气郁结所致血崩，口干舌渴，呕吐吞酸

备注：表证未解者，当先解表，而后用桃核承气汤，且本方为破血下瘀之剂，故孕妇禁用。血府逐瘀汤中活血祛瘀药较多，孕妇忌用。补阳还五汤需久服才能有效，愈后还应继续服用，以巩固

疗效，防止复发；但若中风后半身不遂属阴虚阳亢，痰阻血瘀，见舌红苔黄、脉洪大有力者，非本方所宜。运用复元活血汤，服药后应"以利为度"，虽若"得利痛减"，而病未痊愈，需继续服药者，必须更换方剂或调整原方剂量；且孕妇忌服本方。月经不调属实热或无瘀血内阻者忌用温经汤，服药期间忌食生冷之品。若产后血热而有瘀滞者，不宜使用生化汤；若恶露过多、出血不止，甚则汗出气短神疲者，应禁用生化汤。失笑散属孕妇禁用之剂，脾胃虚弱者及妇女月经期慎用。桂枝茯苓丸对妇女妊娠而有瘀血癥块者，只能渐消缓散，不可峻猛攻破。十灰散对虚寒性出血者不宜使用。咳血方属寒凉降泄之剂，肺肾阴虚及脾虚便溏者，不宜使用。小蓟饮子中药物多属寒凉通利之品，只宜于实热证，若血淋、尿血日久兼寒或阴虚火动或气虚不摄者，均不宜使用。槐花散药性寒凉，只可暂用，不宜久服；且便血日久属气虚或阴虚者，以及脾胃素虚者均不宜使用。凡热迫血妄行所致出血者忌用黄土汤。

❋ 知识链接

血府逐瘀汤医案举例

胸不任物：江西巡抚阿霖公，年七十四，夜卧露胸可睡，盖一层布则不能睡，已经七年，召余急诊，此方五付痊愈。

按：患者年高体弱，"胸不任物"，故夜间睡觉露胸，不盖被已七年，以其推知，胸中必有血瘀。用血府逐瘀汤活血化瘀行气，结果服药五剂，霍然而愈。

十、祛湿剂

凡以祛湿药为主组成，具有化湿利水、通淋泄浊等作用，以治水湿病证的方剂，称为祛湿剂。

根据配伍组成及适应证的不同，祛湿剂分为燥湿和胃剂、清热祛湿剂、利水渗湿剂、温化水湿剂、祛风胜湿剂、祛湿化浊剂六类（表6-46）。

祛湿药多芳香温燥或甘淡渗利，易伤津耗阴，且辛香之品亦耗气，渗利之品有损胎元，故素体阴血不足者或病后体弱者及孕妇应慎用。

（一）燥湿和胃剂

本类方剂适用于外感风寒，内伤湿滞之证。常以芳香温燥的化湿药如苍术、藿香等为主组方。代表方剂有平胃散、藿香正气散等。

（二）清热祛湿剂

本类方剂适用于外感湿热，或湿热内阻，或湿热下注所致的暑湿、黄疸、霍乱、热淋、痢疾、泄泻、痿痹等病证。常以黄芩、苦参等清热利湿药或清热燥湿药为主组方。代表方剂有茵陈蒿汤、三仁汤等。

（三）利水渗湿剂

本类方剂适用于水湿壅盛所致的水肿、小便不利、淋浊、癃闭、泄泻等。常以泽泻、茯苓等为主组方。代表方剂有防己黄芪汤、五苓散等。

（四）温化水湿剂

本类方剂适用于阳虚不能化水或湿从寒化所致的痰饮、水肿、痹证、脚气等。常以白术、茯苓等药物为主组方。代表方剂有实脾散、真武汤等。

（五）祛风胜湿剂

本类方剂适用于外感风湿所致的头痛、身痛，或风湿痹阻经络所致的肢节不利、腰膝顽麻痹痛、脚气足肿等。常以祛风湿药如独活、威灵仙等为主组方。代表方剂有独活寄生汤、羌活胜湿汤等。

（六）祛湿化浊剂

本类方剂适用于湿浊下注所致的白浊、妇女带下等。常以石菖蒲、萆薢等为主组方。代表方剂有完带汤、萆薢分清饮等。

表 6 - 46　祛湿剂

类型	方名	组成	功用	主治
化湿和胃剂	平胃散	苍术、厚朴、陈皮、甘草	燥湿运脾行气和胃	湿滞脾胃证：脘腹胀满，不思饮食，口淡无味，恶心呕吐，嗳气吞酸，肢体沉重，怠惰嗜卧，常多自利，舌苔白腻而厚，脉缓
	藿香正气散	大腹皮、白芷、紫苏、茯苓、半夏曲、白术、陈皮、厚朴、苦桔梗、藿香、甘草	解表化湿理气和中	外感风寒，内伤湿滞证：恶寒发热，头痛，胸膈满闷，脘腹疼痛，恶心呕吐，肠鸣泄泻，舌苔白腻，以及山岚瘴疟等

续表

类型	方名	组成	功用	主治
清热祛湿剂	茵陈蒿汤	茵陈、栀子、大黄	清热利湿退黄	湿热黄疸：一身面目俱黄，黄色鲜明，发热，无汗或但头汗出，口渴欲饮，恶心呕吐，腹微满，小便短赤，大便不爽或秘结，舌红苔黄腻，脉沉数或滑数有力
	三仁汤	杏仁、半夏、飞滑石、生薏苡仁、白通草、白蔻仁、竹叶、厚朴	宣畅气机清利湿热	湿温初起及暑温夹湿之湿重于热证：头痛恶寒，身重疼痛，肢体倦怠，面色淡黄，胸闷不饥，午后身热，苔白不渴，脉弦细而濡
	八正散	车前子、瞿麦、萹蓄、滑石、山栀仁、甘草、木通、大黄	清热泻火利水通淋	湿热淋证：尿频尿急，溺时涩痛，淋沥不畅，尿色浑赤，甚则癃闭不通，小腹急满，口燥咽干，舌苔黄腻，脉滑数
	甘露消毒丹	飞滑石、淡黄芩、绵茵陈、石菖蒲、川贝母、木通、藿香、连翘、白蔻仁、薄荷、射干	利湿化浊清热解毒	湿温时疫，邪在气分，湿热并重证：发热倦怠，胸闷腹胀，肢酸咽痛，身目发黄，颐肿口渴，小便短赤，泄泻淋浊，舌苔白或厚腻或干黄，脉濡数或滑数
	连朴饮	制厚朴、川连、石菖蒲、制半夏、香豉、焦山栀、芦根	清热化湿理气和中	湿热霍乱：上吐下泻，胸脘痞闷，心烦躁扰，小便短赤，舌苔黄腻，脉濡数
	当归拈痛汤	羌活、甘草、茵陈、防风、苍术、当归身、知母、猪苓、泽泻、升麻、白术、黄芩、葛根、人参、苦参	利湿清热疏风止痛	湿热相搏，外受风邪证：遍身肢节烦痛，或肩背沉重，或脚气肿痛，脚膝生疮，舌苔白腻微黄，脉濡数
	二妙散	黄柏、苍术	清热燥湿	湿热下注证：筋骨疼痛，或两足痿软，或足膝红肿疼痛，或湿热带下，或下部湿疮、湿疹，小便短赤，舌苔黄腻者
	栀子柏皮汤	栀子、甘草、黄柏	清热利湿	黄疸，热重于湿证：身热，发黄，心烦懊侬，口渴，苔黄
	茵陈四逆汤	甘草、茵陈、干姜、附子	温里助阳利湿退黄	阴黄：黄色晦暗，皮肤冷，背恶寒，手足不温，身体沉重，神倦食少，口不渴或可喜热饮，大便稀溏，舌淡苔白，脉紧细或沉细无力

续表

类型	方名	组成	功用	主治
利水渗湿剂	五苓散	泽泻、茯苓、猪苓、桂枝、白术	温阳化气利湿行水	①蓄水证：小便不利，烦渴欲引，甚则水入即吐，舌苔白，脉浮。②痰饮：脐下动悸，吐涎沫而头眩，或短气而咳者。③水湿内停证：水肿，泄泻，小便不利，以及霍乱吐泻等
	猪苓汤	猪苓、茯苓、泽泻、阿胶、滑石	利水渗湿养阴清热	水热互结证：小便不利，发热，口渴欲饮，或心烦不寐，或兼有咳嗽、呕恶、下利，舌红苔白或微黄，脉细数。又治血淋，小便涩痛，点滴难出，小腹满痛者
	防己黄芪汤	防己、黄芪、甘草、白术	益气祛风健脾利水	表虚不固之风水或风湿证：汗出恶风，身重微肿，或肢节疼痛，小便不利，舌淡苔白，脉浮
	五皮散	生姜皮、桑白皮、陈皮、大腹皮、茯苓皮	利水消肿理气健脾	中阳不足之痰饮：胸胁支满，目眩心悸，或短气而咳，舌苔白滑，脉弦滑或沉紧
温化水湿剂	实脾散	厚朴、白术、木瓜、木香、草果仁、大腹子、附子、白茯苓、干姜、甘草	温阳健脾行气利水	脾肾阳虚，水气内停之阴水：身半以下肿甚，手足不温，口中不渴，胸腹胀满，大便溏薄，舌苔白腻，脉沉弦而迟者
	真武汤	茯苓、芍药、生姜、附子、白术	温阳利水	阳虚水泛证：畏寒肢厥，小便不利，心下悸动不宁，头目眩晕，身体筋肉瞤动，站立不稳，四肢沉重疼痛，浮肿，腰以下为甚；或腹痛，泄泻；或咳喘呕逆。舌质淡胖，边有齿痕，舌苔白滑，脉沉细
	苓桂术甘汤	茯苓、桂枝、白术、甘草	温阳化饮健脾利湿	中阳不足之痰饮：胸胁支满，目眩心悸，短气而咳，舌苔白滑，脉弦滑或沉紧
	甘草干姜茯苓白术汤	甘草、白术、干姜、茯苓	温脾胜湿	肾着病：腰部冷痛沉重，但饮食如故，口不渴，小便不利，舌淡苔白，脉沉迟或沉缓

续表

类型	方名	组成	功用	主治
祛湿化浊剂	独活寄生汤	独活、桑寄生、杜仲、牛膝、细辛、秦艽、茯苓、肉桂心、防风、川芎、人参、甘草、当归、芍药、干地黄	祛风湿止痹痛益肝肾补气血	痹证日久，肝肾两虚，气血不足证：腰膝疼痛、痿软，肢节屈伸不利，或麻木不仁，畏寒喜温，心悸气短，舌淡苔白，脉细弱
祛风胜湿剂	羌活胜湿汤	羌活、独活、藁本、防风、甘草、蔓荆子、川芎	祛风胜湿止痛	风湿在表之痹证：肩背痛不可回顾，头痛身重，或腰脊疼痛，难以转侧，苔白，脉浮
	完带汤	白术、山药、人参、白芍、车前子、苍术、甘草、陈皮、黑芥穗、柴胡	补脾疏肝化湿止带	脾虚肝郁，湿浊带下证：带下色白，清稀如涕，面色㿠白，倦怠便溏，舌淡苔白，脉缓或濡弱
	萆薢分清饮	益智仁、川萆薢、石菖蒲、乌药	温肾利湿分清化浊	下焦虚寒之膏淋、白浊：小便频数，浑浊不清，白如米泔，凝如膏糊，舌淡苔白，脉沉

备注：平胃散辛苦温燥，阴虚气滞、脾胃虚弱者，不宜使用。藿香正气散重在化湿和胃，解表散寒之力较弱，故服后宜温覆以助解表。舌苔黄腻，热重于湿者不宜使用三仁汤。猪苓汤为渗利之剂，若内热盛，汗出多而渴者忌用。若饮邪化热，咳痰黏稠者，非苓桂术甘汤所宜。若属阳水者，非实脾散所宜。湿热白浊者非萆薢分清饮所宜。痹证之属湿热实证者忌用独活寄生汤。

❈ 知识链接

藿香正气散医案举例

陈三农治制府王姓，感冒瘴气，寒热，胸膈胀闷，头疼眩晕，恶心。用藿香正气散加槟榔、羌活、防风，一剂而寒热退，头不疼。减去羌、苏、防风，加草豆蔻、枳壳，恶心胀闷发热俱愈。

按：本案患者寒热头痛，恶心胀闷，外寒内湿之证俱现，故予藿香正气散，再加槟榔以助行气消胀之功，加羌活、防风以增解表散寒之力，药服一剂，表证即解。故二诊减去走表之羌活、防风、苏叶，复加草豆蔻、枳壳以增燥湿行气，温中止呕之功。药中病所，诸症悉除。

十一、治燥剂

凡以甘凉滋润或轻宣辛散药为主组成，具有滋阴润燥或清宣外燥等作用，以治燥证的方剂，称为治燥剂。燥邪易伤津耗液，久则耗气，故使用治燥剂时多配伍养阴、生津、益气之品；治燥剂多为寒凉滋润之品，易助湿碍气，影响脾胃运化，故素体多痰湿、脾虚便溏、气滞痰凝者慎用。

燥证分为外燥和内燥，根据治疗原则和配伍不同，治燥剂可分为轻宣外燥剂和滋润内燥剂两类（表6-47）。

（一）轻宣外燥剂

本类方剂适用于外感凉燥或温燥之证。常以桑叶、葛根等辛凉解表药物为主组方。代表方剂有清燥救肺汤、杏苏散等。

（二）滋润内燥剂

本类方剂适用于脏腑津液不足之证。常以甘寒滋阴润燥药如天冬、生地黄等为主组方。代表方剂有百合固金汤、麦门冬汤等。

表6-47 治燥剂

类型	方名	组成	功用	主治
轻宣外燥剂	桑杏汤	桑叶、象贝、香豉、栀皮、梨皮、杏仁、沙参、	清宣温燥润肺止咳	外感温燥证：身热不甚，口渴，咽干鼻燥，干咳无痰或痰少而黏，舌红，苔薄白而干，脉浮数而右脉大者
	杏苏散	苏叶、半夏、茯苓、前胡、杏仁、苦桔梗、枳壳、橘皮、甘草、大枣、生姜	轻宣凉燥理肺化痰	外感凉燥证：恶寒无汗，头微痛，咳嗽痰稀，鼻塞咽干，苔白脉弦
	清燥救肺汤	桑叶、石膏、甘草、胡麻仁、真阿胶、枇杷叶、人参、麦冬、杏仁	清燥润肺养阴益气	温燥伤肺，气阴两伤证：身热头痛，干咳无痰，气逆而喘，咽喉干燥，鼻燥，心烦口渴，胸满胁痛，舌干少苔，脉虚大而数
滋润内燥剂	玉液汤	生山药、生黄芪、知母、葛根、五味子、天花粉、生鸡内金	益气生津固肾止渴	消渴：口渴引饮，饮水不解，小便频数量多，或小便混浊，困倦气短，脉虚细无力等
	养阴清肺汤	大生地、麦冬、玄参、生甘草、薄荷、贝母、牡丹皮、白芍	养阴清肺解毒利咽	白喉之阴虚燥热证：喉间起白如腐，不易拭去，并逐渐扩展，病变甚速，咽喉肿痛，初起或发热或不发热，鼻干唇燥，或咳或不咳，呼吸有声，似喘非喘，脉数无力或细数

续表

类型	方名	组成	功用	主治
滋润内燥剂	麦门冬汤	麦冬、半夏、人参、甘草、粳米、大枣	清养肺胃降逆下气	①虚热肺痿：咳嗽气喘，咽喉不利，咳痰不爽，或咳唾涎沫，口干咽燥，手足心热，舌红少苔，脉虚数。②胃阴不足证：呕吐，纳少，呃逆，口渴咽干，舌红少苔，脉虚数
	百合固金汤	熟地黄、生地黄、当归身、白芍、甘草、桔梗、玄参、贝母、麦冬、百合	滋养肺肾，止咳化痰	肺肾阴亏，虚火上炎证：咳嗽气喘，痰中带血，咽喉燥痛，头晕目眩，午后潮热，舌红少苔，脉细数
	增液汤	玄参、麦冬、细生地	增液润燥	阳明温病，津亏便秘证：大便秘结，口渴，舌干红，脉细数或沉而无力者
	琼玉膏	人参、生地黄、白茯苓、白沙蜜	滋阴润肺益气补脾	肺肾阴虚之肺痨：干咳少痰，咽燥咯血，气短乏力，肌肉消瘦，舌红少苔，脉细数

备注：桑杏汤与杏苏散均可轻宣外燥，用治外燥咳嗽，但杏苏散所治系外感凉燥证，桑杏汤所治系外感温燥证。桑杏汤与桑菊饮皆可治疗外感咳嗽、受邪轻浅、身热不甚、口渴、脉浮数等症，但桑菊饮侧重于疏散风热，为辛凉解表之剂，主治风温初起，津伤不甚；而桑杏汤为辛凉甘润之剂，主治外感温燥，津伤程度相对较甚。清燥救肺汤与桑杏汤同治温燥伤肺，但邪气有深浅，病情有轻重：桑杏汤证属温燥邪伤肺卫，肺津受灼之轻症，治以轻宣清透合，以凉润为法；而清燥救肺汤证为燥热伤肺，卫气同病而气阴两伤之重症，治以轻宣润肺与养阴益气并进。

✳ **知识链接**

麦门冬汤医案举例

徐四一，肺痿，频吐涎沫，食物不下，并不渴饮，岂是实火？津液荡尽，二便日少。宗仲景甘药理胃，乃虚则补母，仍佐宣通脘间之扦格。人参、麦冬、熟半夏、生甘草、白粳米、南枣肉。

按：本案患者以频吐涎沫为主症，故诊为肺痿，以其不渴饮，二便日少而知绝非实火，乃肺津枯竭，脾胃之气弱之证，故投麦门冬汤滋养肺胃、降逆下气。

十二、祛痰剂

凡以祛痰药为主组成，具有消除痰涎作用，以治各种痰证的方剂，称为祛痰剂。

根据功用不同，祛痰剂可分为燥湿化痰剂、清热化痰剂、润燥化痰剂、温化寒痰剂、治风化痰剂五类（表5－48）。

（一）燥湿化痰剂

本类方剂适用于湿痰证。常以燥湿化痰药如半夏、陈皮等为主组方。代表方剂有温胆汤、二陈汤等。燥湿化痰药大多辛烈温燥、有毒，故凡阴虚燥咳、热极生风、血虚动风者忌用，孕妇慎用。

（二）清热化痰剂

本类方剂适用于热痰证。常以清热化痰药如苦杏仁、桔梗等为主组方。代表方剂有清气化痰丸、小陷胸汤等。

（三）润燥化痰剂

本类方剂适用于燥痰证。常以润燥化痰药如贝母、瓜蒌等为主组方。代表方剂有贝母瓜蒌散等。

（四）温化寒痰剂

本类方剂适用于寒痰证，症见咳痰清稀色白、胸闷脘痞、气喘哮鸣、舌苔白滑、脉沉迟或弦滑。常以温化寒痰药如白芥子、半夏等为主组方。代表方剂有苓甘五味姜辛汤、三子养亲汤等。

（五）治风化痰剂

本类方剂适用于风痰证。常以平肝息风药与化痰药如全蝎、僵蚕、甘草等为主组方。代表方剂有半夏白术天麻汤、止嗽散等。

表6-48 祛痰剂

类型	方名	组成	功用	主治
燥湿化痰剂	温胆汤	半夏、竹茹、枳实、陈皮、甘草、茯苓	理气化痰和胃利胆	胆郁痰扰证：胆怯易惊，头眩心悸，心烦不眠，夜多异梦，或呕恶呃逆，眩晕，癫痫，苔白腻，脉弦滑
	二陈汤	半夏、橘红、白茯苓、甘草	燥湿化痰理气和中	湿痰证：咳嗽痰多、色白易咳，恶心呕吐，胸膈痞闷，肢体困重，或头眩心悸，舌苔白滑或腻，脉滑
	茯苓丸	茯苓、枳壳、半夏、风化朴硝	燥湿行气软坚消痰	痰流四肢之臂痛证：两臂疼痛，手不得上举，或左右时复转移，或两手疲软，或四肢浮肿，舌苔白腻，脉弦滑等
清热化痰剂	清气化痰丸	黄芩、瓜蒌仁、制半夏、胆南星、陈皮、苦杏仁、枳实、茯苓	清肺化痰理气止咳	肺热咳嗽，痰多黄稠，胸脘满闷，甚则气急呕恶，舌红苔黄腻，脉滑数
	小陷胸汤	黄连、半夏、瓜蒌实	清热化痰宽胸散结	痰热互结之结胸证：胸脘痞闷，按之则痛，或心胸闷痛，或咳痰黄稠，舌红苔黄腻，脉滑数
	滚痰丸	大黄、片黄芩、礞石、沉香	泻火逐痰	实热老痰证：癫狂昏迷，或惊悸怔忡，或不寐怪梦，或咳喘痰稠，或胸脘痞闷，或眩晕耳鸣，大便秘结，苔黄厚腻，脉滑数有力
润燥化痰剂	贝母瓜蒌散	贝母、瓜蒌、花粉、茯苓、橘红、桔梗	润肺清热理气化痰	燥痰咳嗽：咳嗽呛急，咯痰不爽，涩而难出，咽喉干燥哽痛，苔白而干
	润肺饮	贝母、天花粉、桔梗、甘草、麦冬、橘红、茯苓、知母、生地黄	润肺化痰	肺经燥痰：脉涩面白，气上喘促，洒淅寒热，悲愁不乐，其痰涩而难出者
温化寒痰剂	苓甘五味姜辛汤	茯苓、甘草、干姜、细辛、五味子	温肺化饮	寒饮咳嗽：咳痰量多，清稀色白，或喜唾涎沫，胸满不舒，舌苔白滑，脉弦滑
	三子养亲汤	紫苏子、白芥子、莱菔子	温肺化痰降气消食	痰壅气逆食滞证：咳嗽喘逆，痰多胸痞，食少难消，舌苔白腻，脉滑
治风化痰剂	半夏白术天麻汤	半夏、天麻、茯苓、橘红、白术、甘草	化痰息风健脾祛湿	风痰上扰证：眩晕，头痛，胸膈痞闷，恶心呕吐，舌苔白腻，脉弦滑
	止嗽散	桔梗、荆芥、紫菀、百部、陈皮、甘草、白前	止咳化痰疏表宣肺	风邪犯肺：咳嗽咽痒，或微有恶寒发热，舌苔薄白
	定痫丸	明天麻、川贝母、半夏、茯苓、茯神、胆南星、石菖蒲、全蝎、僵蚕、真琥珀、陈皮、远志、丹参、麦冬、辰砂	涤痰息风开窍安神	风痰蕴热之痫病：忽然发作，眩仆倒地，目睛上视，口吐白沫，喉中痰鸣，叫喊作声，甚或手足抽搐，舌苔白腻微黄，脉弦滑略数。亦可用于癫狂

备注：二陈汤性燥，故燥痰者慎用，吐血、消渴、阴虚、血虚者忌用。凡属风湿痹痛者忌用茯苓丸。滚痰丸药力峻猛，体虚之人及孕妇均不可轻用，以免损伤正气。对于肺肾阴虚，虚火上炎之咳嗽，非贝母瓜蒌散所宜。凡肺燥有热、阴虚咳嗽、痰中带血者，忌用苓甘五味姜辛汤。三子养亲汤属于治标之剂，服后病情缓解即当标本兼治；气虚者不宜单独使用。阴虚阳亢，气血不足所致眩晕者，不宜使用半夏白术天麻汤。因定痫丸着重涤痰息风，为先治其标，当病情缓解则须化痰息风与培本扶正兼顾，应注意饮食，调摄精神，以收全功。

✳ 知识链接

小陷胸汤医案举例

一妇人患胸中痞急，不得喘息，按之则痛，脉数且涩，此胸痹也。因与小陷胸汤，二剂而愈。

按："小结胸病，正在心下，按之则痛，脉浮滑者，小陷胸汤主之。"成无己曰："心下硬痛，手不可近者，结胸也。正在心下，按之则痛，是热气犹浅，谓之小结胸。"结胸脉沉紧，或寸浮关沉，今脉数且涩，知热未深结，与小陷胸汤，以除胸膈上结热，故二剂而愈。

十三、治风剂

凡以辛散祛风或息风止痉药物为主组成，具有疏散外风或平息内风作用，以治风证的方剂，称为治风剂。

根据功用不同，治风剂可分为疏散外风剂和平息内风剂两类（表6-49）。

（一）疏散外风剂

本类方剂适用于外风所致的各种疾病。常以羌活、白附子等为主组方。代表方剂有消风散、川芎茶调散等。

（二）平息内风剂

本类方剂适用于内风证。内风证分虚实，主要与肝有关。内风实证者，治宜平肝息风，常以平肝息风药为主组成方，又因热盛耗伤津液，或炼液为痰，故常配清热、养阴、化痰之品；内风虚证，治宜滋阴息风，多以滋阴养血药为主组成方，或配平肝潜阳之品。代表方剂有羚角钩藤汤、镇肝熄风汤等。

表6-49 治风剂

类型	方名	组成	功用	主治
疏散外风剂	消风散	当归、生地黄、防风、蝉蜕、知母、苦参、胡麻、荆芥、苍术、牛蒡子、石膏、甘草、木通	疏风除湿清热养血	风疹、湿疹：皮肤瘙痒，疹出色红，或遍身云片斑点，抓破后渗出津水，苔白或黄，脉浮数
	玉真散	白附子、天南星、天麻、白芷、防风、羌活	祛风化痰定搐止痉	破伤风：牙关紧急，口撮唇紧，身体强直，角弓反张，甚则咬牙缩舌，脉弦紧
	小续命汤	麻黄、桂枝、防风、防己、杏仁、黄芩、人参、甘草、大枣、川芎、白芍、大附子、生姜	祛风散寒益气温阳	中风：口眼㖞斜，筋脉拘急，半身不遂，舌强不能语，或神情闷乱
	川芎茶调散	川芎、白芷、羌活、细辛、防风、荆芥、薄荷、甘草	疏风止痛	风邪头痛，或有恶寒，发热，目眩鼻塞，舌苔薄白，脉浮
	风引汤	大黄、干姜、龙骨、桂枝、甘草、牡蛎、寒水石、滑石、赤石脂、白石脂、紫石英、石膏	清热息风镇惊安神	癫痫、风瘫：突然仆卧倒地，筋脉拘急，两目上视，喉中痰鸣，神志不清，舌红苔黄腻，脉滑
	防己地黄汤	防己、桂枝、防风、甘草	滋阴凉血祛风通络	风入心经，阴虚血热，病如狂状，妄行，独语不休，无寒热，脉浮；或血虚风胜，手足蠕动，瘛疭，舌红少苔，脉虚神倦，阴虚风湿化热，肌肤红斑疼痛，状如游火；风湿性关节炎、类风湿性关节炎、瘾病、癫痫等证属阴虚热伏者
	牵正散	白附子、白僵蚕、全蝎	祛风化痰通络止痉	风中头面经络：口眼㖞斜，或面肌抽动，舌淡红，苔白
	大秦艽汤	秦艽、甘草、川芎、当归、白芍药、细辛、川羌活、防风、黄芩、石膏、白芷、白术、生地黄、熟地黄、白茯苓、川独活	疏风清热养血活血	风邪初中经络证：口眼㖞斜，舌强不能言语，手足不能运动，或恶寒发热，苔白或黄，脉浮数或弦细
	小活络丹	天南星、川乌、草乌、地龙、乳香、没药	祛风除湿化痰通络活血止痛	①风寒湿痹证：肢体筋脉疼痛，麻木拘挛，关节屈伸不利，疼痛游走不定，舌淡紫，苔白，脉沉弦或涩。②中风：手足不仁，日久不愈，腰腿沉重，或腿臂间作痛

续表

类型	方名	组成	功用	主治
平息内风剂	羚角钩藤汤	羚角片、双钩藤、霜桑叶、滁菊花、鲜生地、生白芍、京川贝母、淡竹茹、茯神木、生甘草	凉肝息风增液舒筋	肝热生风证：高热不退，烦闷躁扰，手足抽搐，发为痉厥，甚则神昏，舌绛而干，或舌焦起刺，脉弦而数
	大定风珠	生白芍、地黄、麦冬、龟板、牡蛎、鳖甲、阿胶、甘草、五味子、麻仁、鸡子黄	滋阴息风	阴虚动风证：温病后期，神倦瘛疭，脉气虚弱，舌绛苔少，有时时欲脱之势者
	镇肝熄风汤	怀牛膝、生赭石、生龙骨、生牡蛎、生龟板、生杭芍、玄参、天冬、川楝子、生麦芽、茵陈、甘草	镇肝息风滋阴潜阳	类中风：头目眩晕，目胀耳鸣，脑部热痛，面色如醉，心中烦热，或时常噫气，或肢体渐觉不利，口眼渐形㖞斜，甚或眩晕颠仆，昏不知人，移时始醒，或醒后不能复原，脉弦长有力
	天麻钩藤饮	天麻、钩藤、石决明、山栀、黄芩、川牛膝、杜仲、益母草、桑寄生、夜交藤、朱茯神	平肝息风清热活血补益肝肾	肝阳偏亢，肝风上扰证：头痛，眩晕，失眠多梦，或口苦面红，舌红苔黄，脉弦或数
	阿胶鸡子黄汤	陈阿胶、生白芍、石决明、双钩藤、生地黄、清炙草、生牡蛎、络石藤、茯神木、鸡子黄	滋阴养血柔肝息风	邪热久羁，阴血不足，虚风内动证：筋脉拘急，手足瘛疭，心烦不寐或头目眩晕，舌绛少苔，脉细数

　　备注：对于气虚、血虚或肝肾阴虚、肝阳上亢、肝风内动等引起的头痛，均不宜使用川芎茶调散。大秦艽汤辛温发散之品较多，若属内风所致者，不可使用。小活络丹药性温燥，药力较峻猛，宜于体实气壮者，对阴虚有热及孕妇慎用；且川乌、草乌为大毒之品，不宜过量，慎防中毒。若属气虚血瘀，或肝风内动之口眼㖞斜、半身不遂，不宜使用牵正散；且方中白附子和全蝎有一定的毒性，用量宜慎。玉真散药性偏于温燥，易耗气伤津，破伤风而见津气两虚者不宜使用，肝经热盛动风者及孕妇忌用；方中白附子、天南星均有毒性，用量宜慎。若风疹属虚寒者，不宜使用消风散，且服药期间忌食辛辣、鱼腥、烟酒、浓茶等，以免影响疗效。若温病后期，热势已衰，阴液大亏，虚风内动者，不宜使用羚角钩藤汤。若属气虚血瘀之中风，不宜使用镇肝熄风汤。若阴液虽亏而邪热尤盛者，非大定风珠所宜。

十四、固涩剂

　　凡以固涩药为主组成，具有收敛固涩作用，以治气、血、精、津液耗散滑脱病证的方剂，称为固涩剂。

因功效及主治病证的不同，固涩剂可分为固表止汗剂、涩肠止泻剂、涩精止遗剂、固崩止带剂、敛肺止咳剂五类（表6–50）。

（一）固表止汗剂

本类方剂适用于表虚卫外不固，或阴液不能自守的自汗、盗汗证。常以黄芪、浮小麦、麻黄根、牡蛎等固表止汗药物为主组方。代表方剂有牡蛎散等。

（二）涩肠止泻剂

本类方剂适用于泻痢日久不止，脾肾虚寒，以致大便滑脱不禁的病证。常以诃子、罂粟壳、赤石脂、乌梅、禹余粮等收涩药与肉桂、干姜、补骨脂等温补药配合使用。代表方剂有真人养脏汤、桃花汤、四神丸等。临床使用该法时，凡腹泻或痢疾初起实邪，积滞未去者忌用。

（三）涩精止遗剂

本类方剂适用于肾虚封藏失职，精关不固所致的遗精滑精；或肾气不足，膀胱失约所致的尿频、遗尿等。常以沙苑蒺藜、芡实、莲须、桑螵蛸等涩精止遗药物为主组方。代表方剂有金锁固精丸、桑螵蛸散等。

（四）固崩止带剂

本类方剂适用于妇女崩中漏下，或带下日久不止等。常以龙骨、牡蛎、海螵蛸、五倍子、茜草等固崩止带药物为主组方。代表方剂有固冲汤、固经丸等。

（五）敛肺止咳剂

本类方剂适用于久咳肺虚，气阴耗伤证，症见气喘、自汗、脉虚数等。常以五味子、乌梅、罂粟壳等敛肺止咳药与人参、阿胶等益气养阴药为主组方。代表方剂有九仙散等。

表6–50 固涩剂

类型	方名	组成	功用	主治
固表止汗剂	牡蛎散	黄芪、麻黄根、牡蛎	敛阴止汗益气固表	体虚自汗、盗汗证：常自汗出，夜卧更甚，心悸惊惕，短气烦倦，舌淡红，脉细弱

续表

类型	方名	组成	功用	主治
涩肠止泻剂	真人养脏汤	人参、当归、白术、肉豆蔻、肉桂、甘草、白芍药、木香、诃子、罂粟壳	涩肠固脱温补脾肾	久泻久痢，脾肾虚寒证：泻痢无度，滑脱不禁，甚至脱肛坠下，脐腹疼痛，喜温喜按，倦怠食少，舌淡苔白，脉迟细
	桃花汤	赤石脂、干姜、粳米	温中涩肠止痢	虚寒血痢证：下痢日久不愈，便脓血，色黯不鲜，腹痛喜温喜按，小便不利，舌淡苔白，脉迟弱或微细
	四神丸	肉豆蔻、补骨脂、五味子、吴茱萸、大枣	温肾散寒涩肠止泻	肾阳不足所致的泄泻：肠鸣腹胀，五更溏泻，食少不化，久泻不止，面黄肢冷，神疲乏力，舌淡苔薄白，脉沉迟无力
涩精止遗剂	金锁固精丸	沙苑蒺藜、芡实、莲须、龙骨、牡蛎	补肾涩精	肾虚不固之遗精：遗精滑泄，神疲乏力，四肢酸软，腰痛耳鸣，舌淡苔白，脉细弱
	桑螵蛸散	桑螵蛸、远志、菖蒲、龙骨、人参、茯神、当归、龟甲	调补心肾涩精止遗	心肾两虚证：小便频数，或尿如米泔色，或遗尿，或遗精，心神恍惚，健忘，舌淡苔白，脉细弱
	缩泉丸	益智仁、天台乌药	温肾祛寒缩尿止遗	膀胱虚寒证：小便频数，或遗尿不禁，舌淡，脉沉弱
固崩止带剂	固冲汤	白术、生黄芪、龙骨、牡蛎、山萸肉、生杭芍、海螵蛸、茜草、棕边炭、五倍子	固冲摄血益气健脾	脾肾亏虚，冲脉不固证：猝然血崩或月经过多，或漏下不止、色淡质稀，头晕肢冷，心悸气短，神疲乏力，腰膝酸软，舌淡，脉细弱
	易黄汤	山药、芡实、黄柏、车前子、白果	补益脾肾清热祛湿收涩止带	肾虚湿热带下：带下黏稠量多、色黄如浓茶汁，其气腥秽，舌红，苔黄腻者
	清带汤	生山药、生龙骨、生牡蛎、海螵蛸、茜草	滋阴收涩化瘀止带	妇女赤白带下，绵绵不绝者
	固经丸	黄芩、白芍、龟板、黄柏、香附、椿根皮	滋阴清热止血固经	阴虚内热证：行经不止，崩中漏下，血色深红，或夹紫黑瘀块，心胸烦热，腹痛溲赤，舌红，脉弦数
敛肺止咳剂	九仙散	人参、款冬花、桑白皮、桔梗、五味子、阿胶、乌梅、贝母、罂粟壳	敛肺止咳益气养阴	久咳肺虚证：咳嗽日久不已，甚则气喘自汗，痰少而黏，脉虚数

备注：凡外感咳嗽、痰涎壅肺咳嗽，皆应忌用九仙散，以免留邪为患；且本方不可久服，应中病即止，恐罂粟壳性涩有毒，久服成瘾，或收敛太过。若泻痢虽久，但湿热积滞未去者，忌用真人养脏汤。四神丸与真人养脏汤同为固涩止泻之剂，但所治不尽相同，四神丸以温肾为主，兼以暖脾涩肠，主治命门火衰、火不暖土所致的肾泄；而真人养脏汤以固涩为主，兼以温补脾肾，主治泄泻日久、脾肾虚寒而以脾虚为主的大便失禁。金锁固精丸偏于固涩，故相火内炽火下焦湿热所致遗精、带下者禁用。下焦湿热，相火妄动所致尿频、遗尿、遗精、滑泄，非桑螵蛸散所宜。血热妄行所致崩漏者忌用固冲汤。

✳ 知识链接

四神丸医案举例

　　友人刘星圃患泄泻之症，被医误治，变为痢疾，小便不通，缠绵匝月，竟有一医认为水结，恣用甘遂、甘草，并杂以其他药十余味，凑为一剂。病家闻甘遂与甘草相反，人虚如此，今可同服乎？医云：此名经方，非此不行。信而服之，仅服一次即直泻不止，几乎气脱，势甚危殆，始延余诊视。见其气息奄奄，六脉沉细无力，左尺浮芤，右尺沉伏。余曰：病由肾命火衰，水泛无归，今又被妄下，肾命之火愈衰，急宜温固，遂用四神丸以温之。一剂泻止溺通。次用真武汤以回阳镇水，随用健脾补火之剂大有转机，每餐食饭一碗。

　　按：本案患者因久泄、久痢而损伤阳气，肾阳亏虚则不能化气行水，故出现小便不通之证。理应温阳化气利水，医者不识，误用峻下逐水之剂，更伤肾阳，命门火衰，不能温暖脾土，导致泄泻。选用四神丸，温肾暖脾，温脾涩肠止泻，故一剂而泻止。继而温补阳气，以真武汤温阳利水，病情好转。

十五、安神剂

　　凡以安神药为主组成，具有安神定志等作用，以治神志不安病症的方剂，称为安神剂。

　　根据作用不同，安神剂可分为养血安神剂、重镇安神剂两类（表6-51）。重镇安神剂中多为金石类药物，质重碍胃，故脾胃虚弱者慎用，且部分药物有一定毒性，只宜暂服，不可久用。安神剂服药期间忌服茶叶、咖啡等兴奋性饮料，饮食宜清淡。

（一）养血安神剂

　　本类方剂适用于阴血不足，心神失养所致的虚烦不眠、心悸怔忡、健忘多梦等神志不安虚证。常以补养安神药配伍滋阴养血药组方。代表方剂有天王补心丹、酸枣仁汤等。

（二）重镇安神剂

本类方剂适用于心肝阳亢，热扰心神所致的心烦神乱、失眠多梦、惊悸怔忡、癫痫等。常以重镇安神药如朱砂、磁石等为主组方。代表方剂有朱砂安神丸、磁朱丸等。

表 6 -51　安神剂

类型	方名	组成	功用	主治
养血安神剂	天王补心丹	人参、白茯苓、玄参、丹参、桔梗、远志、当归、五味子、麦冬、天冬、柏子仁、酸枣仁、生地黄	滋阴清热养血安神	阴虚血少，神志不安证：心悸怔忡，虚烦失眠，神疲健忘，或梦遗，手足心热，口舌生疮，大便干结，舌红少苔，脉细数
	酸枣仁汤	酸枣仁、甘草、知母、茯苓、川芎	养血安神清热除烦	肝血不足，虚热内扰证：虚烦失眠，心悸不安，头目眩晕，咽干口燥，舌红，脉弦细
	甘麦大枣汤	甘草、小麦、大枣	养心安神和中缓急	脏躁：精神恍惚，常悲伤欲哭，不能自主，心中烦乱，睡眠不安，甚则言行失常，呵欠频作，舌淡红苔少，脉细微数
	养心汤	黄芪、白茯苓、茯神、半夏、当归、川芎、远志、辣桂、柏子仁、酸枣仁、北五味子、人参、甘草	益气补血养心安神	气血不足，心神不宁证：神思恍惚，心悸易惊，失眠健忘，舌淡脉细
重镇安神剂	朱砂安神丸	朱砂、黄连、甘草、生地黄、当归	镇心安神清热养血	心火亢盛，阴血不足证：失眠多梦，惊悸怔忡，心烦神乱，或胸中懊恼，舌尖红，脉细数
	磁朱丸	磁石、光明砂、神曲	重镇安神交通心肾	心肾不交证：视物昏花，耳鸣耳聋，心悸失眠。亦治癫痫

备注：朱砂安神丸中朱砂含硫化汞，不宜多服、久服，以防汞中毒；且阴虚脾弱者不宜服用。天王补心丹滋阴之品较多，脾胃虚弱、纳食欠佳、大便不实者，不宜长期服用。酸枣仁汤与天王补心丹均治阴血不足、虚热内扰之虚烦失眠，但前者主治肝血不足之虚烦失眠伴头晕目眩、脉弦细等，后者主治心肾阴亏血少、虚火内扰之虚烦失眠伴手足心热、舌红少苔、脉细数者。

知识链接

酸枣仁汤医案举例

某三三，寐不成寐，食不甘味，尪羸，脉细数涩。阴液内耗，厥阳外越，化火化风，燔燥煽动。此属阴损，最不易治。姑与仲景酸枣仁汤。

按：本案患者症见体虚瘦弱，脉细数而涩，乃阴血内亏，虚热内扰之象，故以酸枣仁汤安血养神、清热除烦。

十六、开窍剂

凡以芳香开窍药为主组成，具有开窍醒神作用，以治窍闭神昏证的方剂，称为开窍剂。

开窍剂中多为芳香的药物，其性辛散走窜，多含雄黄、朱砂等有毒之品，久服易伤元气，故临床中病即止，不可久服。此类方剂中的麝香等药，含活血通经堕胎之品，有碍胎元，孕妇慎用。本类方剂多制成散剂、丸剂或注射剂使用，尤以丸剂为优，宜温开水化服或鼻饲，不宜加热煎煮。

神昏闭证又有寒闭、热闭之分，故开窍剂可分为凉开剂、温开剂两类（表6－52）。

（一）凉开剂

本类方剂适用于温热邪毒内陷心包的热闭证，症见高热、神昏、谵语，甚或痉厥等。常以芳香开窍药如麝香、冰片、郁金、石菖蒲等配伍清热泻火、凉血解毒药为主组方。由于热入心包，引起神志不安，故常配镇心安神药，如朱砂、磁石、琥珀、珍珠等；邪热内陷，每易灼液为痰，故宜适当配伍清化痰热之品，如胆星、川贝母、天竺黄、雄黄等。代表方剂有安宫牛黄丸、紫雪等。

（二）温开剂

本类方剂适用于中风、中寒、气郁、痰厥等属寒邪、痰浊内闭之证。常以苏合香、石菖蒲等为主组方。代表方剂有苏合香丸等。

表6－52　开窍剂

类型	方名	组成	功用	主治
凉开剂	安宫牛黄丸	牛黄、水牛角、麝香、珍珠、朱砂、雄黄、黄连、黄芩、山栀、郁金、冰片	清热解毒豁痰开窍	邪热内陷心包证：高热烦躁，神昏谵语，口干舌燥，或舌蹇肢厥，舌红或绛，脉数。亦治中风昏迷，小儿惊厥属邪热内闭者
	紫雪	黄金、石膏、北寒水石、滑石、磁石、玄参、木香、沉香、升麻、甘草、丁香、水牛角、羚羊角、麝香、朱砂	清热开窍止痉安神	热闭心包，热盛动风证：高热烦躁，神昏谵语，惊厥，口渴唇焦，尿赤便秘，舌质红绛，苔干黄，脉数有力或弦数。亦治小儿热盛惊厥
	至宝丹	生乌犀（水牛角代）、生玳瑁、琥珀、朱砂、雄黄、牛黄、龙脑、麝香、安息香、金箔、银箔	化浊开窍清热解毒	痰热内闭心包证：神昏谵语，身热烦躁，痰盛气粗，舌绛苔黄垢腻，脉滑数。亦治中风、中暑、小儿惊厥属于痰热内闭者
	抱龙丸	天竺黄、雄黄、辰砂、麝香、天南星	清热化痰开窍安神	小儿急惊，痰热闭窍之证：身热昏睡，痰盛气粗，发惊发厥，四肢抽搐
温开剂	苏合香丸	苏合香、安息香、冰片、水牛角、麝香、檀香、沉香、丁香、香附、木香、乳香、荜茇、白术、诃子肉、朱砂	温通开窍行气止痛	寒闭证：突然昏倒，牙关紧闭，不省人事，苔白，脉迟。亦治心腹卒痛，甚则昏厥，或中风、感受时行瘴疬之气等属寒凝气滞之闭证者

备注：孕妇慎用安宫牛黄丸。紫雪服用过量有损伤元气之弊，甚者可出现大汗、肢冷、心悸、气促等症，故应中病即止；孕妇慎用。至宝丹香辛燥之品较多，有耗阴劫液之弊，故神昏谵语由阳盛阴虚所致者忌用；孕妇慎用。苏合香丸药物辛香走窜，有损胎气，孕妇慎用；脱证禁用。至宝丹、安宫牛黄丸、紫雪均可清热开窍，治疗热闭证，合称凉开"三宝"。安宫牛黄丸长于清热解毒，适用于邪热偏盛而身热较重者；紫雪长于息风止痉，适用于兼有热动肝风而痉厥抽搐者；至宝丹长于芳香开窍，化浊辟秽，适用于痰浊偏盛而昏迷较重者。

❀**知识链接**

安宫牛黄丸医案举例

壬戌六月二十九日，甘，二十四岁，暑温邪传心包，谵语神昏，右脉洪大数实而模糊，势甚危险。连翘六钱，生石膏一两，麦冬六钱，银花八钱，细生地六钱，知母五钱，元参六钱，生甘草三钱，竹叶三钱，煮成三碗，分三次服。牛黄丸二丸，紫雪丹三钱，另服。

按：《温病条辨》云："手厥阴暑温，身热不恶寒，精神不了了，时时谵语者，安宫牛黄丸主之，紫雪丹亦主之。"本方证属暑温，邪热内陷心包，扰乱神明，故身热、不恶寒、神昏谵语，治以安宫牛黄丸清热解毒、开窍醒神；再加连翘、生石膏、麦冬、银花、细生地、知母、元参、生甘草、竹叶等泻火解毒、养阴清热。

第三节　中药用药"八法"与护理

"八法"是中医用药的基本法则，通常是指汗法、吐法、下法、和法、温法、清法、消法、补法，是清代程钟龄根据历代医家对治法归类总结而来。每一种治法均需经过四诊合参，审证求因，辨明证候、病因、病机之后，方可针对性地采取适宜方法。中医护理人员掌握用药"八法"有助于辨证施护的顺利进行。

一、汗法与护理

汗法，亦称解表法或发汗法，是通过宣发肺气、调畅营卫、开泄腠理等作用，促使人体微微出汗，外感六淫之邪随汗而解的一种治法。因阳经属腑，阴经连脏，未入于脏，说明邪气未及于三阴，仍在肌表，故可以用发汗的方法来治疗；而未满三日，则指病程较短，邪气仍在肌表，亦可以用汗法治疗，这些都是汗法的理论依据。汗法不是以使人出汗为目的，而是汗出则意味着腠理开、营卫和、肺气畅、血脉通，从而能祛邪外出。所以，汗法除了主要治疗外感六淫之邪的表证外，凡腠理闭塞、营卫不通而寒热无汗者皆可以用汗法治疗，如：外感风寒、风热；疹未透、疹发不畅的外邪束表；头面部及上肢浮肿的水肿兼表证；疮疡初期兼有表证的红、肿、热、痛、风湿痹痛等。由于表证有表寒和表热之分，因而汗法也就有辛温发汗、辛凉发汗的区别。

1. 病情观察

观察有汗、无汗、出汗时间、遍身出汗还是局部出汗等。通常汗出热退即停药，以遍身微微汗出为度，忌大汗。同时以身体、四肢出遍为佳。若仅有头部或半身出汗，提示病邪更难驱逐；若汗出不彻，则病邪不解，需继续用药；而汗出过多，会伤津耗液，损伤正气，可予口服糖盐水或输液；若大汗不止，易导致伤阴亡阳，应立即通知医生，及时采取措施。对年老体弱或重症患者，使用汗法需谨慎，避免虚脱。

2. 生活起居护理

保持病室安静，空气新鲜，温湿度适宜。汗出时用干毛巾或热毛巾擦拭，汗出后及时更换衣被，保持床单舒适。避风寒，防复感。忌对流风。

3. 饮食护理

饮食宜清淡，忌黏滑、肉面、酒酪、五辛、酸性和生冷食物。酸性食物有敛汗作用，生冷食物不易散寒。

4. 用药护理

药宜武火快煎，麻黄煎煮去掉浮沫，芳香药宜后下；服药时温度适宜；服药后卧床，盖被保暖，宜啜热粥或开水、热饮料、热豆浆等，以助药力，促其发汗；若与麻黄、葛根同用时，则无需啜热粥。

5. 注意事项

（1）发汗要因人因时而异：如暑天炎热，汗之宜轻；冬天寒冷，汗之宜重；体虚者，汗之宜缓；体实者，汗之宜峻等。此外，冬天腠理致密，汗出不易，在服用发汗剂后，覆盖衣被，帮助药力发挥；盛夏腠理疏松，容易出汗，无需覆盖衣被。

（2）对表证兼有风湿者，须用数次微汗，以达祛风除湿之功效。由于风湿互结，湿性重浊，黏滞不爽，要使遍身微微汗出，缓缓蒸发，则营卫畅通，风湿方可俱出。忌大汗，因风为阳邪，其性轻扬，易于表散；湿为阴邪，其性濡滞，难以速去，若大汗而出，则风气虽去而湿邪仍在，不仅病不能愈，而且使卫阳耗伤。

（3）服发汗解表药时，禁用或慎用解热镇痛药，如阿司匹林、比理通等，防止汗出太过。

（4）服用含有麻黄的药物后，观察患者血压及心率变化。

（5）病位在表，服药后仍未汗出者，纵然热不退，也不可予冷饮和冷敷，避免"闭门留寇"，使邪无出路，入里化热成变证，热反更甚，可以针刺大椎、曲池穴位以透邪发汗。

（6）注意不可妄汗，凡淋家、疮家、亡血家和剧烈吐下之后禁用汗法。病邪已经入里或麻疹已透、疮疡已溃、虚证水肿、吐泻失水等，亦不宜应用汗法。

二、吐法与护理

吐法，亦称涌吐法或催吐法，是通过涌吐，使停留在咽喉、胸膈、胃脘等部位的痰涎、宿食或毒物从口中吐出的一种治法。张仲景在《金匮要略》中以"呕家有痈脓，不可治呕"，"病人欲吐者，不可下之"为例，阐明审因论治，因势利导的治疗原则。由于吐法可以引邪上越，宣壅塞而导正气，故在吐出有形实邪的同时，往往汗出，使在肌表的外感病邪随之而解。常用于中风、痰涎壅盛、癫狂、宿食、食厥、气厥、胃中残留毒物及霍乱吐泻不得等。然而，吐法使用不当会导致剧烈呕吐，损耗胃津，耗损人体正气，致病情恶化，须慎用。

1. 病情观察

观察呕吐物的量、气味、性状、性质及颜色并记录，严重呕吐者还应监测体温、脉搏、呼吸、血压的变化。必要时给予补液、纠正电解质等对症处理。食物中毒或服毒患者，根据需要保留呕吐物，以便化验。

2. 生活起居护理

保持病室清洁，光线充足，空气新鲜无异味。

3. 饮食护理

患者吐后暂禁食，待胃肠功能恢复后，予少量流质饮食以养胃气，忌生冷、肥甘油腻之品。

4. 用药护理

（1）服药应小量渐增，以防中毒或涌吐太过。药物采取两次分服，一服便吐者，需通知医生，决定是否继续二服。

（2）涌吐药作用迅猛，易伤胃气，应中病即止。年老体弱、婴幼儿、心脏病患者、高血压患者及孕妇慎用或忌用。

（3）使用涌吐药应注意用量、用法和解救方法。吐而不止者，可服用少许姜汁或冷粥、冷开水以解之。若吐仍不止者，可根据给药的种类分别处理：因服巴豆吐泻不止者，可用冷粥解之；因服藜芦呕吐不止者，可用葱白汤解之；因服稀涎散呕吐不止者，可用甘草、贯众汤解之；因服瓜蒂散剧烈呕吐不止者，可用麝香 0.03 ~ 0.06g 开水冲服解之；误食其他毒物，可用绿豆汤解之；若吐后气逆不止，宜给予和胃降逆之剂止之。

（4）服药得吐者，嘱其避免坐卧当风，以防吐后体虚，复感外邪。

5. 涌吐对症护理

呕吐时协助患者坐起，轻拍患者背部，促使胃内容物吐出。不能坐起者，协助患者头偏向一侧，保持呼吸道通畅，避免呕吐物误入气管引起窒息，并注意观察病情。服药后不吐者，可用压舌板刺激上腭咽喉部，助其呕吐。吐后予温开水漱口，及时清除呕吐物，更换污染的衣被，整理床单。

三、下法与护理

下法，亦称泻下法，是通过运用泻下药，荡涤肠胃，通利大便，使停留在肠胃中的宿食、燥屎、冷积、瘀血、结痰、停水等从下窍而出，以驱邪除病的一种治疗方法。《素问·至真要大论》中"其下者，引而竭之"，"中满者，泻之于内"，就是下法的理论依据。本法适用于邪在肠胃，以致大便不通、燥屎内结，或热结旁流，以及停痰留饮、瘀血积水等邪正俱实之证。由于病性有寒热，正气有虚实，病邪有兼夹，所以下法又有寒下、温下、润下、逐下、攻补兼施之别，以及与其他治法的配合使用。

（一）寒下及其施护要点

寒下，是用苦寒性质的药物泻下的方法。适用于里实热证，高热烦渴，大便燥结，腹胀疼痛，腑气不通，脉沉实；或热结旁流，下利清水，腹胀疼痛，按之坚硬有块，口舌干燥，脉滑实；或里热实证之高热不退，谵语发狂；或咽喉、牙龈肿痛及火热炽盛等。表里无实热者及孕妇忌用。代表方有大承气汤、增液承气汤等。

1. 病情观察

服药期间严密观察病情变化及生命体征，观察排泄物的性质、量、次数、颜色，以及腹痛减轻情况。若泻下太过出现虚脱，应及时配合救治。

2. 生活起居护理

患者症见高热、烦躁不安、口渴舌燥等，安排在温湿度适宜的病室，温度 16～20℃，有利于静心养病。

3. 饮食护理

服药期间暂禁食。待燥屎泻下后予米汤、面条等养胃气之品，服药 3～5 日后给予清淡、易消化饮食，忌油腻、辛辣食物及饮酒，以防热结再作。

4. 用药护理

（1）苦寒类药宜凉服或温服（冬天）。

（2）大承气汤应先煎方中的枳实和厚朴，大黄后下，芒硝冲服，以确保其泻下之功效。

（3）服药期间忌同服辛燥、滋补药。

（二）温下及其施护要点

温下，是用温热性质药物泻下的方法。适用于因寒成结之里实证，脐下硬结，大便不通，腹痛喜温，手足不温，脉沉迟。代表方有大黄附子汤、温脾汤等。

1. 病情观察

服药后重点观察腹部冷结疼痛是否减轻，如腹痛渐减，肢温回缓，为病趋好转之势。

2. 生活起居护理

温下病证，宜住向阳病室，注意保暖，使患者感到温暖舒适为宜。

3. 饮食护理

饮食上给予温热性味之品，忌生冷、油腻之品。

4. 用药护理

温脾汤，方中大黄应先用酒洗后再与其他药同煎，宜饭前温服。

（三）润下及其施护要点

润下，是用润肠通利大便的药物治疗体虚便秘的方法。主要适用于热盛伤津，或病后津亏未复，或年老津涸，或产后血枯便秘，或习惯性便秘等。代表方有五仁汤、麻子仁丸等。

1. 病情观察

密切观察患者服药后的反应及生命体征变化，观察排泄物的颜色、性质、量及次数。

2. 生活起居护理

对习惯性便秘者，告之不应依赖药物排便，要养成定时排便习惯，可按摩腹部以助排便。

3. 饮食护理

饮食上应多食蔬菜、汤类、芝麻、核桃等润肠之品，忌酒、辛辣、香爆之品。

4. 用药护理

润下药一般宜早、晚空腹服用。在服药期间应配合食疗以润肠通便。

（四）逐水及其施护要点

逐水适用于水饮停聚体内，或胸胁有水气，或腹肿胀满。凡脉证俱实者，皆可逐水。代表方有十枣汤、舟车丸、甘遂通结汤等。

1. 病情观察

逐水药多用于胸水和腹水病证，服药后需观察心下痞满和腹部胀痛情况。

2. 生活起居护理

腹水病重症患者腹大如鼓，床上活动困难，需定时协助翻身。长期卧床的患者，保持床单整洁干燥，加强皮肤护理，预防褥疮和坠积性肺炎。

3. 饮食护理

服药期间应限制食盐、酱之品，以防复发。

4. 用药护理

逐水药泻下作用峻猛，能引起剧烈腹泻，使体内潴留的水液从大便排除，部分药兼有利尿作用。由于逐水药有毒而力峻，易伤正气，所以体虚者、孕妇忌用，有恶寒表证者不可服用。

四、和法与护理

和法，亦称和解法，是通过和解或调和的作用，以祛除病邪为目的的一种治法。主要适用于和解少阳、和中益气、调和肝脾、调理胃肠，专治病邪在半表半里。《伤寒明理论》说："伤寒邪在表者，必渍形以为汗；邪气在里者，必荡涤以为利。其于不内不外，半表半里，既非发汗之所宜，又非吐下之所对，是当和解则可以矣。"和法既没有明显的祛邪作用，也没有明显的补益作用，而是通过缓和、和解、调和、疏解而令气机调畅，使表里寒热虚实的复杂证候及脏腑阴阳气血的偏盛偏衰，归于至复。调和指治肝脾不和、肝胃不和等症。症见寒热往来、胸胁苦满、心烦喜呕、默默不欲饮食、口苦咽干等。在太阳病中，和法首推桂枝汤。

1. 病情观察

（1）用于邪在半表半里的少阳证时，用药后要仔细观察患者体温、脉象及出汗情况。

（2）用于肝气郁滞导致的胁肋胀痛、食欲不振等症时，用药后要注意观察胸闷、胸痛及情绪的变化。可指导患者适当开展娱乐活动，以怡情悦志，调畅气机，提高治疗效果。

（3）用于邪犯肠胃，寒热夹杂，升降失常，致心下痞满、恶心呕吐、脘腹胀痛、肠鸣下利等症时，用药后要注意观察腹胀及呕吐情况，并注意排便的性质和量。

2. 饮食护理

服药期间饮食宜清淡、易消化，以健脾行气消食，忌生冷瓜果、肥腻厚味及辛辣之品。

3. 用药护理

服小柴胡汤时忌食萝卜，因方中含人参，而萝卜可破坏人参的药效；截疟药应在疟疾发作前 2~4 小时服用，并向患者交代注意事项，鼓励多饮水。

4. 注意事项

（1）病在表未入少阳，或邪已入里之实证及虚寒证，原则上不用和法。

（2）方中以柴胡为主药，服药时忌同服碳酸钙、硫酸镁、硫酸亚铁等西药，以免相互作用而产生毒副作用。

五、温法与护理

温法，亦称温阳法，是通过温中、祛寒、回阳、通络等作用，使寒气去、阳气复、经络通、血脉和，适用于脏腑经络因寒邪为病的一种治法。主要作用是驱除阴寒，恢复阳气。《素问·至真要大论》中"寒者热之""治寒以热"，就是温法的理论依据。寒病成因，有外感、内伤的不同，或由寒邪直中于里；或因治不如法而误伤人体阳气；或其人素体阳气虚弱，以致寒从中生。寒病部位，也有在中、在下、在脏、在腑及在经络的不同，故温法又有温中祛寒、回阳救逆和温经散寒之别。由于寒病的发生，常是阳虚与寒邪并存，故又常与补法配合运用。另外，寒邪侵入肌表的病证，当用汗法治疗，不在此列。

1. 生活起居及饮食护理

生活起居、饮食等护理均以"温法"护之，宜保暖，避风寒，进热饮，忌生冷寒凉之品，多选用狗肉、羊肉、桂圆等温性食品，以助药物的温中散寒功效。

2 用药护理

（1）温中祛寒药　适用于中焦虚寒证，如脘腹胀痛、肢体倦怠、手足不温，或恶心呕吐或腹痛下利、舌苔白滑等。可选用理中丸、建中汤等。在服理中丸时，服药后宜饮热粥一升许，以助温阳之效，有微汗时避免揭衣被。

（2）温经散寒药　适用于阳气不足，阴血亦弱，复有外寒伤于经络，血脉不利所致诸症。不宜单纯用辛热之品，须合用养血通脉药。代表方有当归四逆汤。服药后注意保暖。

（3）回阳救逆药　适用于阳气衰微，内外俱寒，阳气将亡之危症。以辛辣刺激药物为主，只宜暂服，不可久用。昏迷患者用鼻饲法给药，服药期间应严密观察患者神志、面色、体温、血压、脉象及四肢回温情况。如服药后，患者汗出不止、厥冷加重、烦躁不安、脉细散无根等，为病情恶化，应及时与医生联系，并积极配合医生抢救。方中有附子时需久煎。

（4）温热之药　性皆燥烈，用量较大时应注意避免耗血伤津。

3. 注意事项

温法是针对寒证的治法，使用得当能立刻见效，否则易导致病势逆变，尤其是应用回阳救逆法时更应慎重。对实热之证禁用，对阴虚、血亏或津液不足者亦慎用，防止意外。

六、清法与护理

清法，亦称清热法，是通过清热泻火，使邪热外泄，以清除里热证的一种方法，是治热证的主要法则。适用于由温、热、火邪所致的里热证。《素问·至真要大论》中"热者寒之""温者清之""治热以寒"，系清法的理论依据。由于里热证有热在气分、血分、脏腑等不同，因此清法之中，又相应分为清气分热、清营凉血、气血两清、清热解毒、清脏腑热及清虚热六类。火热最易伤津耗液，大热又能伤气，所以清法中常配伍生津益气之品。若温病后期，热灼阴伤，或久病阴虚而热伏于里，不可纯用苦寒直折之法，当以清法与滋阴并用。

1. 病情观察

服药后需观察患者的体温、脉搏、呼吸、神志及伴随症状，并准确记录。如服白虎汤后，患者体温渐降，汗止渴减，神清脉静，为病情好转。若服药后壮热烦渴不减，出现神昏谵语、舌质红绛，提示病由气分转为气营两燔。若服药后壮热不退，出现四肢抽搐或惊厥，提示热盛动风，应立即报告医生采取救治措施。对疮疡肿毒之证，在服药过程中应观察肿毒消长之势，若肿消热退，为病退之象；若已成脓，则应切开排脓。对热入营血者，观察神志，出血及热极动风之兆，一旦发现，立即处理。

2. 生活起居护理

清法用于实热证，根据"热者寒之"的护法，护理上室温、衣被、服药、饮食均宜偏凉。保持病室空气新鲜，光线柔和，环境安静，根据病情调节室温。

3. 饮食护理

饮食上给予清淡、易消化的流质或半流质，宜进食蔬菜、水果类及富含维生素的食物，鼓励患者多饮水或西瓜汁、梨汁、柑橘等生津止渴之品。

4. 用药护理

（1）清热之剂，因药物不同，煎药方法亦有讲究。如白虎汤中的生石膏应打碎，用武火先煎15分钟，后入其他诸药，改用文火，煎至粳米熟；普济消毒饮中的薄荷气味芳香，含挥发油，应后下以减少有效成分挥发。清热解毒之剂，均应取汁凉服或微温服。

（2）苦寒滋阴药，久服伤胃或内伤中阳，必要时添加醒胃、和胃药。年老体弱、脾胃虚寒者慎用，或减量服用；孕妇忌用。

七、消法与护理

消法，亦称消导法，即通过消食导滞和消坚散结作用，使气、血、痰、食、水、虫等积聚而成的有形之邪逐渐消散的一种治法。《素问·至真要大论》中"坚者削之""结者散之"，就是消法的理论依据。《医学心悟》曰："消者，去其壅也，脏腑、经络、肌肉之间，本无此物而忽有之，必为消散，乃得其平。"由于消法治疗的病证较多，病因也各不相同，所以消法又分消导食积、消痞化癥、消痰祛水、消疳杀虫、消疮散痈等。消法与下法同是治疗蓄积有形之邪的方法，在具体运用中又各有不同。下法所治病证，大抵病势急迫，形证俱安，邪在脏腑之间，必须速除，可以从下窍而出。消法所治，主要是病在脏腑、经络、肌肉之间，邪坚病固而来势较缓，而且大多是虚实夹杂，尤其是气血积聚而成之癥块，不可能迅速消除，必须渐消缓散。消法也常与补法或下法配合运用，但仍然是以消为目的。

1. 病情观察

应用消食导滞剂，注意观察患者大便的性状、次数、质、量、气味，以及腹胀、腹痛和呕吐情况等。在选用枳实导滞丸治疗下利时，属"通因通用"之法，尤其应注意排便及腹痛情况，若泻下如注，次数频繁或出现眼窝凹陷等伤津脱液表现时，应立即报告医生。应用消痞化积药，应注意患者的局部症状，如疼痛、肿胀、包块等，详细记录癥块大小、部位、性质、活动度、有无压痛、边缘是否光滑等。消食导滞剂常以行气活血、软坚散结等药组方，如果患者突然腹部疼痛、恶心、吐血、便血、面色苍白、汗出厥冷、脉微而细，提示病情加重，已变生他证，立即报告医生，做好抢救准备工作。

2. 饮食护理

消食导滞剂常用于食积为病，服药期间饮食宜清淡、易消化，勿过饱，婴幼儿应注意减少乳食量，必要时可暂时停止喂乳。忌生硬、肥甘厚味之品。肝郁气滞、肝胃不和之气积证，应予理气、消食之品，如山楂、橘、饼等，并配合情志护理。

3. 用药护理

消导之剂要根据其方药的气味清淡、重厚之别，采用不同的煎药法。如药味清淡，临床取其气者，煎药时间宜短；如药味重厚，取其质者，煎药时间宜延长。

4. 注意事项

（1）消导类药物有泻下或导滞之功效，只作暂用，不可久服，中病即止。

（2）凡消导类药物均宜在饭后服用。与西药同服时，应注意配伍禁忌。如山楂丸，此药味酸，忌与复方氢氧化铝、碳酸氢钠等碱性药物同服，以免酸碱中和，降低药效。

（3）消导类药不宜与补益药和收敛药同用，以免降低药效。

（4）消导类药对于年老、体弱者慎用，脾胃虚弱、无食积者及孕妇禁用。

八、补法与护理

补法，亦称补益法，是通过滋养来补益人体气血阴阳，适用于某一脏腑或几个脏腑，或气、血、阴、阳之一，或全部虚弱的一种治疗方法。补法的目的在于通过药物的补益，使人体脏腑或气血阴阳之间的失调重归于平衡，同时，在正气虚弱不能祛邪时，也可用补法扶助正气，或配合其他治法，达到扶正祛邪的目的。补法虽可间接收到祛邪的效果，但一般是在无外邪时使用，以避免"闭门留寇"之弊。补法既有补阴、补阳、补血、补气、补心、补肝、补脾、补肺、补肾之分，又有峻补、平补之异，更有兼补、双补、补母生子之法。

1. 生活起居护理

由于阳虚多寒、阴虚多热，需根据患者的临床症状调整病室的温度和湿度，合理安排生活起居，保证充足睡眠，适当锻炼身体，提高抗病能力。

2. 情志护理

虚证者大多处在大病初愈或久病不愈的情况，易产生悲观、紧张、焦虑不安等情绪，不利于疾病的康复，护理人员应做好患者的心理疏导工作，给予安慰和鼓励，减轻精神负担，增强战胜疾病的信心。

3. 饮食护理

由于虚证有阴、阳、气、血之别，饮食上应对证进补。阳虚者可选用牛肉、羊肉和桂圆等温补之品，忌生冷瓜果和凉性食品；阴虚者可选用银耳、木耳、甲鱼等清补食物，忌烟、酒及辛温香燥、耗津伤液之品；气虚者可选用山药、母鸡人参汤、黄芪粥等健脾、补肺、益气之品,忌生冷饮食;血虚者可选用动物血、猪肝、大枣、菠菜等补血养心之品。另外,冬季宜温补,夏季宜清补。

4. 用药护理

(1)补益药大多质重味厚,煎药时宜文火久煎才能出汁,阿胶需烊化,贵重药品应另煎或冲服。补益药宜采用空腹或饭前服下,以利吸收。

(2)若遇外感,应停服补药以防"闭门留寇"。

(3)虚赢不足之证,多病势缠绵,久治不愈,指导患者长期坚持正确用药。

(4)丸剂、膏剂药品宜密封,干燥保存,防止虫蚀霉变等。

第四节 用药护理

中医用药护理是护理工作的一项重要内容,护理人员必须掌握各种用药方法,才能为患者提供正确、优质的护理措施。

一、中药汤剂煎煮法

汤剂是中医临床的传统剂型,也是主要剂型,是中医文化的良好载体,蕴含着中医理论的精髓,体现中医整体观念和辨证论治,具有"其药物可随证加减,灵活变化,汤剂制备方便,吸收快"特点。汤剂的合理煎煮可以充分发挥药物的作用,护理人员应掌握正确的汤剂煎煮方法。

(一)煎药器具

中药汤剂质量与煎药器具的材质密切相关,选择耐火的砂锅最为理想,因砂锅受热均匀,导热和缓且性质稳定,不易与药材发生化学反应,故为首选。忌用铜、铁、铝等金属容器,以免影响药效。油脂可影响中药的药效发挥,故使用砂锅前须刷洗干净。

(二)煎前浸泡

中药煎煮前,先用冷水在室温下浸泡30~60分钟,以促进其有效成分的煎出,且缩短煎煮时间。此外,煎药前不可用水洗药,因方剂中可能含有水溶性药物，也可能含有的药材药味以粉末状态存在，如三七、龙骨等，煎煮前水洗将造成水溶性药物或粉末的流失，从而影响疗效。

（三）煎药用水

煎药可用饮用水，以澄清洁净为原则。煎药的水量应该根据药量、药物质地、吸水性及煎药时间来决定。通常第一煎可加水至漫过药面 3～5cm，第二煎可加水至漫过药面 2～3cm。水量的多少也应根据药物种类来确定：滋补类的药物，煎头汁、二汁需水皆约 300mL；解表药，头汁约 300mL，二汁约 100mL；一般药物，头汁、二汁皆约 200mL。煎煮用水应一次加足，不宜中途加水，切忌药煎干后再添水重煎。

（四）煎煮火候

煎药温度的高低，中医称之为"火候"，有"文火"和"武火"之分。"文火"即"小火"，"武火"即"大火"。中药浸泡后，药锅加盖，一般先用武火迅速煮沸数分钟后，改用文火慢煎，使药力尽出。滋补类药物，应文火慢煎，保持微沸状态，减慢其水分的蒸发，有利于有效成分的煎出。一般药物煎两次为宜，补益药及有效成分不易煎出的药，可煎三次，不能以一次久煎来代替两次或三次分煎。煎药期间不宜频繁掀盖，避免有效成分挥发。

（五）煎煮时间

煎煮时间需视药物的性质和质地而定。通常药物第一煎煮沸后煎 20～30 分钟，再滤出药液，第二煎煮沸后煎 15～20 分钟，再滤出药液，将两次药汁混合分服或顿服。滋补强壮药头煎 40～50 分钟，二煎 20～30 分钟。汤剂煎好后，应立即滤取药汁，不宜久置锅中，防止药液粘锅。

（六）煎煮次数

通常一剂药应煎两次。煎药时，药物有效成分首先会溶解在进入药材组织的水液中，再扩散到药材外部的水液中，当药材内外溶液的浓度达到平衡时，内外溶液的渗透压也达到平衡，药物的有效成分就不再溶出。为了充分利用药材，避免浪费，需将头煎药汁滤出，加水再次煎煮，让药物的有效成分继续溶出。因此，每剂药至少煎煮两次，有的还可煎三次或更多。

（七）榨渣取汁

汤剂煎成后要趁热榨渣取汁，以免有效成分沉淀在药渣上。一般在最后一次煎煮时，趁热将药液滤出后，将药渣用双层纱布包好，绞取药渣内剩余药液，此法可增加药液成分的15%～25%。如药渣不经压榨取汁就抛弃，会造成有效成分损失，尤其是一些不宜久煎的药物，药渣中有效成分所占比例更大，榨渣取汁尤为必要。

（八）特殊药物煎煮法

1. 先煎

先煎指汤剂的一些药物需在未入其他药时，先行煎煮。一些矿物类、甲壳类、化石及兽角类药物，如生石膏、龟甲、鳖甲、水牛角、龙骨等，因质地坚硬，有效成分不易溶出，可打碎先煎10～15分钟，再加入其他药物同煎。对某些有毒药物，为服用安全，降低毒性，亦应先煎30分钟以上或久煎，如附子、乌头、生半夏、生天南星等。

2. 后下

有些药物久煎易失去功效，应在其他药物煎好前5～10分钟放入同煎。气味芳香的药物内含挥发油，煎煮过久，有效成分易挥发而失效，如薄荷、木通、藿香等；泻下药久煎会破坏致泻作用而失效，也应后下，如大黄、番泻叶等。

3. 包煎

包煎指将药物装入纱布袋，扎紧袋口，与其他药物同浸共煎。对一些带毛绒的药物、花粉类、细小的种子类，如旋覆花、滑石粉、车前子等，包煎不但可防止入煎药浮在水面，有效成分不易煎出或糊化，还可起到过滤作用，避免绒毛脱落，混入药液，刺激咽喉，引起咳嗽。

4. 另煎

一些贵重药物如人参、西洋参、鹿茸，为保存药物有效成分不被其他药渣吸附造成浪费，应单独煎煮，将其汁液兑入煎好的汤剂中服用。

5. 烊化

烊化指将胶类药物放入水中或已煎好药液中溶化，搅拌，和服。胶质、黏性大和易溶的药物，如阿胶、龟甲胶、鹿角胶等，因煎煮时易于黏附于锅和其他药物上，故应另行单独溶化，再与其他药物兑服。易溶于水的药物，如玄明粉、芒硝等也应直接加入药汁中溶化后服用。

6. 冲服

贵重药、含挥发油成分而不耐久煎的药物，应研成细粉与药液一同服下，如羚羊角粉、三七粉、麝香、牛黄、川贝母等。

7. 煎汤代水

一般体积庞大、吸水量较大的药物，如丝瓜络、灶心土、金钱草、糯稻根等，不宜与他药共同煎煮，应先煎，取汁澄清，再用此水煎其他药物，称之"煎汤代水"。

（九）机器煎药

机器煎药又称"中药代煎"，是目前临床上较为常用的煎药方法。根据处方将药物混合装入以特殊布料制成的煎药袋中，用适量冷水浸泡 30 ~ 60 分钟，将水和浸泡好的中药连袋投入煎药机内，当温度和时间达到设定的标准时，中药即煎好，机器则自动停止加温，药汁可直接进入包装机，灌注于密封塑料袋内。机器煎药在高温和高压的条件下，有效成分更易煎出，且携带方便，贮存时间较长，每剂药中的浓度、成分分布均匀。

二、一般给药护理

中药的一般给药方法可以分为内服法、外用法和其他用药法，护理措施各不相同。

（一）内服法

内服法是最常用的中药给药方法，具有作用直接、见效快、剂量易于控制、给药方便的优点。中药的服药方法是否恰当，对疗效亦有一定影响，临床应用及护理时需注意服药温度、剂量、方法、时间等。

1. 服药温度

服药的温度应根据病情和药物性质具体确定。服药的冷热，多指汤剂而言。一般汤剂，所谓"汤者荡也"，故多宜温服。若治寒证用热药，宜热服。特别是辛温发汗解表药用于外感风寒表实证，不仅药宜热服，还需服药后温覆取汗。若治热病用寒药，如热在胃肠，患者欲饮冷者可凉服；如热在其他脏腑，患者不欲饮冷者，寒药仍以温服为宜。另外，用从治法时，也有热药凉服或凉药热服者。

2. 服药剂量

剂量，是指一日或一次给予患者的药物数量。中药汤剂，成人一般每日1剂，早晚各服1次；儿童可2日1剂，每日分2～3次服用或少量频服；危急重病患者应根据病情需要，一次顿服或持续服用以维持药效。

3. 服药方法

服药方法应根据病情的需要和药物特性来确定。昏迷和吞咽困难者，可鼻饲给药。服药呕吐者，宜加入少量姜汁，或先服用姜汁后再服药，亦可采取冷服、少量频服的方法。对于作用峻烈之品或有毒性的药物，宜先服少量，逐渐增加，有效则止，慎勿过量。有的方剂可煎汤代茶，不拘时服，如胖大海。

4. 服药时间

具体服药时间需根据病情和药物特性而定。古代医家对此很讲究，《汤液本草》说："药气与食气不欲相逢，食气消则服药，药气消则进食，所谓食前食后盖有义在其中也。"一般药物，无论饭前或饭后服，服药与进食都应间隔1小时左右，以免影响药物的吸收及药效的发挥。选择适当的服药时间，是合理用药的重要要求。

（1）清晨空腹服　清晨空腹服用的药物可迅速到达胃肠道，充分发挥药效。如峻下逐水药晨起空腹服，不仅有利于药物迅速入肠发挥作用，而且可避免晚间频繁起床，影响睡眠。

（2）饭前服　饭前因胃中空虚，有利于药物的消化吸收，故多数药宜饭前服用，如驱虫药、攻下药及其他治疗胃肠道疾病的药物。

（3）饭后服　饭后因胃中存在较多食物，药物与食物混合，可减轻其对胃肠的刺激，故对胃肠道有刺激性的药物宜于饭后服用。消食药也宜饭后及时服用，以充分发挥药效。

（4）特定时间服　为了使药物能充分发挥作用，部分药物还应在特定的时间服用。如安神药用于治疗失眠，宜在睡前0.5～1小时服用；缓下剂亦宜睡前服用，以便翌日清晨排便；涩精止遗药亦应晚间加服一次；截疟药应在疟疾发作前2小时服；急性病则不拘时服。

5. 服药后观察及护理

服药后患者宜休息片刻，以利于药物更好地吸收，同时要严密观察服药后的反应，尤其是服用有毒副作用的药物和药性峻烈的药物，更应严密观察服药后是否有不良反应。

（1）**药物的必然反应** 患者服药后将产生一定的药理作用，否则就未达到预期的效果。如服解表药后，患者会汗出；服利水渗湿药后，患者会出现明显的排尿次数和排尿量增加，这说明药物在体内已经发挥应有疗效。

（2）**药物的综合反应** 药物在进入人体后，将产生一定的综合作用，因此，必须全面观察服药后的全身反应。如服泻下药后，需要观察患者大便的次数、性质、颜色、形状、气味，是否伴有腹痛，腹痛的性质，以及发作的时间、程度，是否有脱水症状等。

（3）**药物的毒副作用** 护理人员应对中草药的性能及可能发生的不良反应有明确的认识，纠正中草药不会中毒的错误观念，严格掌握常用药物的性能和适用剂量，避免滥用。中草药中毒时常见的症状有咽干，唇舌发麻，面部及全身发红，伴有皮肤丘疹、头晕、呕吐、腹痛、腹泻，中毒严重者可能出现语言及肢体运动障碍，呼吸急促，随即出现意识模糊，呼吸暂停，心血管系统表现为心音低、脉细弱、心律不齐、血压下降等。如出现上述症状，应立即停止使用中药，并立即报告医生救治。

（二）外用法

外用法是将药物直接作用于体表某部或病变部位，以达到治疗目的的一种治疗方法。药物主要通过皮肤、黏膜吸收而发挥疗效。

1. 膏药疗法应用护理

膏药疗法是以膏药敷贴治疗疾病的一种外治法。膏药古称薄贴，又称硬膏，是按处方将药物置于植物油中煎熬去渣，加入黄丹再煎，凝结后将熬成的药膏摊在布上或纸上而成。其具有消肿止痛、通血活络、软坚散结、拔毒透脓、祛腐生新、祛风胜湿等作用。

（1）**适用范围** 用于外科痈疡疔肿，已成脓未溃，或已溃脓毒未尽，以及瘰疬、痰核、风湿、跌打损伤等病证。

（2）**护理** 使用前先将膏药四角剪去，清洁局部皮肤，将膏药放在热源上烘烤加温，使膏药软化后敷贴患处。加温时应注意不宜过热，以免烫伤皮肤。膏药敷贴后，应加以固定。使用后，注意观察皮肤反应，如局部出现丘疹、水疱、红肿或瘙痒感较重，应随时撤离膏药。去除膏药后，局部可用松节油擦拭干净。

2. 药膏疗法应用护理

药膏，是以药粉与饴糖、蜂蜜、植物油、鲜药汁、酒、醋、凡士林、水等赋形剂调和而成的厚糊状软膏。药膏敷于肌肤，通过皮肤吸收后，达到行气活血、疏通经络、驱邪外出的目的。其具有消瘀止痛、舒筋活血、接骨续筋、温经通络、清热解毒、生肌拔毒的功效。

（1）适用范围　用于痈肿疮疡和跌打损伤各期的瘀血、肿胀、疼痛、骨折等。

（2）护理　先清洁皮肤，将药膏涂在大小适宜、折叠为4～6层的桑皮纸或纱布上，敷于患处后包扎，关节部位采用"8"字形或螺旋形包扎。一般2～3天换药1次。

3. 酊剂疗法应用护理

酊剂，是将药材用乙醇提取或溶解而成的澄清液体制剂。

（1）适用范围　用于疮疡未溃及多种皮肤疾病。

（2）护理　直接涂抹于患处，溃疡破溃或皮肤有糜烂者禁用。

4. 熏洗疗法应用护理

熏洗疗法，是将药物煎汤或用开水冲泡后，趁热进行全身或局部的浸泡、淋洗、熏蒸、湿敷，利用药物的热力和药物对局部的刺激，通过皮肤吸收和蒸气渗透作用，达到温通经络、活血消肿、祛风除湿、杀虫止痒的目的。

（1）适用范围　可用于内、外、妇、儿、骨伤、五官等各科疾病引起的疼痛、炎症、水肿、瘙痒等，以及外感发热、失眠、便秘等疾患。坐浴可用于妇科和肛肠科疾患。除此之外，熏洗还可进行室内外空气消毒、灭蚊虫和某些皮肤疾患的治疗。

（2）护理　根据熏洗部位不同分为眼部熏洗、四肢熏洗、全身药浴及坐浴等。按医嘱正确配置好药液，倒入合适的容器内，药液温度一般以40～50℃为宜，先熏后洗。洗浴时要防止烫伤，时间每次30～40分钟。患者坐浴和全身洗浴时应注意观察病情，如发现异常，应随时停止洗浴。妇女月经期间，不宜坐浴。

5. 熨敷疗法应用护理

熨敷疗法，是将药物、药液直接加温或煎汤装入袋中敷于局部特定部位或穴位上，利用温热和药物的作用，以达到行气活血、散寒止痛、活血祛瘀的目的。

（1）适用范围　可用于虚寒性脘腹痛、跌打损伤、寒湿痹痛、癃闭、排泄、腹水等。

（2）护理　按医嘱备好熨敷所需用品，如热水袋、热熨袋，将加热好的药物装入袋中，协助患者取适宜体位，暴露热熨部位，将热熨袋置于相应部位，时间为30~60分钟，温度较低时可加温复用。熨敷期间注意听取患者对热感的反应，观察局部情况，防止烫伤，必要时可随时停止热熨。治疗后注意避风保暖，勿过度疲劳。阳证、热证、实证患者不宜使用熨敷疗法。

6. 掺药疗法应用护理

掺药疗法，是将药物制成极细粉末，撒布于创面局部，以达到去腐生新、清热止痛、生肌收口、促进创面愈合的目的。

（1）适用范围　疮疡创面、皮肤溃烂或湿疹、口腔黏膜炎症或溃疡等。

（2）护理　清洁创面后，将药粉均匀撒布于创面上，用消毒纱布或油膏纱布覆盖，一般1~2天换药一次。去腐拔毒药末有时会刺激创面，引起疼痛，应告知患者，以取得合作。

7. 吹药疗法应用护理

吹药疗法，是将药物制成精细粉末，利用喷药管，将药粉喷撒于病灶的一种外治法。

（1）适用范围　主要用于掺药法难以达到的部位，如咽喉、口腔、耳鼻等处的炎症、溃疡等。

（2）护理　按医嘱备好药末和喷药管。吹口腔、咽喉时，嘱患者洗漱口腔前后，端坐靠背椅上，头向后仰，张口屏气，明确部位，用压舌板压住舌根，手持吹药器，将适量药物均匀吹入患处；吹耳鼻时，先拭净鼻腔和耳道，观察好病变部位，用吹药器将药末吹至患处。向咽喉部吹药时，气流压力不可过大过猛，避免药末直接吹入气管引起呛咳。吹药完毕后，令患者闭口，半小时内禁饮、禁食。小儿禁用玻璃管作为吹药工具，以防吹碎损伤口腔。

8. 鲜药捣敷疗法应用护理

鲜药捣敷疗法，是将某些具有药物作用的新鲜植物洗净、捣碎，直接敷于患处，利用植物药浆汁中的有效成分达到清热解毒、消肿止痛、收敛止血等目的。常用的鲜药有蒲公英、紫花地丁、马齿苋、仙人掌、七叶一枝花、野菊花等。

（1）适用范围　一切外科阳证，如红肿热痛、创伤表面浅表出血、皮肤瘙痒及虫蛇咬伤等。

（2）护理　将鲜药洗净，放入容器内捣碎或用手揉烂，直接敷于患处，必要时固定包扎。敷药前注意清洁局部皮肤，防止感染。

（三）其他用药法

中药用药法除内服法和外用法外，还有其他一些用法，如中药超声雾化吸入、中药离子导入、中药保留灌肠等，均在临床中取得了较好的疗效。

三、辨时给药护理

辨时给药法是在昼夜周期中，在人体生命节律的基础上，根据不同的治疗目的、方药性能、病位所在脏腑的节律特性，选择符合生理节律的服药时间，从而激发相应的生理功能，顺应时间节律与生命节律的和谐、协调，以提高药物效应的一种服药方法。

辨时给药的基本规律：服药时间的选择，宜与日周期中阴阳消长、气机升降节律相应。如补阳、升散类方药，一般应于阳旺气升时服用；补阴、沉降类方药，应在阴旺气降时服用。根据这一规律，将辨时给药的日周期分为阳旺气升（清晨至午前）与气降阴旺（午后至子前）两个时区。

（一）辨时给药的意义及机理探讨

辨时给药的意义在于根据生理节律的变化时间，服用相应的治疗用药，充分激发人体生理活动中不同生理功能的高潮与药物的效能协调、同步，从而激发正气的抗病能力，提高药物治疗效果，降低毒性作用的产生。

1. 符合机体对阴阳需要的时间性

从对人体生理活动的认识看，代表机体阴阳的两类物质，在日周期中有着较明显的生理性波动，各自发挥生理效应的时间不同。寅卯（早晨7点）之后，为了适应昼日阳气生理活动的需要，肾中元阳开始从命门而出，所谓"五更处，肾气开"，具有激发三焦脏腑气机活动的功能。如启动少阳肝胆之气、升运脾阳、敷布卫阳等，完成阳气从生至长、由渐至旺、由弱至强、从内达外的生理过程。酉时（傍晚 7 点）之后，为了适应夜间机体生理性静息休眠的需要，人体阴气转旺，卫气行阴，阳气敛藏，心神内舍，皆赖阴血所发挥的职能主持。这种生理性阴阳消长变化，提示人体生理活动对阴阳两类的物质需求在时间上不是均衡的。平旦至午后前，人体亟须促进阳气生长、活动的物质，而入夜后则亟须促使阴血滋生的物质。补阳药和补阴药具有促进阳气生发、促进阴血滋生的作用。因此，根据人体对阴阳物质需求的时间性，选择相应的时间进服补阳药或补阴药，在最能发挥效应的时间给药，就能发挥药物的最大效力，提高疗效。

2. 通过机体内在因素才能发挥药效

药物治病，最终是通过机体内在因素起作用，才能发挥疗效。机体的内在因素表现为正气，或人气的运动状态。在不同的时间内，人气处于不同的运动状态，主要表现为升降两种状态。人气升时，机体生理功能处于上升运动的优势之中。在"升"的趋势中，病气也随人气的运动而表现为升的状态。病邪的出路在人体可分为外上和内下两种主要途径。因而补气药、汗药、吐药在上午服用，就迎合人气的上升趋势，二者协调、同步，易于激发正气驱邪，提高疗效。如果人气处于下降阶段，而服用汗药、吐药，欲使正气逆上驱邪，显然比因势利导困难。

3. 能够诱导人体紊乱节律的恢复

人体各种生命节律是正常生理功能的特征，而疾病多表现为正常生理节律不同程度的紊乱。疾病的痊愈是病理变化状态向生理状态转化的过程。对疾病的治疗，就是通过扶持正气、祛除邪气的手段恢复正常生理节律。在某些节律紊乱的病证中，治疗所采用的午前补气升阳、午后降泻滋阴，实际上是采用药物作用的"人工周期"来恢复人体的生理节律。因此，辨时服药能够诱导生理节律的恢复，又同时具有祛除病邪的作用。

（二）时药与时禁

中医时间医学中有"时药"与"时禁"之说。所谓时药，指不同疾病，在辨病施治基础上，均需根据四季不同，配伍时令性药物，以适应四季时间气候的特点。所谓时禁，是指不同疾病，在辨病施治基础上，均需根据四季不同，禁忌配伍某些药物。

1. 病证不同，同一季节加相同时药

临床上病证很多，在同一季节，因其所处的气候环境大体相同，所以在辨治本病的同时，应加入相同的季节性时药。

（1）春季 春季气机主升浮，若饮食劳累，脾胃气虚致春气不行，则阴火上冲而病，症见"气高而喘，身热而烦，其脉洪大而头痛，或渴不止，皮肤不任风寒，而生寒热"。"补中益气汤"是一张补气升阳的基础方，也是春季的时方。近年用以治疗常见的春季发困的"春困发陈汤"，就是由"补中益气汤"化裁而来的，说明春季有病，无论何证都应注意升发阳气，所谓"黄芪、人参、甘草、当归身、柴胡、升麻乃辛甘发散，以助春夏生长之用也"。

（2）夏季 夏季气候炎热，热则寒之，不论何病，都要遵守"热无犯热"的原则。长夏湿气盛，人病"多四肢困倦，精神短少，懒于动作，胸满气促，肢节沉痛或气高而喘，身热而烦，心下膨痞，小便黄而少，大便溏而频，宜以清燥之剂治之，名之曰清暑益气汤"。"清暑益气汤"为长夏时方，因长夏热高湿重，汗出过多，易耗气伤津，故无论治疗何病都要考虑加一些清暑胜湿之品，如人参、麦冬、五味子等长夏时药。

（3）秋季 "秋燥令行，湿热少退，当升阳益胃，名之曰升阳益胃汤。""升阳益胃汤"为秋季时方。秋季燥气盛，无论治疗何病，皆宜少佐润燥之品。

（4）冬季 冬月寒凛，易病"腰背胸膈，闭塞疼痛，善嚏，口中涎，目中泣，鼻中浊涕不止，脐腹之间及尻臀足膝不时寒冷，前阴冷而多汗，行步侧倚，起居艰难，麻木风痹，小便数，气短喘咳，少气不足以息"，主以"神圣复气汤"。"神圣复气汤"为冬季时方，所谓"冬天大寒之时，草豆蔻丸为引用，又为时药"。

2. 病证相同，不同季节加不同时药

除一些季节性很强的疾病外，大多数病证在四季内皆可出现，单因发病所在的季节不同，虽然是同一病证，却要加不同的时药。如李东垣提出：治疗表虚自汗时，春夏加黄芪，秋冬加桂枝。治疗腹痛时，秋冬加半夏、生姜或益智仁、草豆蔻类，夏月加黄芩。治疗咳嗽时，春夏加佛耳草、款冬花，夏月加五味子、麦冬，冬月加去节麻黄。

3. 使用同一方剂，随时令而加减

中医治疗疾病，有辨证施治和辨病施治的两大特长，通过辨病或辨证确定治法。由于季节不同，即使同一方剂，也要随时令的变化进行加减。如刘河间治中风时提出，以羌活愈风汤为基础方，并根据不同季节加减药味辅佐主方。春为风木主令，肝胆气旺，加半夏、人参、柴胡、木通以畅达风木；夏月暑热主令，心火易旺，加石膏、知母、黄芩以防火助风势；长夏太阴主令，湿土易壅，加防己、白术、茯苓以健脾利湿；秋乃肺金司令，加厚朴、藿香、桂枝以宣肺气之通降；冬属肾水主令，原主方冬月之用。

（三）按月亮盈亏选方用药

人体除了具有自身节律外，还有与月亮盈亏同步的月节律，许多中医学家提出了随月亮盈亏调治妇科病的四种办法。

1. "上弦调经，温养补益为主"

上弦时月亮由缺渐盈，人与之相应，阴经营血正处于生发之时，利用此时机，对血虚、血寒的月经后期，血虚或肝肾阴亏的痛经，气虚的月经先期，肾虚的月经先后无定期，以及属于虚寒者的月经过多、过少、闭经等，采用益气补阴、温经养血、滋补肝肾等法调之，功效甚捷。

2. "月望逐瘀，理气通消是法"

月亮满盈之时，人体血气旺盛至极，此时不宜采用补益固涩收敛等法，以免瘀血留于脉络。所以在月盈之时，对于寒凝、气滞、血瘀、瘀阻等引起的月经后期、闭经、错经等证，分别采用温经活血、理气化痰、祛瘀通络等法，疗效比平时好。

3. "下弦安胎，固摄安保为重"

下弦时月亮由满盈逐渐转缺，期血已过，营血始衰，此时正是受孕的良机，如果因冲任之气损伤或脏腑功能失调而影响冲任不能固摄，除不宜受孕外，还易引起月经淋沥不断或受孕后胎动下血等症，所以在本期内应根据病情不同，以调气血、固冲任为主，选用补气摄血、温经养络、固肾安胎等法。

4. "逆时止带，除湿健脾补肾"

逆时气血减少，经气亏虚，病邪易乘虚而入，冲任受损，带脉失约，而出现腰痛、带下、少腹胀痛等症。因此，本期内可选用升阳健脾除湿、清热利湿及补

肾束带、填补冲任等法。

（四）宜早晨或上午服用的方药

清晨至午前是生理中人气处于上升阳旺的时期。为适应这一生理状态，并使药物在体内有效地发挥治疗作用，补阳、补气、催吐、发汗、透表类方药，一般宜这一时区服用，即所谓阳药服于阳时、升药服于升时。此外，行水利湿类方药，虽然药势趋下，但其药效的发挥需要阳气的温运，与晨时阳气转旺关系密切，也宜清晨服。

1. 补益阳气药

补益阳气药以温肾阳、补脾阳为代表。温肾阳药以清晨五更时服用为宜，因肾阳于五更初开，渐次旺盛，初开时助其生，阳气易于恢复旺盛功能，此时服药，其效倍增，如四神丸宜五更服用。补脾胃阳气的药宜上午服用，益气升阳药于午前服用，是取其"阳旺气升之时，使人之阳气易达也"。《外科精要》治阳气虚弱，疮溃不敛，用黄芪六一汤大补元气，在服法上提出："每日早晨、午前各服一剂。"

2. 发汗透表药

发汗解表药，如麻黄汤、桂枝汤、九味羌活汤等，宜于午前服用，目的在于适应人体阳气的升浮状态，借阳气升浮之力，使药力升散，易趋肌表。走表透邪类方药，也宜午前服用。

3. 催吐药

清晨取吐，在于顺应人体气机的升浮，有利于祛除高位病邪。如痰饮之邪可随气升降而流行上下，清晨乃气升痰邪也随之上涌之际，这时行吐法，效果最好，必待痰邪倒尽，吐方定止。如截疟常山饮、人参截疟饮等，尽管适应证不同，但是均强调宜于早晨服药取吐。

4. 行气利湿药

行气利湿药宜于清晨服用，因其药效的发挥需要阳气的温润。清晨人体阳气正处于转旺阶段，这时服药是行水利湿最有利的时机，如鸡鸣散、木香丸、槟榔散、导水茯苓汤等，皆强调在五更空腹时服用。

（五）宜午后至夜间服用的方药

午后及夜间的子时前是人体气机下降，阴气转旺的时区。根据"阴药服于阴时，降药服于降时"的服药规律，某些方药，如势趋于降下的泻下类方药、补养阴血类方药、安神镇静类方药，一般宜于午后或夜间服用。此外，古人对毒性药物的运用，也主张夜间服用。

1. 泻下药

泻下药不宜在气升的午前服用，而应在气机下降的时区服用。历代医家对泻下药的服用时间大致有几种观点：李东垣认为泻下药应在午后进药；清代张隐庵认为泻下药应在日晡时进药，抵当丸应在入夜时进药。

2. 补养阴血药

根据阴阳昼夜的消长节律论，夜间服用补养阴血的药物能有效地促进阴血的资生，如当归六黄汤、麦箭散等补养阴血类方药。

3. 安神药

安神类方药，如酸枣仁汤、珍珠母丸，于夜卧时服用可起到镇静催眠的作用，又符合阴药服于阴时的规律。

（六）定时发作性疾病宜发作前服用

治疗疟疾恶寒发热的方药，宜在发作前服。治疗五更咳嗽的麻黄苍术汤应在五更前服用，李东垣主张"稍热临卧服"，意在截其未发。治疗湿温病，黄一峰老中医主张服药时间"应争取在上午热势未张之际，截除邪路，则效果更好"。

（七）按经脉气血流注节律辨时给药

气血循行是随着时间的不同而出现周期性的盛衰开阖，开时气血盛，阖时气血衰。根据气血循行的规律按时间分脏腑服药，可提高疗效，如徐氏提出："滋补药宜在脏腑功能最低或接近最低时服药，以便及时进行人为的调理；清热解毒药宜在脏腑功能最高或接近最高时服用，以充分发挥药物的清解作用。"

辨时给药是时间医学的重要内容，是辨证施护方法的体现。它着眼于人体生命节律周期与自然节律周期的同步，充分反映了人与自然的整体观。

第五节　常用中草药中毒的解救及护理

中草药的使用在我国已有数千年的历史，大多中草药源于天然动植物，具有药性平和、配伍灵活、安全有效的优点，但也有部分中草药有一定的毒性，在使用过程中会产生中毒反应，严重者甚至导致死亡。为此，护理人员要熟悉药物的功效、中毒反应表现及救治方法，如果发生中毒，应立即组织抢救，尽快使患者转危为安。

一、常见有毒中草药的分类

根据临床应用药物的经验，可将有毒中草药按其毒性大小，归纳为大毒、小毒两类。根据毒物所含化学成分的不同，可将有毒中草药归纳为生物碱类、苷类、毒蛋白类、毒蕈类、动物类、矿物类等。

（一）据毒性大小分类

1. 大毒药物

砒石（红砒、白砒）、砒霜、水银、生白附子、生川乌、生草乌、斑蝥、生马钱子、生半夏、生狼毒、曼陀罗、天仙子（莨菪）、轻粉、红粉、白降丹、雄黄等。

2. 小毒药物

细辛、白花蛇、白果、贯众、鸦胆子、山慈菇、泽漆等。

（二）据毒物所含的化学成分分类（表6－53）

表6－53　据毒物所含的化学成分分类

分类	常用药物
生物碱类	雷公藤、乌头、曼陀罗、藜芦、天南星、马兜铃、阿片、毒芹
苷类	万年青、夹竹桃、半夏、商陆、芫花、鸦胆子、乌桕、木薯、八角枫
毒蛋白类	相思子、苍耳子、巴豆、蓖麻子、大麻仁、望江南
毒蕈类	红茴香、白果、藤黄、狼毒、细辛
动物类	蟾酥、斑蝥、鱼胆、蜈蚣
矿物类	砒霜、辰砂、雄黄、轻粉、白降丹、红升丹、密陀僧、硫黄

二、中草药中毒的常见原因及预防

在临床应用中，中草药中毒的常见原因主要包括用药过量或长期用药，炮制、煎煮不当及配伍不当等。因此，应严格遵守中草药用药规则，积极预防和避免其毒性反应。

(一) 中毒的常见原因

1. 用药过量或长期用药

长期用药，造成药物在体内蓄积，会造成慢性中毒。如含雷公藤制剂长期服用可致再生障碍性贫血，久服含朱砂制剂及红升丹长期外用可导致汞中毒，长期服用含雄黄的中成药可导致砷中毒。

2. 炮制、煎煮不当

中药的加工炮制是否得当，不仅关系到药物疗效，而且有些具有毒性和烈性的中药需要经过合理的加工炮制，才能降低或消除毒性；如果炮制不当，则易引起中毒。如乌头类药物煎煮时间过短，毒性成分不能有效地被破坏，用之易引起中毒。

3. 配伍不当

中药配伍不当引起的中毒比较多见。近年来，随着中西药联合应用和中西复合制剂的出现，中西药配伍不当亦可引起不良反应。如五倍子、地榆等不宜与对肝脏有一定毒性的红霉素、利福平、氯丙嗪等西药联用，因联用后会加重肝脏的毒性，导致药源性肝病的发生。含甘草的某些制剂与阿司匹林同用，可导致和加剧胃、十二指肠溃疡。含钙较高的石膏、牡蛎、珍珠等不宜与洋地黄、地高辛等强心苷类药合用，否则会增加强心苷的作用和毒性。

(二) 中毒的预防

可从以下方面预防中草药中毒：①要在医生指导下用药，不要轻信偏方、验方或自采自制中草药。②严格掌握常用药物的性能和用药指征，避免滥用。③明确常用中药性能及毒性反应，正确掌握中药配伍原则、炮制方法、用药剂量、煎煮方法及其中毒的途径。④注意将药物标明名称、药性，放于安全之处，以免不知情者拿错、误服。⑤对于有毒副作用的药，应将用药注意事项与使用方法对患者详细交代清楚，严格掌握用药剂量。⑥加强卫生宣教，预防中草药中毒，特别是年老体弱、有过敏史的患者。

三、常见中草药中毒的临床表现

中草药种类繁多，不同中草药其药性及毒性作用不同。中草药的毒性反应对机体各系统造成损害，并表现出相应的临床症状（表6-54）。

表6-54 常见中草药中毒的临床表现

系统类别	临床表现	常见中药
神经系统	感觉功能、运动功能、思维功能的障碍和丧失，严重者可造成死亡	马钱子、乌头、商陆
呼吸系统	支气管痉挛、哮喘、呼吸困难，严重者可造成死亡	苦杏仁、乌头
消化系统	口干、流涎、恶心、呕吐、腹痛、腹泻、血便、烦躁乏力等	商陆、水银、泽漆、木通
泌尿系统	血尿、少尿等	雷公藤、青木香
免疫系统	过敏性休克、过敏性鼻炎、过敏性哮喘、过敏性皮肤病等	鱼腥草、大青叶、鸦胆子、青蒿、一点红
精神性系统	精神错乱、躁狂、兴奋、幻觉、幻听等	曼陀罗、大麻

四、中草药中毒的解救方法与护理

中药多为口服给药，因此常见消化道中毒。临床上采用催吐、洗胃、灌肠、导泻等急救措施，排除毒物后仍需严密观察病情并及时护理。

（一）中草药中毒的一般解救方法

1. 催吐

催吐适用于口服有毒药物2~3小时以内，清醒、能合作的患者。催吐可以排出胃内毒物，减轻中毒症状，缩短病程。一般先饮温水300~500mL后，再用压舌板、筷子或手指刺激咽后壁或舌根部，引起反射性呕吐，如此反复进行，直至胃内容物完全吐出为止。也可用中药催吐剂，如瓜蒂散、参芦饮。

2. 洗胃

洗胃是清除胃中残留毒物最有效的方法。中毒后应尽早进行，服毒物4~6小时以内洗胃效果较好，但超过6小时，胃内仍有毒物残留，仍要洗胃。①选择合适的洗胃液：在毒物性质未明者选用清水、生理盐水或绿豆汤等；若毒物性质明确，可以根据毒物的性质选用相对应的洗胃液。如毒蕈、马钱子中毒，可选用碳酸氢钠洗胃；罂粟壳中毒，可选用3%过氧化氢溶液洗胃。②采取头低左侧卧位，以免洗胃液误入气管，每次灌入300~500mL，反复冲洗，直至洗出液澄清无味为止。③洗胃后，可适当服用牛奶、蛋清、米汤等保护胃黏膜。④消化道溃疡出血及因服用腐蚀性药物引起食道、胃、肠损伤者，应禁用洗胃法。

3. 导泻

经口服入的毒药，多数在大肠或小肠吸收，因此可口服导泻药将毒物从大便排出。如口服50%硫酸镁40~50mL或芒硝20~30g或大承气汤等。

4. 灌肠

如果中毒时间已超过6小时，或服用通下药2小时未泻者，可用生理盐水或2%肥皂水1000mL做大量不保留灌肠，以排除肠道的毒物。

5. 利尿

绝大多数毒物由肾脏排出，在肾功能正常或损害不严重时，可予输液以增加肾脏排泄量，也可使用利尿剂如甘露醇、速尿等促使毒物快速排出。

6. 透析

透析疗法适用于出现肾衰和呼吸抑制的患者，如采用腹膜透析、血液透析、血浆置换等，使毒物排出体外。

7. 解毒剂的应用

针对不同毒物，选用不同药物或食物，川黄连、黑豆、绿豆、甘草、生姜、蜂蜜等均有较好的解毒作用（表6-55）。

表6-55 常见中药解毒剂

中毒类型	中药解毒剂	预防
半夏中毒	醋30~60mL，加姜汁冷漱或内服；或用生姜汁5mL、明矾3g，调匀内服	慎用生半夏；应配合白矾加工炮制；不与乌头、附子配伍；阴虚燥咳、血证、热痰者禁用
乌头中毒	生姜200g、甘草50g，水煎服；或绿豆200g、甘草100g，水煎服；或甘草6g、生姜6g、绿豆30g、防风10g，水煎服	严格控制用量，服用不可过量；入汤剂时应先煎30~60分钟
曼陀罗中毒	绿豆衣120g、金银花60g、连翘30g、甘草15g，加水至1000mL，煎至200mL，每次服20mL，每2小时1次	不可过量服用和吸入曼陀罗；避免曼陀罗接触眼结膜

续表

中毒类型	中药解毒剂	预防
巴豆中毒	迅速给予牛奶、豆浆、蛋清，保护胃黏膜；黄连水、冷水、大豆汁口服；或黄连粉6g，与大、小豆汁同服；或捣烂芭蕉叶榨汁饮服	严格掌握服药剂量及适应证；孕妇、老幼及肝肾功能不全者禁用；避免儿童误食
白果中毒	对末梢神经功能障碍者，可用维生素 B_1、维生素 B_{12} 等穴位注射治疗；或用白果壳100g水煎服	不要生食，不可过量服用或作食物食用；白果仁的红白色皮含毒素较多，入药时宜去掉

（二）中草药中毒的护理

1. 一般护理

病室应安静、整洁、温湿度适宜、空气流通、光线柔和。马钱子中毒者、昏迷患者，病室内光线宜暗、避风。注意做好口腔护理，保持气道通畅，及时吸出气道分泌物。

2. 病情观察

由于各种中毒的临床表现不一，病情观察的重点亦有所不同。如乌头碱毒性反应主要为口舌、四肢发麻，心率减慢，血压下降，呼吸麻痹等，应严密观察患者神志、瞳孔、面色等变化，特别是呼吸、心律的变化。应注意观察各种排泄物的性质、气味、颜色和量的变化，及时留取标本送检，认真做好监测，详细记录各项指标和情况，防止脱水及电解质紊乱。

3. 对症护理

患者若出现呼吸困难，可取半卧位，给予氧气吸入；呼吸衰竭的患者，应遵医嘱给予呼吸兴奋剂等；出现烦躁不安、惊厥者，可遵医嘱给予镇静剂，使用安全栏保护。

4. 饮食护理

饮食宜清淡，轻、中度中毒者宜给予流质或半流质饮食，重度中毒患者初期通过静脉供给营养，后期给予流质饮食。中毒症状消失后，适当补充蛋白质，宜少食多餐，忌食辛辣、油炸、粗糙性食物，以利于食道、胃肠功能及受损黏膜的恢复。

5. 情志护理

加强情志护理，稳定患者情绪，避免不良刺激。

 知识链接

乌　头

乌头，性味辛热，入心、肾、肝、脾经，具有祛风除湿和温经散寒等功效，主治风寒湿痹、关节疼痛、心腹冷痛、寒疝作痛等。

现代药理研究表明：乌头为毛茛科植物，毒性成分为乌头碱、次乌头碱；具有显著的强心、利尿、兴奋迷走神经中枢及消炎镇痛作用；其毒性大；乌头碱的致死量为 3~4mg，人口服乌头碱 0.2mg 即致中毒；中毒时间一般在服药 30 分钟后出现。

【思考题】

1. 药性有哪些主要内容？

2. 何谓妊娠用药禁忌？哪些药应禁用或慎用？

3. 何谓中药的五味？五味确定的依据是什么？

4. 简述辛、甘、酸、苦、咸、淡、涩味药的作用及主治病证。

5. 何谓中药的升降沉浮？影响升降沉浮的因素有哪些？

6. 何谓单行、相须、相使、相畏、相杀、相恶、相反？试举例说明。

7. 何谓"十八反""十九畏"？

8. 简述朱砂与水银的异同点。

9. 简述海龙的药性、功效及适用证。

10. 什么是龟甲胶？简述其性味、功效和适用证。

11. 简述莲须、莲房、莲子心的功效及适用证。

12. 患者张女士，43 岁，患风湿性关节炎 2 年余。1 周前采用中药偏方川乌、草乌、何首乌各 10g，浸泡于黄酒 200mL 制得酒剂。今晨 7 时口服该药酒 20mL，约 30 分钟后自觉头晕、眼花、舌体麻木、胸闷、心悸、恶心、呕吐、流涎、腹痛、步态不稳，于 2015 年 7 月 8 日 8：30 来院急诊，症见：神志不清，牙关紧闭，四肢抽搐，小便少，大便结，舌质红，苔薄白，脉细数。体查：体温

36.2℃，脉搏 120 次/分，心率 120 次/分，呼吸 24 次/分，血压 80/40mmHg。医学检查：心电图显示异常窦性心律不齐。

问题：患者可能是什么情况？为明确诊断还需要采取哪些紧急评估？如何对患者实施救护？

13. 健脾丸与枳实消痞丸均为消补兼施之剂，其配伍特点有什么不同？

14. 试述苏合香丸的功用、主治及配伍特点。

15. 生化汤为产后常用方，试述其配伍机理。

16. 四神丸为什么能主治五更泄？

17. 中草药造成中毒的常见原因有哪些？

18. 发生中草药毒性反应需采取哪些急救措施？

19. 患者李某，男，46 岁，2015 年 9 月 17 日 18：30 因皮肤瘙痒，自服中药"消风散"煎剂 200mL 时，误服中药"天仙子"；19 时出现视物模糊、口干舌燥、心慌乏力等症状，继而神智错乱，急送医院诊治，症见：精神恍惚，瞳孔散大，颜面潮红，口舌干燥，心律不齐，小便黄，大便结，舌质红，苔薄黄，脉代时至。体查：体温 37.2℃，脉搏 124 次/分，呼吸 23 次/分，血压 105/70mmHg。诊断为"阿托品样中毒"。

问题：患者可能是什么情况？为明确诊断还需要采取哪些紧急评估？如何对患者实施救护？

第七章 中医养生保健

【学习目标】

识记：基本药膳的药食及代表方的具体制作。

理解：养生保健的方法，各类药膳的制作。

运用：中医养生保健特征、基本观念、原则；药膳的特点、分类、应用原则及注意事项。

案例导入

患者刘女士，45岁，因头晕、乏力1年余，于2016年5月8日8:30来院就诊。症见：面色无华，倦怠乏力，心悸心烦，乳房胀痛，失眠，纳差，二便调，舌质红，苔薄白，脉细数；体查：体温36.2℃，脉搏78次/分，呼吸20次/分，血压100/80mmHg；医学检查：生化指标和影像学检查正常。

问题：对该亚健康患者进行中医养生的原则是什么？可推荐该亚健康患者中医养生保健的方法有哪些？

健康长寿是人类从古至今对生命活动的美好愿望。"养生"一词，最早见于《庄子·养生主》中"文惠君曰：善哉！吾闻庖丁之言，得养生焉"。所谓"养"，即保养、调养、培养之意；所谓"生"，即生命、生存、生长之意。养生就是根据人体生命发展规律，采取各种措施，促进健康，远离疾病，达到延长寿命、减缓衰老、提高生命质量的目的。

第一节　概述

中医养生以颐养生命、增强体质、预防疾病为目的，是中国传统文化的瑰宝。学习养生保健特征，有助于人们从衣、食、住、行等方面寻找个人最佳综合养生方法，从而远离亚健康，快乐生活和工作。

一、中医养生保健特征

1. 整体动态

中医学以"天人相应""形神合一"为出发点，重视人体本身的统一性、完整性及其与自然界的相互关系。中医学认为，人体是一个有机的整体，人体与自然界密不可分，自然界的变化随时影响着人体，故养生强调天人一体，养生方法应随着四时的气候变化和寒热温凉做适当调整。

2. 和谐适度

养生的目标是追求身心的阴阳平衡。平衡是世界万物存在的理想状态，通过各种途径达到致中和，天地各得其所，万物方可生长发育。中医学主张"阴阳和合""阴平阳秘"的观点正是儒家致中和思想的最佳体现。

3. 综合实用

中医养生方法丰富多样，如食养、药养、针灸、按摩、气功等。历代医家强调因人、因时、因地制宜，养生需根据人体性别、年龄、体质，以及季节、地理环境等，制定个人最佳综合保健方法。

4. 适应广泛

养生保健应伴随着人的整个生命过程。人的一生要经历生、长、壮、衰、老、死阶段，生命自孕育于母体之初，直到暮年，每个阶段都需要养生。胎儿时，孕妇的衣食住行调养有方，兼顾胎教，胎儿方能"逐物变化"；儿童青少年时期，顺应身体生长发育规律，方能茁壮成长；人到中年多事之秋，做到心平气和、不妄劳作，以推迟更年期的到来；进入老年后，人体生理功能日趋老化，病邪易乘虚而入，坚持运动、饮食清淡，才能老有所为，尽享天年。

二、中医养生保健基本观念

1. 生命观

生命观揭示了生命的物质观和运动变化观。精、气、神三者，中医学称为三宝，是形成生命的三大要素，也是密不可分的统一整体，精充、气足、神旺是生命充满活力的根本保证。精、气、神的运动具有永恒性，三者的相互作用贯穿于人的一生，只有当三者和谐互济时，人才能保持健康。

2. 寿夭观

寿夭观揭示了影响寿命长短的因素。自然衰老而亡称之为"寿"，未能到达天年早衰而亡称之为"夭"。人的寿命长短和生命质量高低，取决于先天和后天的影响。体质说和命门说认为，先天"禀气""元气"的强弱是人体寿夭的重要因素，后天因素中的生活方式、社会环境、地理环境、疾病损伤同样影响人体寿夭。生老病死是人体生命的必然规律，中医养生不是追求"长生不老，返老还童"，而是"却病益寿，尽享天年"。

3. 和谐观

和谐观揭示了养生要达到的状态。"和"是中国哲学的核心理念和根本精神，中医重视万物的平衡和谐，主张个体的阴阳和谐、五行生克和谐、心态和谐、五脏六腑和谐，最终达到人体自身和谐、人与自然和谐、人与社会和谐。

4. 权衡观

权衡观揭示了养生要因势利导。权衡观认为，世间万物存在的理想状态是一种相对稳定的动态平衡，包括机体五脏六腑功能的动态平衡，也包括机体与自然界物质交换过程中的动态平衡。权衡观突出动态过程，养生要因势利导和补弊救偏，权衡情志、权衡劳逸、权衡膳食，达到人体阴阳的权衡自稳。

5. 健康观

健康观揭示了养生要形与神俱，健康涵盖生理、心理、社会适应和道德四个维度。世界卫生组织关于健康的新概念，提倡把"道德"纳入健康的范畴。我国传统养生家注重自身的道德修养，认为人的寿命长短与德行修炼密切相关。远在春秋时代，孔子就提出了"仁者寿""大德必得其寿"的观点。

第二节　养生保健的原则

　　《黄帝内经》中记载的养生方法是：顺四时、适寒温；节饮食、调脾胃；和喜怒、养心神；慎起居、勤锻炼。据此，其提出的养生保健原则是天人相应、形神合一、劳逸适度、饮食适宜、正气为本、预防为主、审因施养、杂合以养。

一、天人相应

　　中医学整体观念认为，人是大自然的组成部分，四季、昼夜、气候、社会环境等都会对人体产生相应的影响，人与自然之间具有相通、相应的关系，人的生活习惯应该符合自然规律。

（一）自然环境

1. 气候

　　《灵枢·顺气一日分为四时》云，"春生，夏长，秋收，冬藏，是气之常也，人亦应之"，提出"春夏养阳、秋冬养阴"的观点。在四时气候变化中，春夏秋冬各有不同特点，伴随出现不同的季节性多发病、时令性流行病。如《素问·金匮真言论》指出"春善病鼽衄，仲夏善病胸胁，长夏善病洞泄寒中，秋善病风疟，冬善病痹厥"。此外，某些慢性宿疾常常在气候剧变或季节交替时发作，如痹证、哮喘等。

2. 地理

　　我国西北方地势高，温度和湿度较低，人体腠理多致密；东南方地势低，温度和湿度偏高，人体腠理多疏松。一旦易地而居，人体需要一个适应过程。由于地有高下之分、气有温凉之别，故治疗上应因地、因人制宜，"医之治病也，一病而治各不同，皆愈何也……地势使然也"。

（二）社会环境

　　人类生命始终处于物质和精神的双重因素影响之下。社会环境涵盖社会、经济、文化教育、就业等诸多因素，安定的社会、良好的教育、发达的科学技术、和谐的人际关系、温馨的家庭环境、融洽的工作及生活环境均有利于健康。反之，则可能会影响健康。

故《黄帝内经》主张将天文、地理、人事作为一个整体看待，即"上知天文，下知地理，中知人事，可以长久"。

二、形神合一

形神合一是指人的形体和精神，两者相互统一。所谓形，指形体，即肌肉、血脉、筋骨、脏腑等组织器官，是物质基础；所谓神，是指以情志、意识、思维为特点的心理活动现象，以及生命活动的全部外在表现，是功能作用。二者相互依存，相互影响，密不可分。

（一）"形"是"神"存在的基础

"保形"重在保养精血。"形具"才能"神生"，如《灵枢·本神》有"肝藏血，血舍魂"，"脾藏营，营舍意"，"心藏脉，脉舍神"，"肺藏气，气舍魄"，"肾藏精，精舍志"。说明五脏藏精化气生神，精、气、营、血、脉是"五神"的物质基础。形盛则神旺，形弱则神衰，"保形"必须做到生活规律、饮食有节、劳逸适度、避其外邪，以增强体质，促进健康。

（二）"神"对"形"具有主导作用

"调神"为养生第一要义。神是生命活动的主宰，对人体生命活动具有重要的调节作用。只有在心神的统帅调节下，生命活动才表现出各脏器组织的整体特性、整体功能、整体行为、整体规律。"调神"养生可以采用以下方法：清静养神保持淡泊宁静，四气调神顺应一年四季阴阳之变，运动练神突出调身、调心、调息环节，节欲养神注意减少名利和物质欲望，修性怡神培养情趣爱好，促进心理健康。

（三）"养形"和"调神"全面兼顾

养生需"形神共养"。中医养生学把精气神视为人生"三宝"，说明精、气、营、卫、血、津液等精微是"神"活动的物质基础，"积精"可以"全神"。同时，《黄帝内经》指出，"得神者生，失神者亡"，"主明则下安，以此养生则寿"。故养生不仅要注意形体的保养，而且还要注意精神的摄养，使形体健壮，精力充沛，二者相得益彰，达到"形与神俱，而尽终其天年"。

三、劳逸适度

劳逸适度指人们要将体力劳动、脑力劳动与休闲、睡眠配合得宜。过劳或过逸都会伤身耗神，伤害健康，古人主张劳逸"中和"，有常有节。劳逸适度在生活起居中已经阐述，具体见第三章生活起居护理。

四、饮食适宜

脾胃为人体的后天之本，对谷、肉、果、菜四大类食物，《黄帝内经》提出膳食配伍的原则："五谷为养，五果为助，五畜为益，五菜为充，气味合而服之。"饮食适宜在饮食调护中阐述，具体见第五章饮食护理。

五、正气为本

中医养生学的"正气"泛指人体一切正常功能活动和抗病康复能力。中医学认为，疾病的过程就是"正气"和"邪气"相互作用的结果，正气不足是机体功能失调产生疾病的根本原因，故《黄帝内经》说："正气存内，邪不可干""邪之所凑，其气必虚。"

培护正气的根本在于护养脾肾。肾为"先天之本"，肾之精气主宰人体生命活动的全部过程，扶正固本，多从肾入手，历代养生家都把保精护肾作为抗衰老的基本措施。脾胃为"后天之本"和"气血生化之源"，人体功能活动物质基础中的营卫、气血、津液、精髓等，都化生于脾胃，脾胃健旺，化源充足，脏腑功能强盛。脾胃还是气机升降的枢纽，脾胃协调，可促进和调节机体新陈代谢，保证生命活动的协调平衡。李东垣提出人以脾胃中元气为本的思想，故调理脾胃、扶正益气也是预防保健的重要法则。

六、预防为主

"不治已病治未病"是早在《黄帝内经》中就提出来的防病养生谋略，是至今为止我国卫生界所遵守的"预防为主"战略的最早思想，它包括未病先防、既病防变、已变防渐等多个方面的内容，具体内容见第七章第三节未病护理。

七、审因施养

审因施养是指养生要有针对性，要根据实际情况，因人、因时、因地不同而分别施养。具体内容见第一章的三因制宜。

八、杂合以养

杂合以养是根据实际情况运用多种养生方法，全面而又有侧重地进行保健活动。中医养生保健，一方面重视"综合调摄"，从起居、动静、药食、针推、情志等多方面进行养生实践活动。另一方面强调"审因施养"，如根据年龄，注意分阶段养生；顺乎季节更替，注意四季养生；顺乎自然变化，注意起居养生等。根据个体不同的情况，选择适宜的养生保健方法，持之以恒地将养生贯穿于日常生活的作、息、坐、卧、衣、食、住、行各个方面，方能取得理想的效果。

第三节 养生保健的方法

《黄帝内经》提倡"不治已病治未病"的养生观点，为我国传统预防医学和养生学的发展奠定了基础。历代医家撰写的养生学专著中涵盖精神、动形、固精、调气、食养、药饵等方面，形成了我国独具特色的养生保健方法。本节将从精神养生、运动养生、药膳养生、经络养生、保养肾精方面讲述养生保健方法。

一、精神养生

养生首先应当养心。中医学认为，"心者，形之主也"，"主明则下安，以此养生则寿"，故精神养生先于脏腑养生，养心贵在静心，养心同时养德，德高才能神凝气定。

人的精神活动对脏腑生理有着重大的影响。所谓"怒伤肝""喜伤心""思伤脾""忧伤肺""恐伤肾"等，反映了情志过极对脏腑功能的损害。人的生命活动是一个极为复杂的过程，五脏六腑既相互协作，又相互制约。"心者，君主之官，神明出焉。"心之所以为"君主之官"，一方面心主宰着五脏六腑，另一方面表现为心主宰着人的精神意识活动。精神、思维、意识这些反映聪明智慧的"神明"由君主来主持，体现了精神活动在人体健康中的重要性。精神养生的方法，具体见第四章情志护理。

二、运动养生

运动养生是指用活动身体的方式增强体质、延缓衰老的养生方法。具有民族特色的中国传统运动养生，从产生至今已有两千多年的历史，有着独特的风格和内容。《素问·上古天真论》指出，养生需"法于阴阳，和于术数"。所谓"和于术数"，即包含体育锻炼等强身健体之法。传统的运动养生以中医学中的阴阳、脏腑、气血、经络等理论为基础，强调意念、呼吸和躯体运动相配合的保健活动。

（一）中国传统运动养生的独特风格

1. 强调意守、调息、动形三者的统一

中医学认为"形神合一"，养生不仅要注重形体的保养，还要注重精神的保养，使形体健壮和精力充沛，达到精足、气充、神全。我国传统运动养生法是一种着眼于"精、气、神"，通过调心、调息、调身进行锻炼的健身术。调心重在意念专注，排除杂念，宁静以养神；调息重在呼吸均匀和缓，气道畅通，柔和以养气；调身则经络气血周流，脏腑和。其中，最关键的是调心，"神明则形安，守神而全形"，调整精、气、神的和谐统一。

2. 动静结合，强调适度

中医运动养生有"动以养形，静以养神"之说，主张动静结合，形神共养，刚柔相济。"动"主要指形体之动，包括肢体运动和内脏器官的功能活动。肢体活动可增强体质，促进气机通畅；内脏活动主要是气机的升降出入运动，是人体生命活动的根本。"静"主要指心神之静，包括精神上的清静和肢体的相对安静。

身体的运动须适度，是保持健康长寿的重要因素。华佗是体育养生的集大成者，认为人应当参加适度的运动，但不应该过度，提出了"过犹不及"的重要思想，"人体欲得劳动，但不当使极耳，动摇则谷气消，血脉流通，病不得生。譬如户枢，终不朽也"。总之，在形体与心神的动静中，形体宜动，心神宜静，动静要适度。"动"不致大疲，"静"不致过逸，保持协调平衡，才能达到养生的目的。

3. 提倡循序渐进、持之以恒

"流水不腐，户枢不蠹"，一方面说明"动则不衰"的道理，另一方面强调不间断活动的重要性，只有持之以恒，才能收到健身效果。运动养生是"练身、练气、练意"综合锻炼的结果，不仅是身体的锻炼，也是意志和毅力的锻炼，是一个战胜自我的过程。

（二）常用的传统运动养生法

中国传统的运动健身方法有很多种类，其流派、功法及作用特点各异。运动是形式，养生是目的，每一项锻炼运动都有其适应证和适应人群，皆可达到健身目的。运动养生方法有很多种，如太极拳、八段锦、五禽戏、六字诀、太极剑、马王堆导引术等，以下简单介绍太极拳、八段锦、五禽戏、六字诀的基本知识。

1. 太极拳

太极拳是以中国传统哲学的太极、阴阳理论为核心思想，结合中医导引、吐纳和气功，形成的一种内外兼修、刚柔相济的传统拳术。太极拳以"太极"为名，系取《易·系辞》中"易有太极，是生两仪"之说。"太极"指万物原始的"浑元之气"，其动而生阳，静而生阴，阴阳二气互为其根，此消彼长，相互转化，不断运动则变化万千。因太极图呈浑圆一体、阴阳合抱之象。太极拳正是以此为基础，形体动作以圆为本，一招一式均由各种圆弧动作组成，动作舒展、柔和而又连绵不断，似行云流水、如环无端，外可活动筋骨，内可流通气血，不但用于技击、防身，而且更广泛地用于健身防病，是一种行之有效的传统养生法。太极拳的流派较多，本节所介绍的是 24 式简化太极拳（图 7-1~图 7-6）。

【适应范围】从中医学角度来讲，太极拳的主宰在腰，虚领顶功，气沉丹田，是锻炼任脉、督脉、冲脉、带脉的重要方法；缠绕运动，劲贯四肢，动则调引手三阴三阳经和足三阴三阳经，使气血循经络互流，有开通闭塞之功，故不仅适宜于中老年人、脑力劳动者及体质虚弱者，对各种慢性病，如神经衰弱、神经痛、高血压、心脏病、肠胃炎、溃疡病、遗精、肝病、肺病、腰部劳损、关节炎、糖尿病、内痔等，都有一定的预防和治疗作用。

【操作准备】操作场地宽敞，空气流通，温湿度适宜，环境安静；练习者衣着宽松，服饰以棉、丝质为佳。

【操作方法】起势、野马分鬃、白鹤亮翅、搂膝拗步、手挥琵琶、倒卷肱、揽雀尾、单鞭、云手、单鞭、高探马、右蹬脚、双峰贯耳、转身左蹬脚、左下势独立、右下势独立、右穿梭、左穿梭、海底针、闪通臂、转身搬拦捶、如封似闭、十字手、收势（图7-6）。

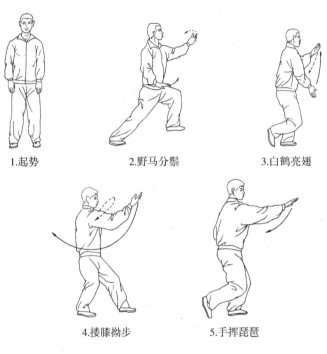

1.起势　　　　　　2.野马分鬃　　　　　　3.白鹤亮翅

4.搂膝拗步　　　　　　5.手挥琵琶

图7-1　24式简化太极拳1

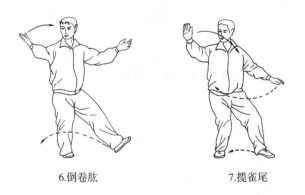

6.倒卷肱　　　　　　7.揽雀尾

图7-2　24式简化太极拳2

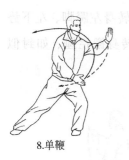
8.单鞭

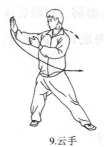
9.云手

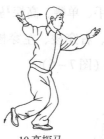
10.高探马

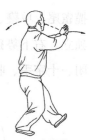
11.右蹬脚

图 7-3　24 式简化太极拳 3

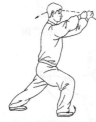
12.双峰贯耳

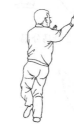
13.左下势独立

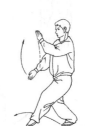
14.左右穿梭

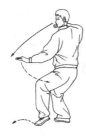
15.海底针

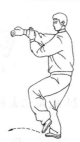
16.闪通臂

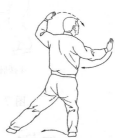
17.转身搬拦捶

图 7-4　24 式简化太极拳 4

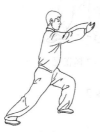
18.如封似闭

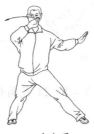
19.十字手

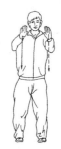
20.收势

图 7-5　24 式简化太极拳 5

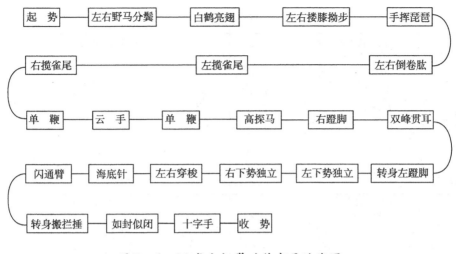

图7-6　24式太极拳动作布局路线图

【注意事项】①练习场地空气流通，温度适宜，忌对流风，以防复感风寒；练习者根据时令气温选择服装，以不妨碍肢体运动为宜。②练太极拳宜柔、宜缓，呼吸保持柔细匀长。③动作用力适中、均匀，运动幅度避免过猛过大，以能耐受为宜。④练习时密切观察面色、体能情况，若有体力不支、面色苍白、头晕目眩等不适应立即停止。

2. 八段锦

八段锦是由八种不同动作组成的健身术，故名"八段"。因该健身动作可以强身益寿、祛病除疾，有如展示给人们一幅绚丽多彩的锦缎，故称为"锦"。八段锦是我国民间广泛流传的一种健身术，早在南宋时期已有《八段锦》专著，并有"文八段"（坐式）和"武八段"（站式）等不同形式。八段锦不受环境场地限制，随时随地可做，术式简单，易记易学，运动量适中，强身益寿作用显著。八段锦动作通过对外在肢体躯干的屈伸俯仰和内部气机的升降开阖，使全身筋脉得以牵拉舒展，经络得以畅通，从而实现"骨正筋柔，气血以流"的功效。

【适应范围】八段锦大体分为坐式和站式两大类。站式八段锦可强身健体、舒经活络，对患者可有针对性地进行调治；坐式八段锦适合于慢性、虚弱性疾病患者。本节所介绍的是站式八段锦（图7-7）。

八段锦套路图解

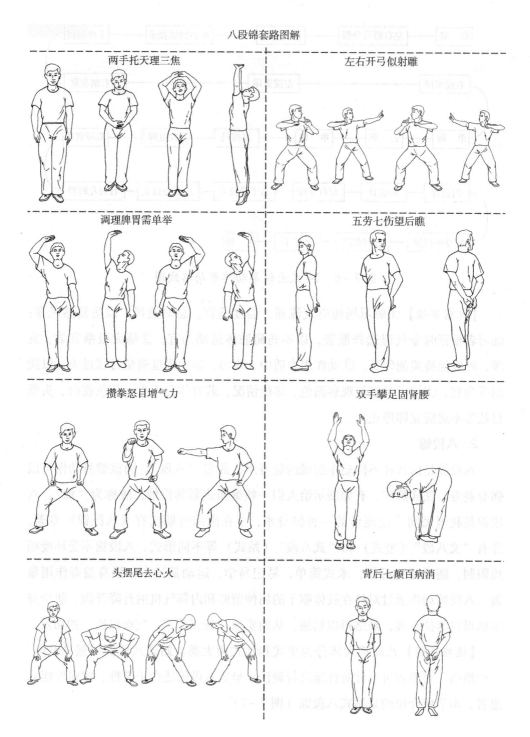

两手托天理三焦　　　　　　　左右开弓似射雕

调理脾胃需单举　　　　　　　五劳七伤望后瞧

攒拳怒目增气力　　　　　　　双手攀足固肾腰

头摆尾去心火　　　　　　　　背后七颠百病消

图7-7　八段锦套路图解

【操作准备】练习场地宽敞，空气流通，温湿度适宜，环境安静；练习者衣着宽松，服饰以棉、丝质为佳。

【操作要领】①两手托天理三焦：调理胸腹三焦，增加肺活量，活动上肢关节和胸腹肌。②左右开弓似射雕：活动上肢关节及颈椎关节，锻炼握力，增加肺活量。③调理脾胃须单举：调理脾胃功能，增加肺活量；活动上肢关节，锻炼胸腹肌及上下肢肌肉。④五劳七伤往后瞧：增加肺活量，活动颈椎关节，锻炼眼肌及下肢肌肉。⑤摇头摆尾去心火：改善血液循环，调理大脑功能，增加内脏活动，调节内脏功能；活动脊椎关节，锻炼胸腹肌及下肢肌肉。⑥双手攀足固肾腰：活动腰背关节，锻炼胸腹肌，有固肾强腰之效；活动上肢关节，增加肺活量。⑦攒拳怒目增气力：活动上肢关节，锻炼四肢肌肉的握力和拳击力量；改善血液循环。⑧背后七颠百病消：增加肺活量，锻炼胸腹肌及下肢肌肉。

【注意事项】①根据身体状况或病情，选择站式或坐式八段锦。②空腹或进餐 1 小时之内不宜做操。③锻炼时，注意安全，衣着宽松舒适。④练习者具备持之以恒的精神，动作到位，方可奏效。

3. 五禽戏

"禽"在古代泛指禽兽之类动物，"五禽"是指虎、鹿、熊、猿、鹤五种禽兽，"戏"即游戏、戏耍之意。所谓五禽戏，就是指模仿虎、鹿、熊、猿、鹤 5 种动物的动作和神态，组编而成的一套锻炼身体的功法（图 7-8），它是由我国古代著名医家华佗整理总结而成。华佗根据"象其形，取其意"的原则创编了"五禽戏"，其中"取其意"的思想方法是指人的情志活动要像虎一样威猛、像鹿一样奔放、像熊一样敦厚、像猿一样机警、像鹤一样飘逸。这种养生思想既锻炼了外在形体，同时又锻炼了情志，从而达到"形神兼备""内外兼修"的目的。

【适应范围】对脾虚气滞、慢性胃炎、胃溃疡、高血压、便秘、慢性支气管炎、骨关节病及前列腺肥大等有一定的治疗作用。

【操作准备】练习场地宽敞、空气流通，温湿度适宜，环境安静；练习者衣着宽松，服饰以棉、丝质为佳。

【操作方法】五禽戏由 5 种动作组成，分别是虎戏、鹿戏、熊戏、猿戏和鹤戏，每种动作均模仿相应动物的形态，配合气息调理，左右对称各做一次。虎戏重点锻炼四肢，包括虎步势、出洞势、发威势、扑按势、搏斗势；鹿戏重点锻炼颈部，包括鹿步势、挺身势、探身势、蹬跳势、回首势；熊戏重点锻炼腰椎，包括熊步势、撼运势、抗靠势、推挤势；猿戏重点锻炼关节，包括猿步势、窥望势、摘桃势、献果势、逃藏势；鹤戏重点锻炼胸腔，包括鹤步势、亮翅势、独立势、落雁势、飞翔势。

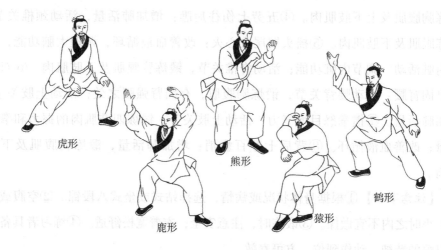

图 7－8　五禽戏

【注意事项】①练习场地空气新鲜，环境安静，温度适宜，忌对流风，以防复感风寒；练习者宜穿宽松柔软的衣服。②动作用力适中、均匀，运动幅度避免过猛过大，以能耐受为宜。③口中津液增多为自然现象，随呼吸咽下。

4. 六字诀养生法

六字诀养生法是我国古代流传下来的一种吐纳养生方法，用"嘘、呵、呼、呬、吹、嘻"六个字，分别与肝、心、脾、肺、肾和三焦等脏腑经络相应，通过人体呼吸吐纳方法，吸入自然界之清气，呼出体内之浊气，达到扶养脏腑元气的目的。《内经》说"气为血之帅，血为气之母"，气是血运行的动力，六字诀的最大特点是长呼气，即用六个不同的字进行缓慢呼气，以理气排毒，达到"正气存内，邪不可干"的目的。近年来，国家体育总局将它列为全国推广的健身气功之一，深受大众喜爱。

【适应范围】六字诀对现代亚健康和多种功能性身心疾病都有较好的康复保健作用，患者可有针对性地进行调治。

【操作准备】练习场地宽敞，温湿度适宜，空气新鲜，背风向阳，环境安静；练习者衣着宽松，服饰以棉、丝质为佳。

【操作要领】①预备式。全身放松，呼吸自然；两足开立，与肩同宽；头正颈直，含胸拔背，松腰松胯，双膝微屈。②呼吸法。要求先用口读字呼气，后用鼻吸气；呼气读字时，提肛、腹部收紧，体重移至足跟；吸气时，小腹放松，舌抵上颚；按照"嘘、呵、呼、呬、吹、嘻"的顺序逐字进行，每个字反复6次为一轮，字与字之间酌情停顿。嘘字功：平肝气，嘘读（xū），口型为两唇微合，有横绷之力，舌尖向前并向内微缩，上下齿有微缝；呵字功：补心气，呵读（hē），口型为半张，舌顶下齿，舌面下压；呼字功：培脾气，呼读（hū），口型为撮口如管状，舌向上微卷，用力前伸；呬字功：补肺气，呬读（sì），口型为两唇微后收，上下齿相合而不接触，舌尖插上下之缝，微出；吹字功：补肾气，吹读（chuī），口型为撮口，唇出音；嘻字功：理三焦，嘻读（xī），口型为两唇微启，舌稍后缩，舌尖向下，有喜笑自得之貌。③调息。每个字读6遍后，调息1次，以稍事休息，恢复自然。

【注意事项】①排列顺序。"嘘、呵、呼、呬、吹、嘻"根据中医五行生克理论进行排列，连续练习时不宜变更顺序，可联想记忆成"许可护士吹稀"。②动作要领。呼吸的重点在呼气而非吸气，尽量延长呼气吐字的时间，呼气宜匀、细、缓长，做到"呼气有意，吸气无意"，当有意识吐字呼出脏腑浊气之后，大自然清气会自然由鼻腔吸入，无需用力下沉而小腹会自然隆起。③练功姿势。六字诀以吐字、呼吸为主，动作为辅。研究证明，部分患者无需动作，只练吐字、呼吸，也能取得疗效，故练功姿势可以采用站式、坐式、卧式。④运用灵活。根据脏腑盛衰和季节变化，在依序呼气发音6个字时，增减脏腑和季节对应字的发音次数。

✤ 知识链接

易筋经的"易"是变通、改换、脱换之意，"筋"指筋骨、筋膜，"经"则带有指南、法典之意。易筋经就是改变筋骨，通过修炼丹田真气打通全身经络的内功方法。易筋经功法门派动作有多种，在古本十二式易筋经中，所设动作都是仿效古代各种劳动姿势演化成，例如：春谷、载运、进仓、收囤和珍惜谷物等动作，均以劳动的各种动作为基础形态，活动以形体屈伸、俯仰、扭转为特点，以达到"伸筋拔骨"的锻炼效果。

作用：青少年练习该法可以纠正身体的不良姿态，促进肌肉、骨骼的生长发育；老年人练此功法可以防止老年性肌肉萎缩，促进血液循环，调整和加强全身的营养和吸收。

易筋经十二式具体内容：捣杵舂粮、扁担挑粮、扬风净粮、换肩扛粮、推袋垛粮、牵牛拉粮、背牵运粮、盘箩卸粮、围芙囤粮、扑地护粮、屈体捡粮、弓身收粮。

三、药膳养生

中医药膳是中国灿烂文化的组成部分，它是在中医基本理论——整体观念和辨证论治的指导下，遵循药食同源、医养同理的原则，重视药食宜忌，使药物与食物合理配伍，充分发挥各类食物和药物的功效，以达到防病治病、康复保健、养生延寿的目的。

中医药膳是在中医学、烹饪学和营养学理论的指导下，严格按药膳配方，将中药与某些具有药用价值的食物相配伍，采用我国独特的烹调技术制作而成的具有一定色、香、味、形的美味食品。其制作工艺既需要相应的熟练加工技能，又具有药膳制作的特点；既对人体的养生防病具有积极作用，又能激起人们强烈的进食欲望。

中医药膳是以药膳为主或药食结合辅助治疗疾病，还可辨证施膳，具有养生保健、防治疾病等多方面的作用。其在应用时须遵循一定的原则，应视具体人与病情而选定合适之法，因证用膳，因时而异，因人用膳，因地而异，不可滥用。药膳在养生、康复中有重要地位，是综合疗法的重要内容之一，但药膳不能代替药物疗法。药物是祛除疾病的，见效快，重在治病；药膳偏于养身防病，重在养与防。

（一）药膳特点

中医药膳主要由两大类原料组成，即中药与食料。中药与食料按一定比例有机组合，产生食养、食治的作用，既是食物，又不同于普通食物。其悠远的历史、独具特色的原则与方法、在人类发展中的贡献，都成为药膳的重要特点。

1. 注重整体，辨证施食

运用药膳时，首先要全面分析患者的体质、季节时令、地理环境等多方面情况，判断其基本证型，然后再给予相应的药膳。药膳的选料配伍应遵循中医的辨证施治原则，如血虚者可选用阿胶、大枣、花生等，阴虚者可选用枸杞子、百合、麦冬等，因证用料才能发挥药膳的保健作用。

2. 防治兼宜，效果显著

药膳多为平和之品，既可防治疾病，又可健身养生，这是有别于药物治疗的特点之一。

3. 良药可口，服食方便

药膳食材多为药、食两用之品，具有色、香、味等特性，即使加入了部分药材，通过精细的烹调，仍可制成美味可口的药膳。

（二）药膳的应用原则

选择药膳应该因人、因地、因时制宜，忌简单拿来，盲目袭用。另外，选择药膳需顺乎时令，合乎时序。就养生调补药膳而言，春季宜升补，夏季宜清补，秋季宜平补，冬季宜滋补。

1. 因时而异

药膳的选料上还应遵循中医学"天人相应"的原则，"用寒远寒，用热远热"，即在寒冷的冬天避免采用性质寒凉的药物，在炎热的夏天避免采用性质温热的药物。

2. 因人用膳

人的体质、年龄不同，用药膳时应有所差异。如老年人多肝肾不足，气血衰弱，生机减退，选择药膳时应以补肝肾为主，用药不宜温燥；小儿生机旺盛，但气血未足，体质脏腑娇嫩，选择药膳时应以调整脾胃功能为主，不宜使用补剂，选择原料不宜大寒大热；孕妇恐动胎气，不宜用活血滑利之品。

3. 因地而异

地区和气候条件不同，人们的生活习惯有一定差异。居潮湿之地喜食温燥辛辣，居寒冷之地喜食热和滋腻，而南方，尤其是广东人喜食清凉甘淡之品。

（三）药膳的分类

人们的饮食习惯与爱好各异，采用不同的配制和加工，制成形态、风格不同的药膳。按药膳的食品形态、制作方法及治疗作用等方面进行如下分类。

1. 按药膳的食品形态分

药膳按食品形态可分为流体类（包括汁类、饮类、汤类、酒类、羹类）、半流体类（包括膏类、粥类、糊类、粉散类）、固体类（包括饭食类、糖果类）等。

2. 按制作方法分

药膳按制作方法可分为炖类、焖类、煨类、蒸类、煮类、熬类、炒类、熘类、卤类、烧类、炸类等。

3. 按药膳的功用分

药膳按功用可分为养生保健延寿类、美容美发类、祛邪治病类、疾病康复类等。

（四）药膳的制作

由于药膳是一种特殊的食品，故在烹制方法上也有其特点，除了一般的食品烹制方法外，还要遵循中药使用原则。

1. 烹调原则

注重发挥药膳功能的同时，兼顾味道可口。药物和食物都具有寒、热、温、凉"四气"及酸、苦、甘、辛、咸"五味"的特点，在研究其烹调制作的方法时，必须认识到"四气"是药物和食物辨证施膳的依据，"五味"对人体的脏腑具有针对性的作用。

2. 烹调原料

几乎所有的菜肴原料都可用来烹调药膳，此外，还需选用某些药物配合应用。无论哪种形式的药膳，通常都会添加调味品，如葱、姜、蒜、胡椒、醋、糖、香油等。

3. 烹调方法

药膳常用的烹调方法有炖、焖、煨、蒸、煮、熬、炒、卤、炸、烧等，但以炖、焖、煨、蒸为主要方法和最佳方法。从烹调原料的质地和性味来看，轻清芳香之品，烹调时间宜短，多采用爆炒、清炸、热焯等方法；味厚滋腻之品，烹调时间需长，采用炖、煨、蒸等为宜。

（五）使用药膳的注意事项

1. 食物与药物的配伍禁忌

猪肉反乌梅、桔梗、黄连、甘草、胡荽黄、百合、苍术；羊肉反半夏、菖蒲，忌铜、丹砂；狗肉反商陆，忌杏仁；鲫鱼反厚朴，忌麦冬；大蒜、桃、李忌白术；鳖肉忌薄荷、苋菜；鸡肉忌黄鳝；蜜忌葱；猪血忌地黄、何首乌；猪心忌吴茱萸；鲤鱼忌朱砂；雀肉忌白术、李子；葱忌常山、地黄、何首乌、蜜；蒜忌地黄、何首乌；萝卜忌人参、地黄、何首乌；醋忌茯苓；土茯苓、威灵仙忌茶等。

2. 妊娠等特殊人群的配伍禁忌

在药膳用药时，凡是具有直接损害胎元胎气以致堕胎的药物应禁用。产后之人，西瓜、李子、田螺、蟹、蚌等积冷损之饮食当忌之；凡各种失血、痔疮、孕妇等人忌食慈菇、胡椒等动血之品；妊娠期禁用破血通经、剧毒、催吐及辛热、滑利之品。此外，一些间接对胎元胎气具有一定影响，有可能导致堕胎的药物也应慎用。妊娠禁忌用药大多是毒性较强或药性猛烈的药物，如三棱、莪术、大戟、芫花、巴豆、商陆、雄黄、牵牛子、甘遂、芒硝、麝香、虻虫、水蛭、斑蝥等。妊娠慎用的药物有活血、通经、去瘀、行气、攻下、破滞、滑利，及辛热性药物等，如桃仁、红花、大黄、枳实、附子、干姜、肉桂、西红花、冬葵子等。此外，还有大黄、半夏、冰片、肉桂、珍珠、滑石、牡丹皮等。

3. 疾病使用药膳禁忌

热性病宜用寒凉性药膳，忌辛热之品；寒性病宜用温热性药膳，忌咸寒之品。脾胃虚弱、消化不良忌油腻食物；疮疡、肿毒、过敏性皮肤病者忌鱼、虾、蟹、酒、猪头、葱、韭菜等易动风、助火、生痰的食品，以免加重病情；水肿患者，在配制药膳时宜清淡少盐；高脂血症患者，慎服动物类高脂肪的药膳；糖尿病患者慎用或不用淀粉类或糖类烹调的药膳。

知识链接

药膳的研究进展

"药膳"最早见于爱子、孝亲故事。汉中程文矩妻者，同郡李法之姊也，字穆姜。有二男，而前妻四子。文矩为安众令，丧于官。安众，县，属南阳郡。四子以母非所生，憎毁日积，而穆姜慈爱温仁，抚字益隆，衣食资供皆兼倍所生。

或谓母曰："四子不孝甚矣，何不别居以远之？"对曰："吾方以义相导，使其自迁善也。"及前妻长子兴遇疾困笃，母恻隐自然，亲调药膳，恩情笃密。兴疾久乃瘳，于是呼三弟谓曰："继母慈仁，出自天受。吾兄弟不识恩养，禽兽其心。虽母道益隆，我曹过恶亦已深矣！"遂将三弟诣南郑狱，陈母之德，状己之过，乞就刑辟。县言之于郡，郡守表异其母，蠲除家徭，遣散四子，许以修草，自后训导愈明，并为良士。(《后汉书·列女传第七十四》)

这是"药膳"二字在古代文献中首次出现。此后在古籍中出现"药膳"的还有《北史·胡国珍传》记载胡国珍"劳热增甚，因遂寝疾。灵太后亲侍药膳。十二日薨，年八十"。灵太后是胡国珍之女，尽孝之事，亲力亲为。《宋史·张观传》记载了张观侍养其父，"早起奉药膳，然后出视事，未尝一日废也"，称其"性至孝"。

（六）各类药膳的制作

1. 解表类

凡以解表类药物和食物为主制作而成，具有发汗、解肌、透疹等作用，用以预防或解除外感表证的药膳，称为解表类药膳。

辛温解表类药膳适用于外感风寒表证，常用的原料主要为生姜、葱、荆芥、防风、苏叶等，主要代表方为生姜粥、防风粥、五神汤、姜糖苏叶饮等。

辛凉解表类药膳适用于外感风热表证，常用的原料主要有菊花、薄荷、芫荽、荸荠、金银花，主要代表方有银花茶、桑菊薄竹饮、豉粥等。

扶正解表类药膳适用于表证而兼正气虚弱者。药膳多由补虚、解表之品组成，药食常选葱白、淡豆豉、麻黄、薄荷、人参、香菇、核桃仁等，主要代表方有淡豉葱白煲豆腐、生津茶等。

【生姜粥】

组成：粳米50g，生姜5片，连须葱数茎，米醋适量。

制法与用法：将生姜捣烂，与粳米同煮粥，粥将熟时加入葱、醋，稍煮即成。趁热服，覆被取微汗出。

功效与应用：解表散寒，温胃止呕。适用于外感风寒之邪引起的头痛身痛、无汗呕逆等症。

使用注意：本品为辛温之剂，素有阴虚内热及热盛之证者忌用；外感表证属风热者忌用。

【银花茶】

组成：金银花20g，茶叶6g，白糖50g。

制法与用法：水煎服。每天1次，连服2~3天。

功效与应用：辛凉解表。适用于风热感冒，见发热、微恶风寒、咽干口渴等。

使用注意：素体阳虚或脾虚便溏者忌用。

【淡豉葱白煲豆腐】

组成：淡豆豉12g，葱白15g，豆腐200g。

制法与用法：豆腐加水一碗半，略煎；加入豆豉，煎取大半碗；再入葱白，滚开即出锅。趁热服食，服后覆被取微汗出。

功效与应用：疏散风邪，扶正解表。适用于体虚感冒、年老体虚者之风邪感冒，症见头痛身楚、恶寒微热、咳嗽咽痛、鼻塞流涕等。本方是临床治疗年老体虚者外感风邪轻症的食疗良方。

使用注意：本膳适用于年老体虚而外感风邪之患者，外感重症不宜。

2. 清热类

凡以清热类药物和食物为主组成，具有清热泻火、凉血解毒等作用，用于治疗里热证的药膳，称为清热类药膳。

清气凉营类药膳适用于温热病邪在气分、营分，或热盛阴津损伤之证，常用的原料主要为粳米、梨、蜜、石膏、竹叶、乌梅等，主要代表方有石膏粳米汤、竹叶粥等。

清热祛暑类药膳适用于夏月感受暑热或暑湿引起的暑温、暑湿证，常用的原料主要为西瓜翠衣、竹叶、荷叶、藿香等，主要代表方有二根西瓜盅、绿豆粥、清络饮等。

清热解毒类药膳具有清解火邪热毒作用，治疗瘟疫、温毒或疮疡等热深毒盛之证，常用的原料主要为绿豆、金银花、连翘等，主要代表方有鱼腥草饮、蒲金酒等。

清脏腑热类药膳是具有清泻脏腑火热，治疗某一脏腑热邪偏盛而产生的火热证，常用的原料主要为石膏、竹叶、苦瓜、金银花等，主要代表方有竹茹饮、菊苗粥、天花粉粥等。

清退虚热类药膳具有清虚热、退骨蒸作用，治疗热病后期，邪热未尽，阴液已伤，热留阴分，或肝肾阴虚所致的虚热证，常用的原料主要为青蒿、鳖甲、地骨皮等，主要代表方有枸杞叶粥、青蒿粥等。

【石膏粳米汤】

组成：生石膏60g，粳米60g。

制法与用法：上两味，加水煎煮至米熟烂，去渣取汁，乘热顿服。1日1~2剂。

功效与应用：清热泻火，除烦止渴。适用于外感寒邪入里化热，或温热病邪在气分所致壮热头痛、面赤心烦、汗出口渴、脉洪大有力等症。

【二根西瓜盅】

组成：西瓜1只（2500g），芦根50g，白茅根50g，雪梨50g，糖荸荠50g，鲜荔枝50g，山楂糕条50g，糖莲子50g，罐头银耳100g，石斛25g，竹茹25g，白糖400g。

制法与用法：芦根、白茅根、石斛、竹茹洗净，加水煎取药汁250mL。西瓜洗净，在其纵向1/6处横切作盖，将盅口上下刻成锯齿形，挖出瓜瓤。雪梨切成小片，荸荠与山楂糕条切成拇指甲盖大小的丁块，荔枝去核切成小块，莲子对剖成瓣。铝锅或不锈钢锅洗净，倒入药汁，加入白糖，用小火化开，下雪梨片、荸荠丁、荔枝块、莲子瓣煮开，再加入山楂丁即可起锅。瓜瓤去籽，与果料药汁汤羹、银耳一并装入西瓜盅内，加盖放冰箱冷藏1~2小时后即可。佐餐食用。

功效与应用：清热解暑，生津止渴，开胃和中。适用于暑热病之高热烦渴、咳嗽咽干、气逆呕哕等症。

使用注意：脾胃虚寒、素体阳虚、寒湿偏盛者禁用。

【鱼腥草饮】

组成：鱼腥草250~1000g（或干品30~60g）。

制法与用法：鲜鱼腥草捣汁饮服。或干品冷水浸泡2小时后，煎煮一沸，去渣取汁，频频饮服。

功效与应用：清热解毒，消痈排脓，利水通淋。适用于肺痈咳嗽吐痰及痢疾、淋证等。

【竹茹饮】

组成：竹茹 30g，乌梅 6g，甘草 3g。

制法与用法：水煎取汁，代茶频饮。

功效与应用：清胃止呕，生津止渴。适用于胃热呕吐、暑热烦渴等症。

【枸杞叶粥】

组成：鲜枸杞叶 250g（干品减半），淡豆豉 60g，粳米 250g。

制法与用法：先用水煎豆豉去渣取汁，再用豉汁煮米粥，候熟，下枸杞叶，煮熟，以植物油、葱、盐等调味即成。温服食用，每日 2 次。

功效与应用：清退虚热，除烦止渴。适用于虚劳发热、心烦口渴等症。

3. 泻下类

凡以润滑大肠，促使排便的药物和食物组成，具有通利大便、排除积滞作用的药膳，称为泻下类药膳。常用的原料主要为富含油脂的种子类，如芝麻、柏子仁、郁李仁、麻子仁、桃仁、杏仁；质地滋腻的药食类，如肉苁蓉、香蕉、蜂蜜等；动物类如大肠等，滋阴生津、养血的生地黄、芍药、石斛等。根据病情，部分药膳也可配伍适量大黄、番泻叶之类攻下药物。主要代表方有苏子麻仁粥、蜂蜜决明茶、郁李仁粥等。

本类药膳宜空腹服。服用本类药膳期间不宜食油腻和不易消化食物，以防重伤胃气。部分药物易伤胃气，应得效即止，不宜过剂。

【苏子麻仁粥】

组成：紫苏子、麻仁各 15g，粳米 50g。

制法与用法：将苏子、麻仁洗净，研为极细末，加水再研，取汁，用药汁煮粥啜之。

功效与应用：理气养胃，润肠通便。适用于妇人产后多汗、大便秘结，以及老人、体虚患者大便秘结。

使用注意：方中大麻子（麻仁）虽为甘平之品，但服用不可过量。

【蜂蜜决明茶】

组成：生决明子 10～30g，蜂蜜适量。

制法与用法：将决明子捣碎，加水 200～300mL，煎煮 5 分钟，冲入蜂蜜，搅匀后当茶饮用。

功效与应用：润肠通便。适用于习惯性便秘者。

使用注意：决明子通便，宜生用、打碎入药，煎煮时间不宜过久，否则有效成分破坏，作用降低。其所含蒽甙有缓泻作用，大剂量可致泻，故应注意用量。

4. 温里祛寒类

凡以温热类药物和食物为主制作而成，具有温里散寒通脉作用，能治疗里寒证的药膳，称为温里祛寒类药膳。

温中祛寒类药膳适用于素体阳虚，寒自内生，或脏气虚弱，寒邪内侵所致的实寒证，常用的原料主要为附子、干姜、小茴香等，主要代表方有干姜粥、吴茱萸粥等。

温经散寒类药膳适用于寒邪凝滞经络，血行不畅所致病证，常用的原料主要为当归、桂枝、羊肉等，主要代表方有姜附烧狗肉、艾叶生姜煮蛋等。

【干姜粥】

组成：干姜 1~3g，高良姜 3~5g，粳米 50~100g。

制法与用法：将干姜、高良姜洗净切片，粳米淘净。用水适量，先煮姜片，去渣取汁，再入粳米于药汁中，文火煮烂成粥。调味后早、晚乘温热服，随量食用，尤以秋冬季节服用为佳。

功效与应用：温中和胃，祛寒止痛。适用于脾胃虚寒所致的脘腹冷痛、呕吐呃逆、泛吐清水、肠鸣腹泻等症。

使用注意：本药膳温热性质较强，久病脾胃虚寒之人，宜先从小剂量开始，逐渐增加。凡急性热性病及久病阴虚内热者，不宜食用。

【姜附烧狗肉】

组成：生姜 150g，熟附片 30g，狗肉 1000g，大蒜、菜油、盐、葱各少许。

制法与用法：将狗肉洗净，切成小块，生姜煨熟切片备用。熟附片先置锅中，水煎 2 小时，然后将狗肉、煨姜及大蒜、菜油、葱等放入，加入清水适量，烧至狗肉熟即成。可佐餐食用，每周 1~2 次。

功效与应用：温肾壮阳，散寒止痛。适用于肾阳不足所引起的阳痿不举、夜尿频多、头晕耳鸣、精神萎靡、畏寒肢冷、腰膝酸软及女子宫寒不孕等症。

使用注意：本药膳为温补之剂，素体阴虚火旺、热病后期者及感冒患者不宜食用，以免燥热伤津。

5. 祛风湿类

凡以祛风湿药物和食物为主制作而成，具有祛除风湿、解除痹痛作用，用以治疗风湿痹证的药膳，称为祛风湿类药膳。祛风湿类药膳除用祛风湿药食以外，常需与补肝肾药食配合，又需配伍活血行气之品。故本类药膳的组合，多为补肾壮骨、祛风除湿、辛温散寒、活络行血、行痹止痛等药物和食物相配伍而成，常用的原料主要为当归、川芎、五加皮、海桐皮、木瓜、牛膝、狗肉、羊肉等，主要代表方有如五加皮酒、花蛇酒、巴戟狗肉等。

【五加皮酒】

组成：五加皮 60g，糯米 1000g，甜酒曲适量（一方加当归、牛膝、地榆）。

制法与用法：将五加皮洗净，刮去骨，煎取浓汁，再以药汁、米、曲酿酒。酌量饮之。

功效与应用：祛风湿，补肝肾，除痹痛。适用于风湿痹证，腰膝酸痛；或肝肾不足，筋骨痿软。

使用注意：方中所用五加皮，宜用五加科植物细柱五加或无梗五加的根皮，即中药南五加；不宜选用北五加，虽能祛风湿、止痹痛，但无补益作用，且有毒性，过量或久服，易引起中毒。本酒性偏温燥，凡湿热痹证或阴虚火旺者不宜多饮或久服。

【花蛇酒】

组成：白花蛇 1 条，羌活 60g，当归身 60g，天麻 60g，秦艽 60g，五加皮 60g，防风 30g，糯米酒 4000mL。

制法与用法：白花蛇以酒洗、润透，去骨刺，取肉；各药切碎，以绢袋盛之，放入酒坛内，安酒坛于大锅内，水煮 1 日，取起埋阴地 7 日取出。每饮一二杯（30~60mL），仍以渣晒干研末，酒糊为丸，如梧桐子大，每服 50 丸（9g），用煮酒送下。

功效与应用：祛风胜湿，通络止痛，强筋壮骨。适用于风湿顽痹，骨节疼痛，筋脉拘挛；或中风半身不遂，口眼歪斜，肢体麻木，以及年久疥癣、恶疮、风癫诸症。

使用注意：治疗期间，切忌见风、犯欲及鱼、羊、鹅、面发风之物。

6. 利水渗湿类

凡以利水渗湿类药物和食物为主制作而成，具有行水、化湿、利尿、消肿、退黄的作用，用于治疗水湿为患的药膳，称为利水渗湿类药膳。适用于各种水湿证，主要针对水肿、淋证和黄疸。

利水消肿类药膳具有通利小便、消退水肿作用，常用的原料主要为茯苓、猪苓、泽泻等，主要代表方有薏苡仁粥、茯苓皮饮等。

利水通淋类药膳具有清利下焦湿热、利尿通淋作用，常用的原料主要为滑石、薏苡仁等，主要代表方有滑石粥、车前叶粥等。

利湿退黄类药膳具有清利湿热、利胆退黄作用，常用的原料主要为茵陈蒿、栀子、大黄等，主要代表方有茵陈粥、栀子仁粥等。

【薏苡仁粥】

组成：薏苡仁 60g，粳米 60g，盐 5g，味精 2g，香油 3g。

制法与用法：将薏苡仁洗净捣碎，粳米淘洗干净，同入煲内，加水适量，共煮为粥。粥熟后调入盐、味精、香油，温热食之，每日服 2 次。

功效与应用：健脾补中，渗湿消肿。适用于水肿小便不利，脾虚泄泻，湿痹筋脉挛急、四肢屈伸不利，肺痈吐脓痰及扁平疣等。

使用注意：本粥为清补健胃之品，功力较缓，食用时间需长，方可奏效。大便秘结者及孕妇慎用。

【滑石粥】

组成：滑石 20g，粳米 50g，白糖适量。

制法与用法：将滑石磨成细粉，用布包扎，放入煲内，加水 500mL，中火煎煮 30 分钟后，弃布包留药液。粳米洗净入煲，注入滑石药液，加水适量，武火煮沸后文火煮成粥。粥成调入白糖，温热食用。每日 2 次。

功效与应用：清热利湿，通小便。适用于尿道、膀胱感染而引起的小便不利、淋沥热痛，以及热病烦躁口渴、水肿等症。

使用注意：滑石粥有通利破血的能力，孕妇应忌服；脾胃虚寒、滑精及小便多者亦不宜服用。

【茵陈粥】

组成：茵陈 30～50g，粳米 100g，白糖或食盐适量。

制法与用法：茵陈洗净入瓦煲加水 200mL，煎至 100mL，去渣；入粳米，再加水 600mL，煮至粥熟，调味咸甜均可。每日 2 次微温服。7 ~ 10 天为 1 个疗程。

功效与应用：清热除湿，利胆退黄。适用于湿热蕴蒸，胆汁外溢所致之目黄身黄，小便不利，尿黄如浓茶，属于急性黄疸型肝炎者；以及湿疮瘙痒，流黄水者。

使用注意：茵陈应取每年三四月份之蒿枝，药效尤佳。煮粥时只能用粳米，粥宜稀，不宜稠。

7. 化痰止咳平喘类

凡以化痰止咳平喘类药物和食物为主组成，用于防治咳嗽吐痰、气逆喘满病证的药膳，称为化痰止咳平喘类药膳。适用于各种咳喘证。

化痰类药膳多以清热消痰、健脾化痰等药食组成，常用的原料主要为半夏、橘红、柚子、冰糖、贝母等，主要代表方有半夏山药粥、橘红糕、川贝秋梨膏等。

止咳类药膳多以清肺化痰、降气止咳类药食组成，常用的原料主要为蜜、百合、梨等，主要代表方有杏仁猪肺粥、蜜蒸百合等。

平喘类药膳多以调补肺肾、降气止逆、止哮平喘类药食组成，常用的原料主要为苏子、杏仁、白果等，主要代表方有蛤蚧粥、杏仁粥等。

【半夏山药粥】

组成：半夏 30g，山药 60g。

制法与用法：半夏先煮半小时，去渣取汁一大碗。山药研成粉，放入半夏汁内，煮沸搅成糊状即可食，分 3 天早晚温服。

功效与应用：燥湿化痰，降胃止咳。适用于脾虚湿痰蕴肺，咳嗽兼胃气上逆者。

使用注意：半夏有小毒，宜制成法半夏后使用，且煎煮时间宜长，去其毒性。

【杏仁猪肺粥】

组成：苦杏仁 15g，粳米 100g，猪肺 100g，油、盐、味精适量。

制法与用法：将苦杏仁去皮尖，放入锅内煮 15 分钟，再放洗净的粳米共煮粥半熟，再将洗净、挤干血水与气泡、切成小块的猪肺放入锅中，继续文火煮成熟粥，调油、盐、味精，即可食用。每日早、晚各 1 次，温食。

功效与应用：润肺止咳。适用于慢性支气管炎属痰盛者，症见咳嗽痰多、呼吸不顺，以致气喘、胸膈痞满、脉滑等症。

使用注意：食杏仁猪肺粥时，忌辛辣食物，忌油腻肥甘食物，忌烟、酒。饮食不宜过咸，少甜食。

【蛤蚧粥】

组成：生蛤蚧1只，全党参30g，糯米50g，酒、蜂蜜适量。

制法与用法：生蛤蚧用刀背砸头至死，开膛去内脏，冲洗干净，用酒、蜂蜜涂抹全身，注意保护尾巴不可断折，再置瓦片上炙熟。全党参洗净，炙干，与蛤蚧共研末，调匀成饼。煮糯米稀粥八成熟，加入蛤蚧党参饼搅化，继续煮粥熟即可食。每日早晚温服，可连服1个月。

功效与应用：补益肺肾，纳气定喘。适用于日久咳喘不愈、面浮肢肿、动则出汗、腰腿冷痛、阳痿等症。

使用注意：外感、咳喘痰黄者不宜服用。

8. 消食解酒类

凡以消食解酒类药物和食物为主组成，具有消食化滞或解酒醒醉等作用，用于治疗伤食、食积或饮酒酒醉病证的药膳，称为消食解酒类药膳。

本类作用的药膳主要适用于伤食、食积内停之证，临床可分成以下3种。

消食化滞类药膳适用于因暴饮暴食、过食膏粱厚味或生冷刺激之品引起的饮食积滞证，常用的原料主要为山楂、麦芽、神曲等，主要代表方有山楂麦芽茶、甘露茶等。

健脾消食类药膳适用于脾胃虚弱，运化水谷无力所致之食积证，常用的原料主要为山药、白术、山楂、麦芽等，主要代表方有健脾消食蛋羹、白术猪肚粥等。

解酒醒醉类药膳适用于饮酒酒醉的病证，常用的原料主要为葛花、枳椇子、赤小豆、青梅、茯苓等药材或食品，主要代表方有神仙醒酒丹、二葛枳椇子汤、橘味醒酒羹等。

【山楂麦芽茶】

组成：山楂10g，生麦芽10g。

制法与用法：山楂洗净、切片，与麦芽同置杯中，倒入开水，加盖泡30分钟，代茶饮用。

功效与应用：消食化滞。适用于伤食、食积证，或大病初愈，胃弱纳差的病证。

【健脾消食蛋羹】

组成：山药 15g，茯苓 15g，莲子 15g，山楂 20g，麦芽 15g，鸡内金 30g，槟榔 15g，鸡蛋若干枚，食盐、酱油适量。

制法与用法：上述药、食除鸡蛋外共研细末，每次 5g，加鸡蛋 1 枚调匀蒸熟，加适量食盐或酱油调味后直接食用。每日 1～2 次。

功效与应用：补脾益气，消食开胃。适用于脾胃虚弱，食积内停之证，症见纳食减少、脘腹饱胀、嗳腐吞酸、大便溏泻、脉象虚弱等。

【神仙醒酒丹】

组成：葛花 15g，葛根粉 240g，赤小豆花 60g，绿豆花 60g，白豆蔻 15g，柿霜 120g。

制法与用法：以上各味共为细末，用生藕汁捣和作丸，如弹子大。每用 1 丸，嚼碎吞服，立醒。

功效与应用：解表渗湿，清热生津，醒脾清胃。适用于饮酒酒醉所致头痛头晕、小便短涩、嗳气吞酸、纳呆食少、苔腻脉滑等症。

9. 理气类

凡以理气类药物和食物为主组成，具有行气或降气等作用，用于治疗气滞或气逆病证的药膳，称为理气类药膳。

行气类药膳具有舒畅气机作用，治疗气滞证，常用的原料主要为橘皮、小茴香、木香、砂仁等，主要代表方有姜橘饮、五香酒料等。

降气类药膳是具有降逆下气作用，治疗胃气上逆证，常用的原料主要为丁香、竹茹、芦根等，主要代表方有薯蓣半夏粥、良姜鸡肉炒饭等。

【姜橘饮】

组成：生姜 60g，橘皮 30g。

制法与用法：水煎取汁，代茶饭前温饮。

功效与应用：理气健中，除满消胀。适用于脾胃气滞引起的脘腹胀满。

【薯蓣半夏粥】

组成：山药30g，半夏30g，白糖适量。

制法与用法：山药制成细末。半夏用温水浸泡，淘洗数次以去矾味，加水煎煮5分钟，取汁250mL。将半夏汁倒入山药末中拌匀，加清水适量煮3~5分钟，入白糖调味。一日三餐食用。

功效与应用：健脾益胃，燥湿化痰，降逆止呕。适用于中焦气弱，痰湿壅盛，胃气上逆所致之恶心呕吐等症。

10. 理血类

凡以活血、止血等理血类药物和食物为主制作而成，具有活血化瘀、和血止血作用，以预防和治疗瘀血、出血等病证的药膳，称为理血类药膳。

活血化瘀类药膳主要适用于血瘀证，常用的原料主要为益母草、红花、玫瑰花、当归、丹参、桃花、桃仁等，主要代表方有三七蒸鸡、益母草煮鸡蛋、桃花白芷酒、桃仁粥等。

止血类药膳主要适用于出血类病证，常用的原料主要为藕汁、阿胶、艾叶、白茅根、花生衣、苎麻根等，主要代表方有糯米阿胶粥、白茅根饮、苎麻根粥、花生衣红枣汁、艾叶炖母鸡等。

【三七蒸鸡】

组成：母鸡1只（约1500g），三七20g，姜、葱、料酒、盐各适量。

制法与用法：将母鸡宰杀退去毛，剁去头、爪，剖腹去肠杂，冲洗干净；三七一半上笼蒸软，切成薄片；一半磨粉。姜切片，葱切成大段。将鸡剁成长方形小块装盆，放入三七片，葱、姜摆于鸡块上，加适量料酒、盐、清水，上笼蒸2小时左右，出笼后拣去葱姜，调入味精，拌入三七粉即成。吃肉喝汤，佐餐随量食用。

功效与应用：散瘀止血定痛，益气养血和营。适用于产后、经期、跌打、胸痹、出血等一切瘀血之证。

使用注意：孕妇忌服。

【糯米阿胶粥】

组成：阿胶30g，糯米100g，红糖适量。

制法与用法：糯米淘洗净，入锅加清水煮至粥将熟时，放入捣碎的阿胶，边煮边搅，稍煮 2~3 沸，加入红糖搅匀即可。每日分 2 次趁热空腹服下，3 日为 1 个疗程，间断服用。

功效与应用：滋阴润燥，补血止血。适用于血虚燥热所致之虚劳嗽血、肺燥久咳、吐血、便血，妇女月经不调、崩漏，孕妇胎动不安、胎漏，眩晕、心悸等。临床也用于营养不良性贫血、恶性贫血、血小板减少性紫癜、再生障碍性贫血等疾病的辅助治疗。

使用注意：阿胶性黏腻，连续服用可有胸满气闷之感觉，故宜间断服食。脾胃虚弱者不宜多用。

11. 安神类

凡以滋养安神或重镇安神药物和食物为主制作而成，具有安神作用，以预防和治疗神志不安的药膳，称为安神类药膳。

养心安神类药膳适用于偏于虚证的心神不安病证，常用的原料主要为龙眼肉、大枣、猪心、酸枣仁、柏子仁、百合等，主要代表方有百合粥、酸枣仁粥、玉竹卤猪心等。此类药膳作用缓和，无毒副作用，宜久服。

重镇安神类药膳适用于实证为主的心神不安病证，常用的原料主要为龙骨、磁石、朱砂、石菖蒲等，主要代表方有朱砂煮猪心、磁石粥等。此类药膳多由金石药物组成，具有一定的毒副作用，不宜久服。

【百合粥】

组成：百合 30g（或干百合粉 20g），糯米 50g，冰糖适量。

制法与用法：将百合剥皮、去须、切碎（或干百合粉 20g），与洗净的糯米同入砂锅中，加水适量，煮至米烂汤稠，加入冰糖即成。温热服。

功效与应用：宁心安神，润肺止咳。适用于热病后期余热未清引起的精神恍惚、心神不安，以及妇女更年期综合征等；也可用于中老年人的滋养保健。

【朱砂煮猪心】

组成：猪心 1 个，朱砂 1g。

制法与用法：将猪心剖开，将朱砂塞入心腔内，外用细线扎好，放入足量的清水中熬煮，直至猪心煮熟为止，最后酌加细盐、小葱等即成。食猪心，喝汤，两天内吃完。

功效与应用：养心，安神，镇惊。适用于心火亢盛、心阴不足引起的心烦失眠、心慌、惊悸、神志不宁等症。

使用注意：朱砂含硫化汞等有毒之品，故服用本药膳不宜过量，亦不可久服。肝肾功能不正常者慎用。

12. 平肝潜阳类

凡以平肝潜阳或息风药物和食物为主组成，具有平肝潜阳或平肝息风作用，用于治疗肝阳上亢或肝风内动病证的药膳，称为平肝潜阳类药膳。

本类药膳具有滋阴潜阳、祛风止痉、平肝疏郁、通络安神等功效，常用的原料主要为天麻、菊花、罗布麻、槐花、芹菜、绿茶、鱼头、猪瘦肉等，主要代表方有天麻鱼头、芹菜肉丝、罗布麻茶、菊花绿茶饮等。

【天麻鱼头】

组成：天麻25g，川芎10g，茯苓10g，鲜鲤鱼2条（每条重600g以上），酱油25g，绍酒45g，食盐15g，白糖5g，味精1g，胡椒粉3g，麻油25g，葱10g，生姜15g，湿淀粉50g。

制法与用法：将鲜鲤鱼去鳞，剖开腹，挖去内脏，洗净。再从鱼背部剖开，每半边剁为3~4节，每节剞3~5刀（不要剞透），将其分为8等份，用8个蒸碗分盛。另把川芎、茯苓切成大片，放入泔水中，再加入天麻同泡，共浸泡4~6小时，捞出天麻置米饭上蒸软蒸透，趁热切成薄片，与川芎、茯苓同分为8等份，分别夹入各份鱼块中，然后放入绍酒、姜、葱，兑上适量清汤，上笼蒸约30分钟后取出，拣去姜、葱，翻扣碗中，再将原汤倒入火勺内，调入酱油、食盐、白糖、味精、胡椒粉、麻油、湿淀粉、清汤等，烧沸，打去浮沫，浇在各份鱼的面上即成。每周2~3次，佐餐食用。

功效与应用：平肝息风，滋养安神，活血止痛。适用于肝阳、肝风所引起的眩晕头痛、肢体麻木、手足震颤等症；对顽固性头痛、体虚烦躁失眠等亦有良好的疗效。

使用注意：本方性味平和，肝肾阴虚、肝阳上亢者可用作日常膳食经常食用，无特别禁忌。

【芹菜肉丝】

组成：芹菜500g，瘦猪肉100g，食盐5g，酱油5g，味精5g，芝麻油30g，葱丝5g，姜丝3g，湿淀粉适量。

制法与用法：将芹菜剔去叶，削去老根，洗净，切成寸许长的段，放沸水中略焯，捞出用凉水过凉，沥干备用。瘦猪肉洗净切为细丝加入少许湿淀粉、酱油、芝麻油拌匀腌制备用。炒锅置旺火上，注入芝麻油，烧热后放入葱丝、姜丝、肉丝煸炒。待肉丝炒熟，加入芹菜、食盐、味精，翻炒均匀，出锅即成。

功效与应用：清热平肝，利湿降火，芳香健胃。适用于肝阳上亢、肝火上炎所致的头晕头痛、目眩耳鸣、心悸失眠、口苦目赤、心烦欲饮、肢体麻木、痉挛抽搐、小便不利等症，亦可用于病后体弱、食欲减退、形体消瘦者。

使用注意：芹菜性凉，脾胃虚寒、大便溏薄者则不宜常食。

13. 固涩类

凡以固涩药物和食物为主组成，具有收敛固涩作用，用以治疗气、血、精、液耗散或滑脱不禁之证的药膳，称为固涩类药膳。

固表止汗类药膳适用于卫表不固之自汗或阴虚有热之盗汗，常用的原料主要为黄芪、浮小麦、牡蛎、五味子、红枣等，主要代表方有浮小麦饮、麻鸡敛汗汤等。

固肠止泻类药膳适用于脾肾虚弱之泻痢日久、滑脱不禁等病证，常用的原料主要为乌梅、芡实、山药、莲子肉等，主要代表方有乌梅粥、八珍糕等。

涩精止遗类药膳适用于肾虚失藏，精关不固之遗精滑泄，或肾虚不摄，膀胱失约之遗尿、尿频，常用的原料主要为金樱子、芡实、菟丝子、猪小肚、山茱萸、莲子等，主要代表方有金樱子炖猪小肚、芡实煮老鸭等。

固崩止带类药膳适用于妇女肝肾不足，冲任失固所致的带下淋沥不止或带下过多，常用的原料主要为菟丝子、白果、乌鸡、山药、芡实、莲子肉等，主要代表方有白果乌鸡汤、山药芡实粥等。

【浮小麦饮】

组成：浮小麦 15～30g，红枣 10g。

制法与用法：将浮小麦、红枣洗净放入砂锅内，加水适量，煎汤频饮。亦可将浮小麦炒香，研为细末，每次 2～3g，枣汤或米饮送服，每日 2～3 次。

功效与应用：固表止汗，养血安神。适用于卫气不足，肌表不固，或心阴亏损，心液外泄所致的自汗、盗汗之证有良好的疗效。

使用注意：本方益气滋阴、善敛虚汗，但作用较为缓和，故虚脱重症不宜使用，否则病重药轻，无济于事。

【乌梅粥】

组成：乌梅 10～15g，粳米 60g，冰糖适量。

制法与用法：先将乌梅洗净，逐个拍破，入锅煎取浓汁去渣，再入粳米煮粥，粥熟后加冰糖少许，稍煮即可。趁温热空腹服之，早晚各 1 次。

功效与应用：涩肠止泄，收敛止血，敛肺止咳，生津止渴。适用于脾虚久泻久痢、肺虚久咳不止、消渴或暑热汗出、口渴多饮等症。

使用注意：本方以慢性久病之咳嗽、消渴、泻痢、便血等为宜，凡外感咳嗽、泻痢初起及内有实邪者均不宜食用。

【金樱子炖猪小肚】

组成：金樱子 30g，猪小肚 1 个，食盐、味精各适量。

制法与用法：先将猪小肚去净肥脂，切开，用盐、生粉拌擦，用水冲洗干净，放入锅内用开水煮 15 分钟，取出在冷水中冲洗。金樱子去净外刺和内瓤，一同放入砂锅内，加清水适量，武火煮沸后，文火炖 3 小时，再加食盐、味精调味即成。

功效与应用：缩尿涩肠，固精止带，益肾固脱。适用于肾气不足而致的腰膝酸软、小便频数、遗尿、遗精、滑精、带下等症。

使用注意：本方具有补肾固涩之功用，感冒期间及发热的患者不宜食用。另外，食用时要特别注意将猪小肚漂洗干净，否则会有臊味。

【白果乌鸡汤】

组成：白果 15g，莲子肉 15g，薏苡仁 15g，白扁豆 15g，怀山药 15g，胡椒末 3g，乌骨鸡 1 只（约 1000g），食盐、绍酒各适量。

制法与用法：先将乌骨鸡宰杀，去毛及内脏洗净后，剁去鸡爪不用。然后将水发各药一并装入鸡腹内，用麻线缝合剖口，将鸡置于砂锅内，加入食盐、绍酒、胡椒末及适量清水，武火烧沸后，转用文火炖 2 小时熟烂即成。每周 1～2 次，空腹食。

功效与应用：补益脾肾，固精止遗，除湿止带，涩肠止泻，止咳平喘。适用于脾肾两虚或脾虚有湿所致的白带清稀量多、遗精滑泄、腰膝酸软、小便白浊、尿频遗尿、纳少便溏、倦怠乏力等症。

使用注意：本方有良好的调补作用，以补虚固涩为主，凡属带下色黄而臭，湿热带下者；或外邪未清，实邪内停者，均不宜服用。

14. 补益类

凡以补益药物和食物为主组成，具有补益人体气、血、阴、阳等作用，用以治疗虚证及增强体质、振奋功能的药膳，称为补益类药膳。

补气类药膳适用于气虚证，常用的原料主要为人参、黄芪、怀山药、莲子、大枣、茯苓、大米、小麦、鸡内金、动物胃肚、禽畜类肉等，主要代表方有黄芪蒸鸡、人参猪肚等。

补血类药膳适用于血虚证，常用的原料主要为当归、地黄、首乌、龙眼肉、枸杞、红枣、阿胶、各种动物类肉、动物肝脏等，主要代表方有红杞田七鸡、阿胶羊肝等。

气血双补类药膳适用于气血两虚证，常用的原料主要为人参、黄芪、白术、当归、熟地黄、首乌、大枣、山药、阿胶、龙眼肉及多种动物肉类等，主要代表方有十全大补汤、归芪蒸鸡等。

补阳类药膳适用于阳虚证，常用的原料主要为鹿茸、附子、肉桂、杜仲、枸杞、猪腰子、狗鞭、鹿鞭、狗肉、羊肉等，主要代表方有壮阳狗肉汤、鹿鞭壮阳汤等。

补阴类药膳适用于阴虚证，常用的原料主要为生地黄、沙参、麦冬、枸杞、龟板、鳖甲、龟肉、海参、鸭肉等，主要代表方有生地黄鸡、清蒸人参鼋鱼等。

【黄芪蒸鸡】

组成：嫩母鸡1只（1000g左右），黄芪30g，精盐1.5g，绍酒15g，葱、生姜各10g，清汤500g，胡椒粉2g。

制法与用法：母鸡宰杀后去毛，剖开去内脏，剁去爪，洗净。先入沸水锅内焯至鸡皮伸展，再捞出用清水冲洗，沥干水待用。黄芪用清水冲洗干净，趁湿润斜切成2mm厚的长片，塞入鸡腹内。葱洗净后切成段，生姜洗净去皮，切成片。把鸡放入砂锅内，加入葱、姜、绍酒、清汤、精盐，用湿棉纸封口。上蒸笼用武火蒸，水沸后蒸1.5~2小时，至鸡肉熟烂。出笼后去黄芪，再加入胡椒粉调味，空腹食之。

功效与应用：益气升阳，养血补虚。适用于脾虚食少、倦怠乏力、气虚自汗、易患感冒、血虚眩晕，以及中气下陷所引起的久泻、脱肛、子宫下垂等。

使用注意：表虚邪盛、气滞湿阻、食积停滞，以及阴虚阳亢者，均不宜用。

【红杞田七鸡】

组成：枸杞子125g，三七10g，肥母鸡1只，猪瘦肉100g，小白菜心250g，面粉150g，绍酒30g，味精0.5g，胡椒粉5g，生姜10g，葱白30g，精盐10g。

制法与用法：肥母鸡宰杀后去毛，剖腹去内脏，剁去爪，冲洗干净；枸杞子拣去杂质，洗净；田七用4g研末备用，6g润软后切成薄片；猪肉洗净剁细；小白菜心清水洗净，用开水烫过，切碎；面粉用水和成包饺子面团；葱洗净，少许切葱花，其余切为段；生姜洗净，切成大片，碎块捣姜汁备用。整鸡入沸水中略焯片刻，捞出用凉水冲洗后，沥干水。将枸杞子、田七片、姜片、葱段塞于鸡腹内。鸡置锅内，注入清汤，入胡椒粉、绍酒，田七粉撒于鸡脯肉上。用湿棉纸封紧锅子口，上笼旺火蒸约2小时。另将猪肉泥加精盐、胡椒粉、绍酒、姜汁和成饺子馅，再加小白菜拌匀。面团作20份擀成饺子皮，包20个饺子蒸熟。吃饺子与鸡肉。

功效与应用：补肝肾，益气血。适用于年老体虚、病后未复、产后血虚、贫血及其他营血虚损证，症见面色萎黄、心悸心慌、头晕眼花、经血量少及腰膝酸软等。

使用注意：凡外感表证未愈、身患湿热病证，或其他急性病罹患期间则不宜食用。

【十全大补汤】

组成：人参、黄芪、白术、茯苓、熟地黄、白芍各10g，当归、肉桂各5g，川芎、甘草各3g，大枣12枚，生姜20g，墨鱼、肥母鸡、老鸭、净肚、肘子各250g，排骨500g，冬笋、蘑菇、花生米、葱各50g，调料适量。

制法与用法：将诸药装纱布袋内，扎紧袋口。鸭肉、鸡肉、猪肚清水洗净；排骨洗净，剁成小块；姜洗净拍破；冬笋洗净切块；蘑菇洗净去杂质及木质部分。各配料备好后同放锅中，加水适量。先用武火煮开后改用文火慢煨炖，再加入黄酒、花椒、精盐等调味。待各种肉均熟烂后捞出，切成细条，再放入汤中，捞出药袋。煮开后，调入味精即成。食肉饮汤，每次1小碗，早晚各服1次。全料服完后，间隔 5 日后另做再服。

功效与应用：温补气血。适用于气血两虚所致的面色萎黄、头晕目眩、四肢倦怠、气短懒言、心悸怔忡、饮食减少等症。

使用注意：本药膳味厚偏于滋腻，故外感未愈、阴虚火旺、湿热偏盛之人均不宜服用。

【壮阳狗肉汤】

组成：狗肉 200g，菟丝子 5g，附片 3g，葱、姜各 5g，食盐、味精、绍酒各适量。

制法与用法：狗肉洗净，投入锅内焯透，捞出，洗净血沫，沥干，切块；菟丝子、附片用纱布合包；姜葱洗净，姜切片、葱切断备用。锅内投入狗肉、姜片煸炒，烹入绍酒炝锅，倒入砂锅内，并将菟丝子、附片放入，加入清汤、食盐、味精、葱，以武火烧沸，撇净浮沫，用文火炖 2 小时，待狗肉熟烂，除去姜、葱，装入汤碗内即成。佐餐食用。

功效与应用：温脾暖肾，益精祛寒。适用于脾肾阳虚所致的畏寒肢冷、小便清长、脘腹冷痛、大便溏泻、腰膝酸痛。

使用注意：本药膳力偏温补，凡阴虚火旺所致的夜热盗汗、五心烦热者不可服食，也不宜于春、夏季食用。

【生地黄鸡】

组成：生地黄 250g，乌雌鸡 1 只，饴糖 150g。

制法与用法：鸡宰杀去净毛，洗净治如食法，去内脏备用；将生地黄洗净，切片，入饴糖，调拌后塞入鸡腹内。将鸡腹部朝下置于锅内，于旺火上笼蒸 2 ~ 3 小时，待其熟烂后，食肉，饮汁。

功效与应用：滋补肝肾，补益心脾。适用于肝肾阴虚所致的盗汗、虚热、骨蒸潮热、烦躁，以及心脾不足、心中虚悸、虚烦失眠、健忘怔忡。

使用注意：凡肝肾阴虚、心脾精血亏损者均可食用。但脾气素弱、入食不化、大便溏薄者，因本药膳偏于滋腻，不甚相宜。外感未愈、湿盛之体，或湿热病中不宜服本药膳，恐致恋邪益湿。原方并曰："勿啖盐。"

四、经络养生

经络养生是根据中医经络理论，按照中医经络腧穴的养生保健原则，运用针刺、艾灸、按摩等方法，通过刺激经络、腧穴以激发脏腑经络之气，达到补虚泻实、补偏救弊、通达气血、防病延年的目的。《黄帝内经》明确指出，经络具有"营阴阳、行气血、决死生、处百病"的作用。

鉴于经络理论博大精深，经络养生方法多种，作为养生之道，以下重点介绍易于掌握且安全有效的艾灸、泥灸、刮痧、经络拍打、子午流注十二时辰保健法。

（一）艾灸保健法

艾灸保健法系中医针灸疗法中的灸法，即点燃用艾叶制成的艾炷、艾条、艾绒，熏烤人体的穴位，以保健治病的一种自然疗法。

艾灸具有温通、温补作用，双向调节人体的免疫功能。艾灸的作用机理是通过艾灸在燃烧过程中产生的热效应，传递到经络系统，作用于人体五脏六腑、四肢百骸的病变部位，在多层次、多功能、多形态的调整作用下，产生治疗上的倍数效应。《医学入门》说："药之不及，针之不到，必须灸之。"《扁鹊心书》提及："保命之法，灼艾第一。"又说："人无病时，常灸关元、气海、命门、中脘，虽未得长生，亦可保百余年寿矣。"灸疗功劳之巨大，由此可见一斑。以下重点介绍雀啄灸、温和灸、回旋灸、隔盐灸艾灸保健方法。

1. 雀啄灸足三里

【操作方法】施灸时，将艾条燃着端对准穴区一起一落地灸治，施灸动作类似麻雀啄食，故名。该法热感较其他悬灸法强，多用于急症和较顽固的病证。

【作用】健脾益胃，促进消化吸收，强壮身体。"若要身体安，三里常不干。""三里灸不绝，一切灾病息。"因为灸疗可温阳补虚，所以灸足三里，可使胃气常盛，而胃为水谷之海，荣卫之所出，五脏六腑皆受其气，胃气常盛则气血充盈。现代研究证明，灸足三里可改善人体的免疫功能，对胃肠、心血管系统也有调节作用。

2. 温和灸三阴交

【操作方法】将艾条燃着一端对准三阴交穴位上空熏灸。先反复测量距离，至患者感觉局部有温热而无灼痛即固定不动（一般距皮肤约3cm）。每次灸10 ~ 15分钟，以施灸部位出现红晕为度。

【作用】健脾益血，调肝补肾，亦有安神之效。三阴交是足太阴脾经、足少阴肾经和足厥阴肝经三条阴经经络相交会的穴位。三阴交位于小腿内侧，符合阴的特性。所谓"妇科三阴交"，顾名思义，此穴对于妇科疾病甚有疗效，具有延缓衰老、推迟更年期的作用。

3. 回旋灸中脘

【操作方法】回旋灸的操作方法有两种：一种为平面回旋灸，适用于灸疗面积较大之病灶，将艾条燃着端先在选定部位熏灸测试，术者左手食、中指置于选定部位皮肤两侧，按压皮肤并可自感温度，以便于随时调节施灸距离，每次灸20 ~ 30分钟，以局部潮红为度。视病灶范围，决定是否延长灸治时间。另一种为螺旋式回旋灸，适用于病灶较小的痛点及急性病证，将灸条燃着端反复从离穴区或病灶最近处由近及远呈螺旋式施灸，其热力较强，以局部出现深色红晕为度。

【作用】中脘是人体任脉上的主要穴位之一，"中"指本穴相对于上脘、下脘两穴而为中也，"脘"通碗，空腔也，中脘意与中碗同。现代研究证明，灸中脘可促进人体脾胃的消化功能，对胃肠、免疫系统也有调节作用。

4. 隔盐灸神阙

【操作方法】令患者仰卧，暴露脐部。取纯净干燥之细白盐适量，可炒至温热，纳入脐中，使与脐平，然后上置艾炷施灸，至患者稍感烫热，即更换艾炷。也可在盐上放一薄姜片再施灸。

【作用】神阙穴，即肚脐，又名脐中，是人体的长寿大穴。神，神气；阙，原意为门楼、牌楼。神阙意指神气通行的门户。神阙穴为任脉、冲脉循行之地，元气归藏之根，为连接人体先天与后天之要穴，具有培元固本、补益下焦之功，临床上多用于泌尿、生殖系统疾患。现代研究证实，艾灸该穴可以调节内分泌，从而起到强身固体的作用。

（二）泥灸保健法

泥灸保健法是将一种加热后变成流体的泥灸敷在患病部位的理疗方法，集艾灸、膏药、温敷疗法于一体。泥灸是在传统蜡灸的基础上加入矿物泥和多种中草药粉配置而成，因其形状如泥，故名泥灸。泥灸敷于身体局部后，通过天然岩矿的热辐射灼烫，在患处发挥穴位刺激、熨烫、药效的三重效果，激活人体经络，调节机体生理平衡，达到养生保健目的。

【操作方法】①打开泥灸的盒盖，将泥灸放入微波炉加热 3 分钟左右，最好的融化程度是温度45℃左右，大部分泥灸已融化，小部分未融化。取出泥灸后，用勺子搅拌均匀，见泥灸变稠，此时的温度最适合在人体上使用。②擦净患者皮肤，待人体适应泥灸温度后，将泥灸逐层地均匀涂抹在患处，厚度约1cm。③整盒泥灸涂抹完毕后，在泥灸表面覆盖 2~3 层保鲜膜，盖上毛毯保暖。④嘱患者勿动，保持体位 40~60 分钟。⑤取下泥灸，清洁敷泥部位。⑥用毛刷刷净泥灸表面析出的晶体后，再次放入泥灸盒中，以供下次使用。

【作用】泥灸具有很强的柔韧性，对皮肤无副作用，可随意贴敷于身体任何部位，具有活血经络、祛风除湿的功效，可将体内的风寒湿邪驱出体外。泥灸对预防和改善风湿疼痛、腰腿疼痛、虚寒型胃肠炎、宫寒等症状，具有一定的养生保健功效。

【注意事项】①不可骤然加热至泥灸冒泡，此时药物成分会随蒸气流失；亦不可用微波炉长时间加热，以防泥灸盒变形。②敷泥时，若周围皮肤出现痒、麻、灼热、刺痛等感觉，系正常现象，嘱患者无需担心。③敷泥过程中谨防烫伤。皮肤感觉障碍、感染及开放性伤口慎用；若局部皮肤使用擦剂，将提高皮肤敏感性，故擦剂安排在泥灸后使用。④行泥灸后 30 分钟内，勿喝冷水或洗澡。⑤泥灸可反复使用，建议使用次数在 20 次以内。若使用次数过多，将影响养生保健效果。⑥为避免交叉感染，建议泥灸盒专人专用。

（三）刮痧保健法

刮痧保健法是以中医经络腧穴理论为指导，通过特制的刮痧器具和相应的手法，蘸取一定的介质，在体表进行反复刮动、摩擦，使皮肤局部出现红色粟粒状或暗红色出血点等"出痧"变化，从而起到活血透痧作用的一种方法。刮痧的

"痧"字即是指"痧症"，刮痧板以砭石或水牛角等自然材质为佳。

【操作方法】①刮痧法。被刮者俯卧于床，操作者掀开其后背衣服，在背部涂一层润肤霜，先刮后背正中线的督脉，再刮督脉两侧旁开 1.5 寸的膀胱经。刮痧时，刮痧板与皮肤倾斜呈 45°左右，从上至下以适度的力量刮拭，直至刮出痧疹。所谓"痧疹"是指被刮皮肤表面出现粟头的小红点。②放痧法。即在委中穴或十指尖放血，也称刺血疗法或放血疗法。③搓痧法。用手指拧撮、拿捏、提拉患者的皮肉，使局部充血或出现出血点。

【作用】刮痧具有简、便、廉、效的特点，配合针灸、拔罐、刺络放血等疗法，加强活血化瘀、驱邪排毒的效果。临床上常用于：感受外邪引起的感冒发热、头痛、咳嗽、呕吐、腹泻及高温中暑等；以疼痛为主要症状的各种外科病症如急性扭伤，感受风寒湿邪导致的各种软组织疼痛；减肥、美容等。

【注意事项】①夏季刮痧，避免直接吹风；冬季刮痧，注意室内保暖。②刮出痧后宜饮一杯温开水，并休息 15~20 分钟。③刮痧后 30 分钟内忌洗澡。④再次刮痧需间隔 3~6 天，以皮肤痧退为标准。若前次刮痧的痧斑未退，不宜在原处再次刮痧。

（四）经络拍打保健法

经络拍打保健法是我国民间流传的一种保健方法，通过手掌或器械拍打身体的经络或穴位，改善血液循环，促进人体新陈代谢，增强免疫功能。拍打动作要领：腕关节放松，动作平稳而有节奏。既可单手拍打，也可双手拍打。经络拍打保健法临床适用范围十分广泛，甚至许多疑难病证也能取得较好的效果。该保健法具有简单、携带方便、操作容易的特点，已经被越来越多的人认可并使用。

1. 拍打头颈部

站立或坐在椅子上，双目平视前方，全身放松，沉肩垂肘，然后举起双臂拍打头颈部。左手拍打左侧，右手拍打右侧。先从后颈部开始，逐渐向上拍打，一直拍到前额部。再从前额部向后拍打，直到后颈部。如此反复 5~8 次，心中默念数字，精神宁静，呼吸自然。通过拍打头颈部，可以延缓脑力衰退，增强记忆力，防治头痛、头晕等头部疾病。

2. 拍打肩部

站立或正坐于椅子上，用左手拍打右肩，用右手拍打左肩，每侧拍打 100 次，可防治肩痛、肩酸、肩周炎及肺不张等。拍打双侧上肢，用左手拍打右上肢，用右手拍打左上肢。拍打时要周到，上肢的四周都拍遍，一般每侧拍打 100～200 次，可预防或缓解上肢肌肉发育不良、上肢麻木、肢端紫绀及半身不遂等。

3. 拍打胸背部

冬天应脱下棉衣，取站立姿势，全身自然放松，然后双手半握拳。先用左手拍打右胸，再用右手拍打左胸。先由上至下，再由下至上，左右胸各拍打 200 次。拍打完胸部再拍打背部，手仍半握拳，然后用左手伸到头后去拍打右背部，再用右手拍打左背部，每侧各拍打 100 次。拍打胸背部可刺激胸背部皮肤和皮下组织，促使体内血液循环加快，通过神经传导，增强内分泌功能，防治冠心病、高血压性心脏病、风湿性心脏病、肺心病、肺气肿及肌肉发育不良。

4. 拍打腰腹部

站立，全身放松，双手半握拳或手指平伸均可，然后腰部左右转动。随着转腰动作，两上肢也跟着甩动。当腰向右转动时，带动左上肢及手掌向右腹部拍打，同时右手向右腰部拍打。如此左右反复进行，手掌或拳有意识地拍打腰部、腹部，每侧各拍打 200 次，可防治腰痛、腰酸、腹胀、便秘和消化不良等疾病。

5. 拍打双下肢

正坐在椅子上，先拍打左腿，左脚放在矮凳上，使整个下肢放松。用双手从上到下、从里向外，再从下到上、从外向里，由大腿到小腿进行拍打，然后再换拍右腿。一般各拍打 200 次。可防治老年性下肢麻木，增强新陈代谢，对偏瘫的肢体有一定治疗作用。拍打双侧上下肢和肩部，可以促进血液循环，解除肌肉紧张，使局部关节尤其是肩、肘、腕、指、膝等关节得到适度放松。由拍打所产生的震动波和冲击波，可传导至肌肉的深部，从而促进血液循环、增加血管的柔韧性，有利于防治肌肉劳损、颈椎病、关节炎。

（五）子午流注十二时辰保健法

子午流注理论是把一天 24 小时分为 12 个时辰，对应人体十二条经脉，由于时辰在变，人体脏腑经脉中的气血运行在不同时辰也有盛有衰。"子午"是指时辰，"流"是流动，"注"是灌注。在一天 12 个时辰中，人体气血运行首尾相衔、环环相扣、循环流注，盛衰开阖具有时间节律性（图 7-9，图 7-10）。中医哲学主张天人合一，认为人是大自然的组成部分，人的生活习惯应该符合自然规律，符合气血运行的规律，才能达到强身健体的目的。

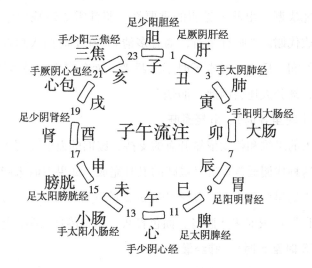

图7-9　子午流注图

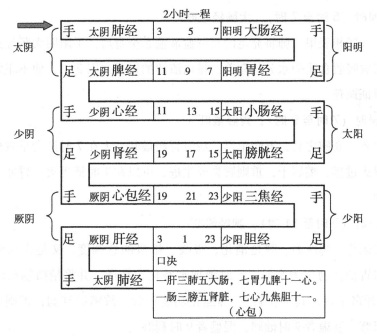

图7-10　十二时辰经络流注运行图

1. 子时 (23 时至 1 时)，胆经最旺

胆为中正之官，五脏六腑取决于胆。气以壮胆，邪不能侵。胆气虚则怯，气短，谋虑而不能决断，由此可见胆的重要性。胆汁需要新陈代谢，人在子时入眠，胆方能完成代谢。"胆有多清，脑有多清。"在子时前入睡者，早晨醒后头脑清醒、气色红润。反之，经常子时不入睡者，面色青白，易生肝炎、胆囊炎、结石一类病症，部分人还会因此"胆怯"。

2. 丑时 (1 时至 3 时)，肝经最旺

肝藏血。人的思维和行动依靠肝血的支持，废旧的血液需要淘汰，新鲜的血液需要产生，这种代谢通常在肝经最旺的丑时完成。如果丑时未能入睡，肝还在输出能量支持人的思维和行动，就无法完成新陈代谢。《素问·五脏生成》说："人卧血归于肝。"故丑时未入睡者，面色青灰，精神倦怠而躁，易生肝病。

3. 寅时 (3 时至 5 时)，肺经最旺

肺朝百脉。肝在丑时把血液推陈出新之后，肺将肝贮藏的新鲜血液输送至全身百脉。在寅时，肺病患者反映尤为强烈，可能出现剧咳、哮喘、发烧。

4. 卯时 (5 时至 7 时)，大肠经最旺

肺与大肠相表里。肺将充足的新鲜血液输布全身后，手阳明大肠经进入兴奋状态，完成吸收食物中水分与营养、排出渣滓的过程。因此，大便不正常者在此时需要辨证调理。

5. 辰时 (7 时至 9 时)，胃经最旺

脾胃者，仓廪之官，五味出焉。辰时胃经最旺，人在 7 时进食早餐最容易消化。若胃火过盛，嘴唇干，重则唇裂或生疮，可以在 7 时清胃火。胃寒者 7 时可养胃健脾。

6. 巳时 (9 时至 11 时)，脾经最旺

脾主运化，脾统血。脾是消化、吸收、排泄的总调度，又是人体血液的统领。辰时胃把食物化为水谷，巳时脾把水谷化为精微，并将精微物质转输至全身。"脾开窍于口，其华在唇。"脾运化功能正常，故嘴唇红润；否则唇白，或唇暗、唇紫。脾虚者 9 时健脾，湿盛者 9 时利湿。

7. 午时 (11 时至 13 时)，心经最旺

心主神明，开窍于舌，其华在面。心推动血液运行，养神、养气、养筋。心火生胃土有利于消化，可使下午乃至晚上精力充沛。心是人体的"君主之官"，午时不宜剧烈运动，人在此时能睡片刻，有利于调适情志、养心安神。午睡不宜超过 1 小时，否则会夺觉，容易引起晚上失眠。起床后要适度运动，以疏通气血，增强脏腑功能。

8. 未时（13 时至 15 时），小肠经最旺

小肠者，受盛之官，化物出焉。未时小肠经对人一天的营养进行调整，小肠分清浊，把水液归于膀胱，糟粕送入大肠，精华输送进脾。未时小肠经最旺，故午餐应在 13 时以前进食。

9. 申时（15 时至 17 时），膀胱经最旺

膀胱者，州都之官，津液藏焉，气化则能出矣。津液和水液贮藏于膀胱，达到"出"的目的要依赖膀胱的气化功能，膀胱将津液循环在体内，将水液排出体外。申时膀胱经最活跃，有利于泻掉小肠下注的水液及周身的"火气"，适当多饮水可排出体内的毒素。申时人体温较高，阴虚者尤为突出，在该时间滋肾阴可调理此证。

10. 酉时（17 时至 19 时），肾经最旺

肾藏生殖之精和五脏六腑之精。肾为先天之根。经过申时膀胱泻火排毒后，肾在酉时进入贮藏精华的阶段。若在此时按摩肾经，有利于加强肾藏精的功能，肾阳虚者酉时补肾阳最为有效。

11. 戌时（19 时至 21 时），心包经最旺

心包为心之外膜，附有脉络，气血通行之道。邪不能容，容之心伤。心包是心的保护组织，又是气血通道。戌时心包经最旺，可保护心脏不受外邪入侵。心包经旺可再一次增强心的力量，心火生胃土有利于消化晚餐。

12. 亥时（21 时至 23 时），三焦经最旺

三焦者，决渎之官，水道出焉。三焦是六腑中最大的腑，有主持诸气、疏通水道的作用。亥时三焦通百脉，人如果在亥时睡眠，百脉可休养生息，对身体十分有益。亥时百脉皆通，故可用多种方法调理身体。

五、保养肾精

肾精是人体生命的根本。"肾主藏精"，即肾对于精气具有闭藏作用。人出生后，从幼年、青年、壮年到老年的所有生命活动均有赖于肾精滋养，肾精充则体健寿长，肾精耗则体衰而不能尽其天年。历代医家都强调保养肾精的重要，《黄帝内经》指出"醉以入房"的弊端，告诫"房中之事，能杀人、能生人"，犹若"水能载舟，亦能覆舟"，得出"合男女必有则"的"交接之道"。保养肾精涉及日常生活的多个方面，下面重点介绍房事保健。

（一）房事保健的原则

以保护和增进男女双方的身心健康为主要目的，是房事保健的最高准则。元代李鹏飞《三元延寿参赞书》所说的"欲不可绝，欲不可早，欲不可纵，欲不可强"，堪称中医房事养生之准则。

1. 欲不可绝

欲不可绝道出了房事之必要性。自古以来，人们皆主张男大当婚、女大当嫁，性生活是先天赋予男女的本能，也是人类种族延续所必需。男女从青春发育期就开始自然地产生性行为的欲望，这是肾中精气充盈的表现。正常的性生活，使男欢女畅，阴阳调和；若强忍不泄，反致阴阳失衡而致病。如果成年之后，没有适当的性生活，不仅生理上得不到满足，日久易酿成疾病；而且在心理上由于所欲不遂，隐曲难伸，易形成气机郁滞之证。古代医籍中每有论及寡妇、鳏夫之病者，认为肝失疏泄者居多，所谓"孤阳绝阴，独阴无阳，欲心炽而不遂，则阴阳交争，乍寒乍热，久而成劳"。适当的性生活，不仅有利于个人的健康，同时对民族的繁衍昌盛、社会和家庭的安定均有重要意义。

2. 欲不可早

欲不可早指出了早婚之弊端。教育家孔子曰："少之时，血气未定，戒之在色。"根据《素问·上古天真论》对人体生长发育过程及肾精重要作用的论述，男子到了8岁，肾气开始充实，16岁时肾气旺盛，以肾精为物质基础，促进生殖功能天癸的产生，精气满溢而能外泄，两性交合，就能生育子女。但若此时倚仗血气盛，过早性生活，甚至性生活无度，将会损伤精、气。犹如园中之花，早发必先枯萎。性生活过早将影响其他脏腑的生长发育，甚至导致疾病的发生。"男破阳太早则伤其精气，女破阴太早则伤其血脉。""精未通而御女以通其精，则五体有不满之处，异日有难状之疾。"

从优生优育的角度来看，性生活也不可过早。宋代著名妇科专著《妇人大全良方》中说："男虽十六而精通，必三十而娶；女子虽十四而天癸至，必二十而嫁。"又说："阴阳完实，然后交而孕，孕而育，育而其子必坚壮长寿。"适婚年龄生育出的后代身心会更健康。这与我国《婚姻法》规定"男子不得早于22岁、女子不得早于20岁结婚"的精神一致。

3. 欲不可纵

欲不可纵旨在反对放纵情欲。肾居下焦，为阴中之阴脏，具有封藏、贮存精气的作用。肾精是滋养五脏的养料，全身阴阳之根本，房事太多会泄精。若性生活过度，必致肾精亏虚，性功能减退，甚至早衰。"淫声美色，破骨之斧锯也。世之人若不能秉灵烛以照幽情，持慧剑以割爱欲，则流浪生死之海，害生于恩也。"

行房次数应根据年龄、体质、精神不同而有所差异。孙思邈认为："人年二十者，四日一泄，三十者八日一泄，四十者十六日一泄，五十者二十日一泄，六十者闭精不泄，若体一月一泄，凡人气力超过人者，亦不可抑忍，久而不泄，致生痈疽。"通常衡量房事频度是否合适的标准是第二天早上是否精神饱满、身心愉快。如果在性交后第二日或几日之内出现精神倦怠、腰酸腿软、头昏目眩、气短心跳、时出虚汗、失眠多梦、食欲减退等症，提示应适当延长性生活的间隔时间。

4. 欲不可强

欲不可强专指不可强力入房。所谓"强"，即勉强，即指在身体状况、心理因素及环境条件不允许时，由于受到外界的性刺激，见色起心，又或贪心不足，不顾自己的身体健康，强行进行性交。

注意性生活避讳，防止勉强行房导致"房劳伤"。夫妻性生活贵在和谐、欢畅，男欲而女应，女欲而男从。如果一方欲为，而另一方心欲不从，勉强交合，于健康有害。此外，还有以下情况不宜同房：大醉、忿怒、恐惧、金疮未愈、新病、饱甚、疲劳、情绪不佳、月经期、气候异常时等。勉强行房会导致神气两衰，精血消耗，诸邪乘虚而入，杂疾蜂拥而至，"强力入房则精耗，精耗则肾伤，肾伤则精气内枯，腰痛不能俯仰"。现代研究证明，大醉入房、恐惧入房往往是发生阳痿的重要病因。

（二）房事保健的禁忌

1. 勿带病性交

患严重器质性疾病者，不可勉强过性生活；患结核病、性病等传染性疾病者，为保护配偶，暂时避免性交。

2. 勿疲劳性交

性生活要消耗体力和精力，身体疲惫时过性生活，既有损健康，又难以达到高潮。

3. 勿过饱、过饥性交

饱食后胃肠道血液充盈，大脑及全身其他器官的血液相对供应不足；饥肠辘辘时，人的体力下降，精力不充沛，均不宜同房。

4. 勿酒后性交

大量饮酒后，会导致男方阴茎勃起不坚或早泄，妨碍性生活和谐，而且酒后受孕不利胎儿健康。

5. 勿浴后性交

在热水浴的高温影响下，人体大量血液涌向皮肤。浴后立即过性生活，男性的阴茎海绵体得不到足够血量，容易导致阳痿、勃起无力等性功能问题，影响性生活质量。

6. 勿"五更色"

"五更色"是指黎明前过性生活。性交后身体疲惫却得不到充分休息，影响白天的学习和工作。

7. 勿经期、产后性交

女方月经期间，子宫颈口开放，此时性交易感染，导致子宫或附件发炎。产后过早地进行性生活，容易造成子宫复旧不良和子宫出血。

8. 勿仓促性交

在赏心悦目的环境下，性交前做好性器官的卫生，抚摸亲吻表达爱意，不仅有助于性生活的和谐美满，还有益于双方健康。若时间仓促，急于性交，容易导致对方性冷淡。

9. 勿勉强性交

若夫妻一方情绪不佳，勉强过性生活，会使对方产生反感，久而久之，会导致男方阳痿或女方性冷淡。

10. 勿过度紧张

过度紧张多见于新婚夫妇。由于精神极度紧张，易引起男方早泄，也易引起女方性交疼痛，均会影响性快感。

（三）强肾固精的保健方法

肾精盛衰关系着人体生长发育、衰老的全过程，也关系着人体的生殖能力。在整个生命过程中，正是由于肾中精气的盛衰变化，而呈现出生、长、壮、老的不同生理状态。肾气充足，性功能旺盛，可有效地维持身心健康。强肾保健的方法很多，如饮食、药物、推拿按摩、针灸、气功等，下面介绍几种强肾固精的保健方法。

1. 叩齿咽津提肛

晨起后叩齿100次，然后舌舔上腭及舌下、齿龈，含津液满口，频频咽下，意送至丹田。提肛即收缩肛门，吸气时将肛门收紧，呼气时放松，一收一松为一次，连续做50次。此法有滋阴除火、固齿益精、补肾壮腰的作用，能防治性功能衰退。

2. 深呼吸

选择空气清新的环境，尽量保持呼吸柔和、缓慢、均匀、深长，以6次深呼吸为一组，然后平息调整，可以多次进行。"肺主气，肾主纳气。"经常做深呼吸，又可以促进肾的吸纳功能，从而起到养肾的作用。

3. 鸣天鼓

两手心掩耳，然后用两手的食指、中指和无名指分别轻轻敲击脑后枕骨，发出的声音如同击鼓，所以古人称为"鸣天鼓"。坚持每天睡前重复做64次，或者早晚各32次，可以预防和治疗肾虚导致的眩晕、耳鸣、耳聋等。

4. 撞背

《黄帝内经》中记载，肾有久病者，可以寅时面向南，身体放松，后仰，用整个背部撞击墙壁，用力适度，借撞击的反作用力使身体回复直立。如此反复进行，每次撞击30下左右，每天可以做2~3次。人体背部布有督脉、足太阳膀胱经等重要经脉，撞背可以刺激穴位、疏通经脉、增强脏腑功能。

5. 双掌摩腰

取坐位，两手掌贴于肾俞穴，中指正对命门穴，意守命门，双掌从上向下摩擦40~100次，使局部有温热感。此法有温肾摄精之效，对男子遗精、阳痿、早泄，女子虚寒带下、月经不调等，均有很好的防治作用。

6. 提踵颠足

提踵时五趾抓地，两腿并拢，提肛收腹，肩向下沉，立项竖脊；向下颠足时身体放松，轻轻咬牙，先缓缓下落一半，而后轻震地面。提踵可以牵拉循行腰背腿部的膀胱经和肾经，轻震地面还能按摩五脏六腑。

7. 足浴

足浴最好用较深、底部面积较大的木质桶；水温以 40~50℃ 为宜；水量应以没过踝关节为宜；时间以 15~30 分钟为宜。足浴后，人体血管扩张，有利于活血通络，坚持足浴能改善全身血液循环，达到滋养肝肾的目的。

8. 脚心按摩

每晚临睡前，首先双手互擦，然后用左手心按摩右脚心，右手心按摩左脚心，每次 100 下以上，以搓热双脚为宜。脚心中央凹陷处的涌泉穴是足少阴肾经的起始穴，经常按摩涌泉穴，可益精补肾、防止早衰，并能舒肝明目、促进睡眠，对肾亏引起的眩晕、耳鸣、头痛、鼻塞、咯血、失眠等有效，有强肾滋阴降火之功，对中老年人常见的虚热证效果甚佳。

❋ 知识链接

亚健康

亚健康是指介于健康与疾病之间的一种状态，包括无临床症状或症状感觉轻微，但已有潜在病理信息的状态。中国国际亚健康学术成果研讨会统计资料显示，我国总人口中有15%属于健康、15%处于疾病状态、70%处于亚健康状态。

《黄帝内经》记载了"未病、未兆、未萌"的概念，即与亚健康相似，中医学主张"治未病""治其未成""刺其未生""救其萌芽"。近年来，许多中医学者认为，脏腑气血阴阳失调是亚健康状态的病机特点，中医防治注重从整体出发，强调合理的生活方式、科学的饮食、适当的运动，以中药、气功、针灸、按摩、精神调摄、食疗等多种方法来保护人体健康。

第四节　未病护理

所谓"未病"首先是指"无病"，即机体没有任何疾病的健康状态；其次为病而未发，即健康到疾病发生的中间状态，机体已有潜在的病理信息，但尚未有临床表现；再次为已病而未传，即未从单一病变传至多脏器病变。中医对疾病的预防自古就高度重视，首见于《黄帝内经》的《素问·四气调神大论》："圣人不治已病治未病，不治已乱治未乱。夫病已成而后药之，乱已成而后治之，譬犹渴而穿井，斗而铸锥，不亦晚乎？"未病护理也称预防护理，是指在中医基础理论的指导下，采取有效护理措施，防止疾病发生、发展与传变或复发。其内容包括未病先防、既病防变和预防复病的护理。

一、未病先防

未病先防是指在人体未发生疾病之前，做好各种护理措施以防止疾病的发生。疾病的发生主要关系到正邪两个方面，正气不足是疾病发生的内在因素，邪气入侵是发病的外在条件。因此，未病先防主要从增强人体正气和防止病邪侵害两方面入手。

（一）护正气以抵外邪

护正气指加强人体正气，使人体气血阴阳调和，提高抗病能力。《素问·刺法论》中指出："正气存内，邪不可干。"正气足则阴阳气血旺盛，脏腑功能健全，机体抗病能力强，故调养正气是防止疾病发生的关键。

1. 适时起居，劳逸结合

天人相应、适应四时、顺乎自然是"未病先防"的基本原则，《灵枢·邪客》中有"人与天地相应"，是指人的生活起居规律须顺应自然规律，如顺应四时季节中春生、夏长、秋收、冬藏的规律合理安排生活起居时间；养成规律的起居习惯，如定时起卧、工作、学习、锻炼可提高机体对自然界环境变化的适应能力。同时要注意劳逸适度，量力而行，则能保养神气，使人精力旺盛，体力充沛；反之，起居无常，过劳过逸，日久则神气衰败，机体抵抗能力下降，易于患病。

2. 调摄精神，稳定情绪

中医学强调精神情志活动对于人体的影响。人的情志活动是以精、气、血、津液为物质基础，与脏腑功能协调、气血运行等密切有关。如积极的、乐观的、愉快的精神情志活动可使人体气机调畅，气血平和，抗病能力强；而消极的、悲观的、抑郁的精神情志活动就会使人体的气化功能失常，气血瘀滞，抗病能力下降。因此，要鼓励患者保持乐观情绪，树立战胜疾病的信心，宁心静神，勿忧思恼怒。另外要提高患者对不良精神刺激的适应性，进而减轻对人体气血运行的干扰。

3. 调理饮食，顾护脾胃

脾胃为后天之本、气血生化之源，饮食所化生的水谷精微是气血生成的物质基础。若气血充足，正气旺盛，则机体不易被邪气入侵而犯病。中医护理强调饮食有节，是指饮食要适宜、规律，即要寒热调和，五味均衡，不可偏食；食量适中，不可过饱过饥；饮食因人因食而异；同时要注意饮食卫生，防止"病从口入"等。如饮食不节，经常过饱过饥，易致脾伤胃损，影响脾胃化生气血功能，导致疾病的发生。

4. 适当锻炼，强身健体

体育锻炼是促进人体健康的一项重要措施。生命在于运动，坚持适当的体育锻炼，可以促使血脉流通，气机调畅，筋骨强健，从而增强体质，预防疾病的发生。我国古代医家发明了多种健身方法，诸如导引、吐纳、按跷、武术等形式，老年人可练习太极拳、太极剑、五禽戏、八段锦等相对柔和的运动。注意运动量适当，量力而行，不可过度，心血管疾病患者运动量宜在医务人员的指导下进行。

5. 药物预防，保精抗衰

通过人工免疫的方法能够预防某些疾病。我国在16世纪就发明了人痘接种法预防天花，是人工免疫的先驱，为后世预防接种免疫学的发展开辟了道路。近年来，运用中草药预防疾病的方法被广泛应用，如用苍术、艾叶进行空气消毒，用马齿苋、大蒜预防痢疾，流感季节服用板蓝根、贯众、大青叶预防病毒感染等。人体的生长发育及衰老程度与肾中精气盛衰有直接关系，如肾精充足，则精神旺盛，身体健康，延年益寿。护肾保精可通过节欲保肾、食疗补肾、药物调补、按摩固肾及运动保健等方法，增强机体抗病能力。

（二）避虚邪以安其正

邪气是导致疾病发生的重要条件，故未病先防除了增强正气，提高抗病能力之外，还要注意避免病邪的侵害。《素问·上古天真论》言："虚邪贼风，避之有时。"指顺应四时，预防六淫之邪的侵害，如春季防瘟、夏日防暑、秋季防燥、冬日防寒。顺应四时气候变化，春夏之时调养阳气，秋冬之时保养阴精，使肌腠紧致，卫气固密，邪气无隙可乘。在气候反常或瘟疫流行季节，需注意避免接触，做好隔离，防止环境、水源、食物被污染而致病。此外，在日常生活中应注意外伤、虫兽咬伤。

二、既病防变

既病防变是指在疾病发生以后，应早期诊断、早期治疗，以防止疾病的发展与传变。疾病发生后，均有自己的传变规律。临床诊治护理疾病时，除对已发生病变的部位进行治疗，还必须掌握疾病的发展传变规律，准确预测病邪传变趋向，对可能被影响的部位采取预防措施，以阻止疾病的发展与传变。护理工作的重点是要观察病情变化，及时给予相应的护理措施。

（一）观察病情，早期诊治

《黄帝内经》指出，外邪侵犯机体具有由表及里、由浅入深的发展趋势，主张治浅治轻。"故邪风之至，疾如风雨，故善治者治皮毛，其次治肌肤，其次治筋脉，其次治六腑，其次治五脏，治五脏者，半生半死也。"这段论述阐明了外邪致病的特性，一旦罹患必须抓紧时机进行治疗，只可图于萌芽之先，不可施于大危之后。若治不及时，病邪由表传里，步步深入，终致侵犯脏腑，正气耗损，病情加重，甚至危及生命。内伤杂病也各有其传变规律，或以气血津液为序，或以阴阳互根互制为次，或以五行生克为第等。既病之后，及早诊治，防止疾病由小到大，由轻到重，由局部到整体，防微杜渐，是"治未病"中的重要原则。因此，护理人员应通过对病情的观察和综合分析，判断病因、病性、证型，为医生的早期诊断、及时治疗提供可靠的依据，防止疾病进一步发展。

（二）先安未受邪之地

既病防变，不仅要截断病邪的传变途径，又"务必先安未受邪之地"。人体"五脏相通，移皆有次，五脏有病，则各传其所胜"（《素问·玉机真脏论》）。根据五行生克乘侮原理，掌握其传变规律，实施预见性治疗，以阻止其病理传变。以肝病为例，"夫治未病者，见肝之病，知肝传脾，当先实脾。四季脾旺不受邪，即勿补之"。揭示肝实之病，始见胸闷、胁痛、郁怒无常、苔黄、脉弦等，如误治或失治则继续发展，出现饮食减少、倦怠乏力、腹胀便溏、苔腻等脾病证候。若在肝病初起，根据肝病传脾这一传变规律，在治疗与护理上，不使因泻肝而伤脾，或在治肝的同时辅以健补脾胃之法，令脾气旺盛，即可防止肝病蔓延及脾。五脏之伤，穷必及肾，如在温热病发展过程中，由于热邪伤阴，胃阴受损的患者，病情逐步发展，终致耗伤肾阴，据此清代医家叶天士提出了"务必先安未受邪之地"的治疗原则，在"甘寒"养胃阴的方药中，加入"咸寒"养肾阴的药物，从而防止肾阴耗伤。

（三）防止传变

传变是指疾病在脏腑组织间的转移变化。疾病有其自身发生与发展的规律，治疗时除了针对当前病症，还应当对可能波及的脏腑、组织给予安抚、充实，以阻止疾病的传变。在治疗过程中，通过掌握疾病发生发展的规律及其传变途径，做到早期诊断、有效施治，才能防止疾病的传变。具体的传变规律包括外感热病的六经传变、卫气营血传变、三焦传变，内伤杂病的五行生克制化规律传变，以及经络传变、表里传变等。《金匮要略》提出"见肝之病，知肝传脾，当先实脾"的观点，即充分体现了这一原则。

三、预防复病

某些疾病经过适当治疗进入恢复期后，仍存在余邪未净或正气未复的情况。预防复病即指在疾病恢复期，为促进病体的康复，防止病情复发而采取的防治措施。一般情况下，大病新瘥，正气尚虚，体力未复，若调养不慎，易致病复。因此，疾病后期的调护非常关键，应适时起居，合理饮食，注重情志调摄与适当加强锻炼。

（一）防止因外邪复病

大病初愈的患者，气血未复，正气尚虚，机体的卫外防御功能低下，常易感六淫、疫疠等外邪而引起疾病的复发。因此要扶助正气，做好起居、饮食护理，防止虚邪贼风等侵袭。

1. 扶正助卫

人体的卫气布散于体表，又有赖于肺气的宣布，是抵御外邪入侵的屏障，而卫气由脾胃运化的水谷精微所化生，故合理饮食，加强营养，有助于补益脾肾。此外，可利用日光晒浴背部或全身，调节人体的阳气。注意一般除冬季外，以晨起阳光温煦不烈为日光浴的最佳时间，机体通过与冷空气经常接触，使卫气得到锻炼，可提高卫气的反应能力。

2. 慎避外邪

在病后恢复阶段，气血阴阳平衡渐渐恢复，但气血尚虚，适应能力较弱，护理人员应根据四时气候的变化，及时嘱患者增减衣物，并注意保持居室内适宜的温、湿度，以防外邪侵入。

（二）防止因食复病

食复是指大病初愈的患者，脾胃尚虚，因饮食不当而导致疾病复发。所以，合理的饮食调护在病症后期尤为重要。

1. 合理配膳

由于病后初愈者具有阴阳失衡、正虚邪恋的特点，在饮食调补时，以平补递进为宜，应防止因补滞邪或偏补太过。因此，饮食宜清淡、清洁、易消化，且宜少食多餐，不可暴饮暴食及强食不易消化的食物，如肥甘厚味之品，以免加重脾胃负担或因食滞生热，影响疾病的恢复。此外，宜辨证施食。如热病者，宜清养，应防其过寒；寒病者，偏于温养，但不宜过燥。结合现代发展的观点，食物宜多样，以谷类为主；多吃蔬菜、水果和薯类；每天进食奶类、豆类或其制品；进食适量的鱼、禽、蛋、瘦肉，少食肥肉和荤油；食量与体力活动要平衡，保持适宜的体重；饮食清淡少盐；保证食物清洁卫生，不食用变质食物；食物的搭配应该因人、因时、因地、因病各不相同，合理调配。

2. 注意忌口

对于病后初愈之患者，由于正气未复，病邪未尽，故凡能增邪伤正的饮食，皆应注意忌口，以免因食复病。如热病者忌温燥、辛辣之品，瘾疹者忌鱼虾海鲜之物，饮酒过度或过食辛辣灸煿之物可诱发痔疮、淋证等。

（三）防止因情复病

情志所伤可直接影响相应的脏腑，使人体气血逆乱，阴阳失调，脏腑功能紊乱而导致疾病复发。因此，在病症后期应注意调畅情志，以免因情复病。

1. 调畅情志

患者在疾病后期容易产生焦虑不安等不良情绪，应及时给予解释与疏导，使患者树立乐观情绪，保持情绪稳定，排除各种杂念，以使真气顺畅，精神固守于内，并根据性格和情趣怡情畅志，提高自我调控能力及机体抗病能力。

2. 避免情志过极

情志变化影响脏腑气机，易导致气机紊乱，损伤五脏。患者在疾病恢复期间，如果出现情志波动过度，不仅影响病后正气的恢复，而且可使人体气血逆乱而导致疾病的复发。因此，在疾病后期，应使患者尽量避免各种不良刺激，使患者保持平和的心情，防止五志过极，五脏六腑气血调和畅达，有利于疾病的康复。

（四）防止因劳复病

劳复是指病后初愈，因形体劳倦或劳伤心神或房劳过度等引起疾病复发。劳复可致阴阳不和，气血失调，正气损伤，使余邪再度复燃。

1. 防形体劳倦

病后初愈之时，一方面患者足不出户，最好的休息方式是久卧久坐，但易发生"久卧伤肉，久坐伤气"等劳倦表现，而另一方面有形体活动过度耗气引起劳倦。所以病后初愈之人应量力进行必要的形体活动，使气血流畅，增进食欲，增强体质，有助于彻底康复，如散步、打太极拳等，做到动静结合，形劳而不倦。

2. 防劳伤心神

劳神思虑过度不仅会耗伤精血，影响心神，还易影响脾胃的运化功能，不利于疾病的康复。因此，应及时消除不良情绪，让患者安心静养。护理人员宜常与患者交谈，进行有针对性的疏导，指导患者练养心功、做放松训练等，缓解精神疲劳的状态，使其感到身心轻松愉快，促进健康恢复。

3. 防房劳复病

房劳过度易致肾精耗损。大病之后，肾精本亏，再加之房劳，必令其更虚，故病后初愈，应分别对患者及配偶进行健康教育，强调在身体完全康复之前宜静养，防止因房劳耗伤肾精而致疾病复发。

（五）防止因药复病

疾病瘥后，当缓缓调理，不可急于求成，以求彻底康复。如滥施补药，补之过早过急，则易致邪留不去；或不辨寒热致药证相悖，则易引起疾病复发。在疾病后期、修养期应教会患者或家属正确掌握用药方法、药物的剂量、服药时间、注意事项、可能出现的副作用及处理方法等。另外，还应嘱咐患者，不可自行停药、减服剂量或次数，否则易造成疾病复发。

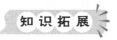

冬病夏治

"冬病夏治"是我国传统中医药疗法中的特色疗法，是通过在夏季自然界阳气最旺盛的时间对人体进行药物或非药物疗法，益气温阳、散寒通络，从而达到防治冬季易发疾病的目的，是"天人合一"的整体观和"未病先防"的疾病预防观的具体运用。其常用的有穴位贴敷、针灸、拔罐、膏方、穴位注射等多种治疗方法。治疗慢性咳嗽、哮喘、慢性泄泻、肩周炎、类风湿性关节炎、慢性胃炎、过敏性鼻炎等。

禁忌证：1 岁以下的小孩、孕妇、恶性肿瘤患者、肺结核活动期患者、强过敏体质者、感冒发烧者、患有感染性疾病者及阴虚火旺者等。

第五节　中医美容与塑身

一、中医美容

中医美容是在中国传统审美观及中医学理论指导下，运用中医特有的方法，如中药、针灸、推拿、气功、食疗等手段，补益脏腑，扶正祛邪，通经活血，调气养颜，以容悦形美、延缓衰老、增进健康为目的的新兴综合性学科。中医美容不仅通过美化、养护容颜及损美性皮肤病的防治而取得容貌美感，而且强调天人相应、人体内外和谐及心理健康的神形俱美。

（一）中医美容的特点

1. 历史悠久，基础深厚

《黄帝内经》所载阴阳五行学说、经络学说、脏腑学说、疾病证候学说、治法治则、遣药组方及天人相应等理论，为中医美容的建立与发展奠定了坚实的基础；大量古籍全面系统地论述了损美性疾病的病因病机、治法方药，以及诸多驻颜美容、延年益寿的经方、验方，包括中药美容化妆的配方与制作方法。如长沙马王堆汉墓出土的医书中即有关于药物美容、针灸美容、气功美容、饮食美容等比较详细的记载。

2. 整体观念，辨证论治

整体观念指出，人是一个有机整体，人体的各部分在结构上密不可分，功能上相互协调、相互为用；"一脉不和，周身不安"，病理上也是相互影响的。当出现损美性疾病时，在分析病因病机及治疗时，须将整体观念贯穿其中。整体观念同时强调人与自然的整体性，人要顺应自然规律，生理活动与自然相应，关联和谐，保养生息，将生命活动状态调整至最佳。"有诸内者必形诸外"，从而使美由内而发。辨证论治是中医美容学的基本原则与方法，中医学注重养生长寿驻颜，古代医籍中记载的美容方剂，通过辨证用药，内部调理，使脏腑功能协调、经络通畅、气血充盈调和，从而达到驻颜美容的效果；对损美性疾病进行审候求因，辨证施治，祛除病因，恢复容颜。如面部雀斑，明朝陈实功认为属肾阴不足，火滞而成，采用内服六味地黄丸滋阴补肾，外涂玉容丸祛风活血行滞，效果甚佳。

3. 疗法自然，疗效持久

中医美容方法种类多样，除了使用天然的中药之外，还包括针灸、推拿、气功、情志、药膳、音乐、运动、养身等各种美容方法。每一大类又有若干种具体方法，这些方法都属于自然疗法，是经过历代医家反复验证，并在历代文献中记载传承的精华，安全可靠，无副作用；治疗上注重内外结合，长效与短效结合、长效为主，以达到内外皆美的目的。

4. 形神合一，神形俱美

中医美容强调形美与神美的双重追求，在健康基础上具有形体美的同时，又具有潇洒的气质和高尚的风貌，才被认为具有神韵之美。神韵之美不仅重视静态的人体形式美，而且重视动态的人体形式美，强调人体动作姿态要协调、自然、飘逸，尤其强调调养情志、美神怡性、追求恬淡从容平静的精神境界，良好的神志状态、适宜的情志，有利于脏腑气机升降出入，以保持健康美观的形体容貌，达到形神合一之美。

（二）中医美容的理论基础

中医美容以中医学理论为基础，讲究整体观念和辨证论治。注重整体的调理，人是一个有机的整体，颜面五官、须发爪甲，只是整体的一部分，要得到局部的美，先要求整体的阴阳平衡、气血顺畅，所谓"藏于内，而形于外"。中医美容理论基础主要表现在以下方面。

1. 滋润五脏，补益气血

中医美容非常重视脏腑及气血在其中的作用，五脏即心、肝、脾、肺、肾。人体器官、四肢九窍、皮毛骨骼，以五脏为中心构成一个有机整体，五脏阴阳气血盛衰，直接关系到颜面的荣枯；五脏通过经络将气血津液运送散布至体表，以滋补润养肌肤，抗御外邪侵袭，从而保持颜面润泽，容貌荣而不枯。气血是构成人体和维持生命活动的基本物质之一，对人体各脏腑组织起着温煦、防御、营养、滋润作用，以维持各器官的正常生理功能，气血旺盛则表现为面色红润、肌肉丰满、毛发润泽等。五脏强盛是整体美容的基本条件，气血充盈是整体美容的物质基础，通过滋润五脏、补益气血，使身体健美，容颜长驻。

2. 疏通经络，活血化瘀

中医美容通过中药内服、外用或针灸、按摩等方法，疏经通络，活血化瘀，改善气血运行状态，恢复肌肤荣润濡养，进而达到理想的美容效果。经络广布于人体，是运行全身气血、联络脏腑肢节、沟通上下内外的通路，人体所需的各种营养物质均由经络系统传输到达身体各个部位。若经络不通，气血运行不畅，肌肤皮毛得不到濡养，则发生各种皮肤疾病而影响容颜。临床如痤疮、雀斑、酒渣鼻、黄褐斑等多与气血失养、瘀血停滞有关。

3. 祛风清热，凉血解毒

祛风清热、凉血解毒是中医美容的另一个重要原则。"六淫"之中以风邪对美容损害最大，常为外邪致病先导，颜面、须发、眼耳、鼻诸器官均暴露在人体上部，人体正气虚时，这些部位易感受风邪致生恶疮、粉刺等，热邪等多依附风邪入侵，从而导致损美性疾病的发生。故在美容的方剂中，多配伍祛风药，如白芷、僵蚕、蔓荆子等，针灸治疗采取曲池、合谷以祛风。如合并热邪，易入血化毒，血分炽热，在治疗时用清热凉血解毒之法。

4. 消肿散结，祛湿止痒

某些有损美容的疾病，如痤疮、酒渣鼻等，系因风热湿毒所致，局部出现肿胀瘙痒，时重时轻，缠绵不愈。治疗上在活血祛瘀、疏经通络的同时，应适当配以疏风清热、祛湿止痒之品，如金银花、连翘、车前草、蛇床子、夏枯草、贝母、地肤子等。

5. 嫩肤增白，美颜减皱

皮肤白皙，红润亮泽，富有弹性，是美的魅力所在。中医美容除了通过益气补血、调理阴阳、活血通络等方法达到增白嫩肤的效果之外，还可在外用美容方中使用滋养肌肤、增白除皱之物，效果明显而持续，如杏仁、桃仁、鸡蛋清、玉容粉、红玉膜等。

6. 疏肝解郁，理气和解

部分头面疾病，如白癜风、黄褐斑、头发早白等，每因情志不遂，肝郁气滞，气血逆乱所致，治疗时常选用柴胡疏肝散、逍遥丸等疏肝理气之方以调畅气机，纠正气血运行紊乱，达祛病美容之效。

（三）中医美容技术

中医美容技术内容丰富，安全有效，无副作用，主要有中药美容、针灸美容、按摩美容、气功美容、药膳美容，还有心理、养生等方法。

1. 中药美容

中药美容是在中医理论指导下，运用中药配制的粉、膏、液、糊等美容制剂，根据需要内服或外敷，达到美容效果。其主要作用机理为滋补脏腑气血、活血通络、软坚散结、退疹祛斑等。按其方法和作用机制的不同，分为内服美容方剂和外用药物美容制品。

（1）内服美容方剂　根据作用分为两大类，一类是保健性美容方剂，主要为补益气血、滋养脏腑来达到润肤增白的效果，如珍珠散等；另一类是治疗损美性皮肤病的方剂，主要为祛风祛湿、活血化瘀、清热解毒等。如消风散用于外感风寒或风热引起的粉刺、桃花癣；桃红四物汤治疗瘀血内停所致的黧黑斑、雀斑等。

（2）外用药物美容制品　直接作用于皮肤、黏膜、毛发等局部，达到滋润、养颜、增白的美容效果。外用中药美容制品常用剂型为散剂、软膏、硬膏、洗剂、酊剂、水剂、油剂、糊剂、美容膜等，给药方法有熏洗、涂擦、贴敷、超声药物透入、药物蒸汽法、面膜疗法等。对一些损美性皮肤病可通过体表给药，对损伤的皮肤组织予以修复，如炉甘石洗剂常用于湿邪蕴于肌肤所致的皮肤瘙痒、水疱，甚至糜烂，疗效良好。

2. 针灸美容

针灸美容是通过针刺、灸疗等方法刺激相关经络穴位，调动机体内在因素，调理脏腑组织功能，促进气血运行、经络通畅，达到延缓衰老、美化容颜的目的。经络能"行气血而营阴阳"，是气血运行的通路，气血是人体生命的物质基础，必须依靠经络的传输才能濡养全身各脏腑组织，经络通畅则气血运行流畅。针灸美容分为针刺美容、耳针美容、灸治美容。

（1）针刺美容　即用特制芒针或其他能起到"针"之作用的器械，刺激经络上特定的穴位，以疏通经络、调理气血，达到美容的目的。如清除面部色斑，可选用丝竹空、迎香、颧髎、四白、太阳、承泣、太冲、三阴交、足三里、血海等，旨在从经络出发，整体调理，使气血充分荣润于面部。

（2）耳针美容　根据耳为人体倒立缩影的全息理论，采用毫针或其他器具刺激所选取的部位，尤其是耳穴与面部相对应的部位，以改善容貌。常用的穴位有肺、神门、下脚端、内分泌、肾上腺、脑、胃、大肠、脾及压痛点，一般一次选用单侧耳穴，两耳交替。也可用王不留行籽贴压耳穴，定时按压，以加强刺激作用。

（3）灸治美容　用点燃的特制艾条，在特定的腧穴或病变部位上方熏灼，借温热及药物的作用刺激穴位，通过经络传导至身体各个部位，行气活血，滋润肌肤，进而达到养颜的目的。凡属保健强身的穴位对美容都有疗效，如神阙、足三里、三阴交等。应注意的是，灸法可伤阴，每次灸后需适量补充水分，实证、热证、阴虚发热及孕妇的腰腹骶部不宜施灸。

3. 按摩美容

按摩美容指以中医脏腑学说和经络学说为基础，用一定的按摩手法作用于人体体表的经络腧穴或相关部位，起到疏通经络、调和气血作用，达到祛斑、润肤、防皱等美容效果。按摩常用技法包括局部肌纹理按摩，按肌肉走向按摩，以使肌肉紧实，增强弹性，防止皱纹的产生；其次是经穴点按，指压穴位，发挥经络的调整功能，疏通局部气血，使肌肤红润光泽；再次是淋巴引流按摩，沿淋巴系统走向轻施揉按，促进淋巴循环，令废物排出体外。按摩美容的重点在头面部，头面部为诸阳之会，是手三阳经、足三阳经的交接处，常用穴位有百会、四神聪、头维、风池、风府、太阳、地仓、承浆等。按摩美容要求持久、均匀、柔和，如此效果最佳。

4. 气功美容

气功美容即练习某种气功，通过调形（动作）、调神（意念）、调息（呼吸），锻炼精、气、神，调整人体的内部功能，消除身心紧张状态，达到治病强身、养颜驻容的目的。气功美容包括以下三要素：调身、调息、调心。在全身自然放松状态下，通过意念将气血导引至丹田，以意领气，协调气血运行。

5. 药膳美容

药膳美容是根据个体美容的需要，运用食物或在食物中加入相应药物，以调理气血、滋养脏腑，从而达到美容的目的。现代营养学强调，均衡饮食是保持健美肌肤不可缺少的要素，合理饮食有利于全身功能的正常发挥。一般来说，宜多食用偏碱性食物，减少酸性食物摄入的比例，并多食用蔬菜水果、牛奶、蜂蜜等。红色美容果蔬有西红柿、红萝卜、西瓜、桃子、荔枝等，白色美容果蔬有莲藕、竹笋、椰子、菱角等，绿色美容果蔬有蔬菜、丝瓜、青豆、猕猴桃、梨、冬瓜、黄瓜等，黄色美容果蔬有龙眼、黄豆、香蕉、菠萝、生姜、花生等，黑色美容果蔬有黑芝麻、黑木耳、海带、黑豆等。果蔬、牛奶都是很好的"天然化妆品"，具有神奇的美容效果。如祛除面部黄褐斑方，以胡桃仁 30g、牛奶 200g、豆浆 200g、黑芝麻 20g 配伍磨制，每日早晚各服一碗，润肤祛斑效果显著。

6. 其他美容方法

（1）植物芳香美容法 植物芳香美容法是指将气味芳香的植物作用于全身或局部，以达到美容效果的方法。植物芳香美容是中医学的一个重要组成部分，远古就有利用植物香油熏蒸、沐浴、按摩治疗各种皮肤病、外伤炎症及调适环境与舒心怡情的记载，使用的方式有熏香、佩香、舍香、浴香等。植物芳香美容法源远流长，在宫廷及民间广为流行，具有安全有效、简便易行的优点。

（2）音乐美容法　音乐美容法是指在中医基础理论和传统音乐理论指导下，以音乐作为调养手段，激发情感，消除精神障碍，调节脏腑功能，以防病、治病、健美身心的一种美容方法。不同音乐有不同的作用，和缓宁静、节律优柔、清悠澹远的乐曲适宜阳气偏旺、阴血偏弱之士，有助于听者呼吸平稳、心律正常、血压下降，使精神松弛、情绪和缓、烦躁焦虑解除；而节奏明快、奔放的乐曲则适宜阳虚阴盛之候，若表现为心悸气短、畏冷自汗、面色苍白乏华等，该类别音乐可振奋阳气、鼓舞心志，焕发精神，有利于改善机体功能，平衡阴阳。

二、塑身

中医传统美学认为，身材比例对称、均衡、和谐、充满韵律是典型的美学特征。其具体表现为形体匀称，身高适中，不胖不瘦，双肩对称，胸廓饱满，脊柱无侧弯，女子乳房丰满圆润，腰细而强实，臀部弧度优雅且略翘后上方。中医美容对形体的保健美容以保持人体不胖不瘦，曲线优美为主。下面主要介绍减肥与丰胸两种方法。

（一）减肥

减肥是指通过降低人体的脂肪含量以减轻体重，使体态轻盈，保持苗条的体形与矫健的身姿。现代生活水平的提高及不良的生活习惯，导致肥胖成为一种社会问题，日益受到人们的重视。超过标准体重20%以上的即属肥胖，肥胖者不仅体态臃肿、行动不便、反应迟钝，还容易引发高血压、冠心病、糖尿病、脂肪肝等疾病。

1. 肥胖发病原因及机理

肥胖发生的原因很多，一是与先天禀赋有关，由于先天之精充盈过盛与后天之精濡养过度，化为膏脂而肥胖；二是嗜食肥甘膏粱厚味，饮食超量，营养成分供过于求；三是嗜卧少动，活动过少则气虚，脾胃运化失司，水谷精微输布失常，蓄为痰湿蕴积体内；四是脏腑功能失调，如肝气郁结，情志失调则乘侮脾土，致脾虚失运、水谷不化，痰湿蓄积体内而肥胖；中老年人，肾气亏乏，代谢滞缓，易生痰、浊、瘀，积蕴体内而致肥胖。总之，肥胖多与禀赋、饮食、运动、情绪、年龄、不良生活习惯等因素有关，其发病机理为脾胃肝胆肾功能的失常，其中以脾失运化，水湿痰浊内蕴为主要发病机制。

2. 肥胖中医证型及辨证特点

（1）脾虚痰浊型　肥胖浮肿，疲乏无力，面色苍白或萎黄，肢体困重，痰多尿少，纳差，腹满，便溏，舌质淡红，苔白腻，脉滑。治法为益气健脾，祛痰除湿。

（2）肝郁气滞型　肥胖，胸胁苦满，胃脘满胀，月经不调，甚至闭经，失眠多梦，舌质淡红，苔薄腻，脉弦。治法为疏肝解郁，健脾化湿。

（3）湿热中阻型　形体壮实肥胖，消谷善饥，腹胀中满，口渴喜饮，大便秘结，舌质腻，舌质红，脉滑。治法为清泄胃热，通腑润燥。

（4）脾肾阳虚型　形体臃肿，形寒肢冷，腰膝酸软，颜面虚浮，面白，食少纳呆，小便清长，舌淡胖，苔白，脉沉细无力。治法为温补脾肾，温阳化湿。

肥胖辨证与"湿、痰、虚"相关，病位在中焦脾胃，涉及肝、胆、肾等脏腑，中医减肥注重调理脾胃、疏通经络。

3. 减肥常用疗法

肥胖的治疗原则是达到能量负平衡，促进脂肪的分解。控制食物总量、荤素搭配合理、矫正不良饮食习惯是取得和巩固减肥疗效的基本保证，同时结合患者自身情况可采取以下措施。

（1）药膳疗法　肥胖病机多属本虚标实，所涉脏腑拟脾为主，可涉及肝肾，治疗多拟健脾益气、祛痰化湿、行气通络、标本兼顾。传统的减肥食物有冬瓜、赤小豆、黑豆、黄瓜、萝卜、西瓜皮、茶叶、玉米须、芹菜、红薯、海带、海蜇、茯苓等。历代医家总结的药膳减肥方也有很多：①参苓粥：适用于脾虚痰浊型。人参3g，白茯苓20g，生姜3~5g，大米100g。先将人参切成薄片，茯苓、生姜捣碎，浸泡半小时，煎取药汁两次，与大米同煮成粥。②山楂银菊茶：适用于肝郁气滞型。山楂20g，金银花15g，菊花15g，煎水代茶饮。③茯苓薏米赤小豆粥：适用于湿热中阻型。茯苓20g，泽泻10g，薏苡仁50g，赤小豆50g。先将泽泻放入水中煎煮取汁，之后用汁与茯苓粉、薏米、赤小豆同煮成粥食用。④麻辣羊肉炒葱头：适用于脾肾阳虚型。素油、瘦羊肉丝、姜丝、葱头。素油烧热，加花椒少许，炸焦后捞出，放入羊肉丝、姜丝、葱头，煸炒，加盐、味精、醋、黄酒适量，熟透收汁出锅。

（2）针刺疗法　针刺减肥是通过刺激相关经络腧穴来调整下丘脑－垂体－肾上腺皮质和交感－肾上腺髓质两大系统功能，提高基础代谢率，改善内分泌功能，促进脂肪分解，以达到降脂减肥的效果；同时针刺后还能抑制胃肠蠕动，抑制胃酸分泌，减轻饥饿感，从而达到减肥目的。①毫针治疗：脾虚痰浊型取水分、气海、阴陵泉、足临泣、中脘、足三里、太白、脾俞等；脾胃实热型取内庭、上巨虚、天枢、曲池等；肝郁气滞型取肝俞、膈俞、太冲、曲池等，脾肾阳虚型取肾俞、脾俞、太溪、足三里等。也可根据部位不同取穴行局部减肥：腹部减肥取阿是穴，配合中脘、下脘、三阴交、关元、太溪；臀部减肥配合环跳、环中、委中、三阴交。以泻法为主，每日或隔日1次，10日为1个疗程，疗程间隔10日，连续3个疗程。②耳针治疗：脾虚痰浊型取肾、膀胱、三焦、脾、肺、内分泌、皮质下；脾胃实热型取外鼻、食道、胃、大肠、三焦、口、内分泌；肝郁气滞型取肝、脾、胰、胆、交感、内生殖、外鼻、皮质下；脾肾阳虚型取脾、肾、三焦、肾上腺、皮质下、内分泌。方法：毫针刺，中等刺激，不留针，每次选一侧，隔日1次，每次选4~5穴，双耳交替，10次为1个疗程。或用王不留行籽压贴耳穴，嘱患者每日按压2~3次，每次5分钟，以感到胀痛或热为度。③三棱针治疗：取穴耳尖、曲池、合谷、大椎、足三里、三阴交、血海。每次选择3~4个穴位，用三棱针点刺出血数滴，每周2次，10次为1个疗程，疗程间隔10天。

（3）推拿按摩疗法　推拿按摩能大量消耗和祛除血管壁的脂类物质，扩张毛细血管，增加血液流量，改善微循环，主要在腹部、腰背部、臀部等脂肪堆积较多的部位使用。①腹部：取仰卧位，摩全腹，以中脘、神阙、关元为核心，先上腹再脐周，后小腹，顺时针方向急速不停摩动6分钟，直至发热为度；点按中脘、神阙、天枢、关元各1分钟；提拿腹部脂肪隆起处。提拿起后停留片刻，疼痛以能耐受为度，操作8分钟；急速顺时针方向摩腹5分钟至腹部发热为度。②腰背部：俯卧位，先施滚法于背部足太阳膀胱经，使背部微红，操作5~6遍；按压脾俞、胃俞、肾俞、大肠俞各1分钟，继而沿足太阳膀胱经自下而上捏脊5

遍；横擦背部两侧肩胛骨之间至腰骶部，以发热为度。③臀部：施擦法于臀部及下肢，往返 5～6 遍，按压环跳、秩边、殷门、承山各 1 分钟，拿提臀部及下肢肌肉 7 分钟。以上手法每日 1 次，3 个月为 1 个疗程，1 个月间可休息 3 天。

（4）刮痧疗法　刮痧通过对体表部位的按压及穴位的刺激，使按压力传导到皮下组织，促其被动运动，起到活血化瘀、疏通经络、调和阴阳等作用，可消除局部水分和脂肪，达到减肥目的。①脾虚痰浊型：分三组取穴，第一组为肺俞、脾俞、肾俞，第二组为中脘、关元、腹结，第三组为足三里、三阴交、丰隆。先刮第一组，再刮第三组，均刮至出痧痕。然后点按第二组，每穴 3～5 分钟。②脾胃实热型：取穴中脘至中极，双侧天枢至水道。用刮痧加拔罐法。先刮中线，再刮侧线，均刮至出痧痕为止。刮后在中脘、中极、天枢、水道、腹结拔罐 10～15 分钟，3～5 日 1 次，10 次为 1 个疗程，连续 3 个疗程。③肝气郁滞型：分三组取穴，第一组为期门、京门、章门、带脉，第二组为肝俞、胆俞、膈俞，第三组为血海、三阴交、太冲。隔天取一组穴位，刮至出痧痕。15 天为 1 个疗程。④脾肾阳虚型：分三组取穴，第一组为脾俞、肾俞、气海俞、关元俞，第二组为气海、关元、足三里。隔天取一组穴位，刮至出痧痕。15 天为 1 个疗程。

（5）拔罐疗法　拔罐是通过罐内负压，牵拉神经、肌肉、血管及皮下腺体，引起一系列神经和内分泌系统反应，改善全身血液循环，达到燃烧脂肪的目的。拔罐疗法常用穴位有脾俞、三焦俞、中脘、大横、关元、血海和足三里，有整体减肥的效果，并可根据肥胖的位置选择阿是穴。

（6）艾灸疗法　艾灸是通过皮肤受热后对穴位的刺激，使药物快速渗透至皮下，对全身系统进行调节，加快皮下脂肪的分解代谢，从而达到减肥的目的。主穴取天枢、三阴交、足三里、丰隆、中脘。配穴取上巨虚、曲池、脾俞、阴陵泉、合谷。艾灸时每个主穴尽量灸，配穴再选取 2～3 个，每天 1 次，每个穴位灸 10 分钟左右，1 个月为 1 个疗程。

（7）运动疗法　选择运动强度中等、运动时间长的有氧运动，可首选散步，活动脉搏达到 120～130 次/分。人体运动 40 分钟以上，脂肪才会燃烧，因此每次活动 1 小时左右，每周锻炼天数不应少于 6 天，其他适合的运动减肥方法有游泳、慢跑、健身操、跳舞、骑行等。

总之，科学减肥塑身不仅需要健康的生活方式和饮食习惯，还包括适量的运动、饮食的控制及良好的心态等，才能达到理想的减肥塑身目的。

❋ 知识链接

体重指数

体重指数（BMI）＝体重（kg）/身高的平方（m²）。BMI是用来评判身体肥胖的一个参数，标准身材BMI为20～22。正常体重BMI为18.2～22.9；过重BMI为23～24.9；一级肥胖BMI为25～29.9；二级肥胖BMI＞30。

（二）丰胸

乳房是女人第二性征的体现，成年女性的乳房呈半球形或圆锥状，双侧对称、丰满、柔韧而富有弹性，由腺体、导管、脂肪组织和纤维组织等构成，其主要的生理功能是哺乳，而健康、挺拔的乳房展现出女性形体美的特有魅力。女性对完美身材曲线的追求及对自身健康的重视，使得越来越多的女性都在寻求安全有效、无副作用的美胸方式。

1. 乳房异常的原因与机理

中医学认为，肾为先天之本，胸部的大小及弧线很大程度上由先天因素决定，乳房属足阳明胃经，乳头属足厥阴肝经，乳房的发育、丰满与人的情志、气血运行和营养也密切相关。因此，乳房发育异常与肝、肾及脾胃有关。

（1）**肾精不足** 肾为先天之本，女性乳房的发育与丰满的基础取决于肾精的盛衰。若先天禀赋充足，则乳房丰满且充满弹性；若素体禀赋不足，或年高肾精渐衰，则乳房萎缩，瘦小不丰而松弛，缺乏弹性。

（2）**脾胃虚弱** 脾胃为后天之本，足阳明胃经循行过乳房，脾胃功能的强弱，影响体内气血生化运行，进而影响乳房的发育，脾胃健运，气血生化有源，则乳房健美。反之，气血不足，营养功能差，胸部则瘦削欠丰盈。

西医学认为，胸部大小受体内雌激素水平影响，与遗传、营养、哺乳、重病过后、年龄、长期穿不适合的内衣、体重迅速降低等各种先、后天因素有关。

2. 乳房保健的方法

（1）**中医辨证药膳施护** ①肾精不足者予以补肾益精，丰乳抗衰。药膳如海带炖鲤鱼：海带、猪蹄、花生、鲤鱼、干豆腐、姜、葱、豆腐丝。先用油、盐分别爆炒海带、猪蹄、豆腐丝，然后将海带、猪蹄、豆腐丝、花生一起加盐、糖、酒炖1小时，最后将姜、葱、煎好的鲤鱼放入炖半个小时。经常服食，可助乳房发育。②脾胃虚弱者补益脾胃，健肌丰乳。药膳如健乳润肤汤：猪肚、芡实、黄芪、去心白果、腐皮、葱、盐、花生油。整个猪肚用粗盐及油擦洗干净。将猪肚、芡实、黄芪、去心白果一同放入砂锅内，加适量清汤共煮半小时，再放入腐皮，熬1~1.5小时，直至汤变成奶白色即可。

（2）按摩治疗　①穴位按摩：双手依次按摩膻中、乳根、天溪、中府、大椎等穴位，每次5秒，一次进行5~6个回合。②乳房按摩：掌摩乳房，先用右手掌面从左锁骨下向下用柔和而均匀的力量推至乳根部，再向上推返回至锁骨下，共做3个往返，然后用右手掌面从胸骨处向左推摩左侧乳房直至腋下，再返回胸骨处，共做3个往返，按上法用左手推摩右侧乳房；托推乳房，取仰卧位，先用右手掌面的内侧部分托住右侧乳房底部，然后用适宜的力量缓缓向上托推乳房，放开后再次托推，共进行10~12次，手掌向上推时不超过乳头水平，同法使用左手托推左侧乳房。③揪提乳头：用拇、食指指腹轻轻捏住对侧乳头，揪提10~20次，用力不宜太大；乳头凹陷者可多揪数次，用力可适度加大。④轻抹乳房：双手除拇指外四指并拢，用指面由乳头向四周呈放射状轻抹乳房3分钟，每日3~5次。此法可促使乳房充分发育，并能增强乳房弹性，疏通乳络，健美乳房，尤其适用于乳房下垂、扁平及乳头凹陷。

（3）日常生活保健　①加强胸肌锻炼：东方女性乳房偏小，锻炼胸肌是增强胸部曲线的好方法，如俯卧撑及单、双杠运动，扩胸运动，每天早晚深呼吸数次等，有条件者可游泳锻炼，游泳时通过水的压力能同时起到胸部按摩的作用，有助于胸肌均匀发达，双乳丰满。②保持规律作息：除人体自然老化外，熬夜、生活不规律也会影响新陈代谢与血液循环，还会导致雌激素分泌紊乱，影响乳房健康。女性体内的雌激素在运动和睡眠时分泌均增多，保持充足的睡眠、适当的运动和情绪稳定对乳房的保健均有促进作用。③睡前取下胸罩：如果胸罩选择与佩戴方式不当，会对乳房造成伤害。胸部娇小者，也需佩戴胸罩，长时间不戴胸罩，造成胸部无支撑点，乳房失形；胸部娇小者可选择下厚上薄3/4型罩杯，有托高胸部的效果，蕾丝全罩型为丰乳比较理想的选择。④养成良好的生活习惯：尽量少趴着睡觉，最好采取仰卧微向右倾的姿势，避免压迫胸部，使乳房下垂、乳头凹陷。站姿、坐姿端正舒展，不驼背，反之容易压迫胸部组织，影响乳房发育。⑤正确哺乳：哺乳期妇女采用正确的哺乳姿势，以避免乳房下垂。⑥定期自检：及时预防乳房疾病。

✳ 知识链接

乳房的自我检查

1. 乳房检查的最佳时间

乳房自我检查，是早期发现乳房疾病，特别是早期发现乳房肿瘤、乳腺癌最有效的方法。乳房检查的最佳时间为月经来潮后的第 10 天左右，此时雌激素对乳腺的影响最小，乳腺处于相对静止状态，乳腺的病变或异常容易被发现。

2. 检查方法

（1）视诊　脱去上衣，面对穿衣镜，两臂下垂放在身体两侧，观察两侧乳房的大小、形状、轮廓是否对称，有无局限性隆起、凹陷或橘皮样改变；乳头有无回缩、抬高及分泌物；乳晕有无湿疹。然后改换体位，双手撑腰、上举、稍微侧身，从不同角度观察上述内容。

（2）触诊　平卧或侧卧触摸乳房，乳房较小者平卧，乳房较大者侧卧，肩下垫软薄枕，左手手臂置于头下，右手手指并拢，用手指掌面轻轻平按，触摸左侧乳房，忌重按或抓捏。检查一般从乳房外上象限开始，依次为外上、外下、内下、内上象限，之后触摸乳房中央（乳头、乳晕）区，注意乳头有无溢液，最后触摸左侧腋窝淋巴结有无肿大。用同样的方法检查另一侧。

【思考题】

1. 养生保健的原则有哪些？

2. 中医养生保健特征有哪些？

3. 简述中医养生保健的基本观念。

4. 根据子午流注十二时辰保健法，简述十二时辰与人体十二条经脉的对应关系。

5. 请问五禽戏分别是由哪 5 种动作组成？

6. 请依序写出六字诀养生的六字及相应脏腑的名称？

7. 病例分析：患者刘某，女，35岁，因耳鸣、腰背酸痛、尿频3年于2016年10月14日9时30分入院，症见：全身倦怠，记忆力减退，耳鸣，腰背酸痛，下肢乏力，纳可，大便调，尿频、夜尿3~4次，月经不调，性欲降低，行性生活时感到疲惫不堪。舌质淡红，苔薄白，脉细弱。体查：体温36.2℃，脉搏78次/分，呼吸20次/分，血压95/60mmHg。医学检查：生化指标和影像学检查正常。

问题：患者可能是什么疾病？中医房事养生之准则有哪些？请举出几种强肾固精的保健方法。

8. 药膳有哪几个方面的特点？

9. 按药膳的功效和形态分类可分为哪几类？

10. 药膳的应用原则有哪些要求？

11. 药膳与食疗有何差异？

12. 补益类药膳在应用时要注意哪几个方面？

13. 益气类药膳的常用原料及代表方分别有哪些？

14. 补血类药膳的常用原料及代表方分别有哪些？

15. 气血双补类药膳的常用原料及代表方分别有哪些？

16. 补阴类药膳的常用原料及代表方分别有哪些？

17. 补阳类药膳的常用原料及代表方分别有哪些？

18. 养心安神类药膳的常用原料及代表方分别有哪些？

19. 药膳配伍的禁忌有哪些？

20. 炖猪肉时需要加入哪些调味料？

21. 桂圆莲子粥适宜哪种人群？

22. 解表类药膳常用原料及代表方分别有哪些？

23. 病例分析：患者王某，女，17岁，每次来月经时小腹疼痛难忍，手脚冰凉，保暖有效，二便可，舌质淡，苔薄白，脉弦细。

问题：请设计一个辅助治疗的药膳方案并写出注意事项。

24. 病例分析：患者刘某，女，33岁，自觉小便时灼热刺痛，溺黄赤，伴发热，体温37.8℃，小腹拘急胀痛，口苦呕恶，腰痛拒按，大便秘结，苔黄腻，脉滑数。

问题：请根据辨证结果，设计一个辅助治疗的药膳方案，要求写出辨证、治法、原料及数量、烹制方法。

25. 什么是未病？

26. 未病先防的自我防护措施有哪些？

27. 什么是既病防变？举例说明。

28. 王某，男，62岁，因发热，咳嗽，咳腥臭脓痰，胸痛，诊断为"肺痈"。经治疗2周后上述症状明显缓解，现身热减退，咳嗽减轻，痰液转为清稀，伴气短乏力、口干，舌淡红，脉细数无力。

问题：目前该患者的施治法则是什么？护理上给予的健康指导有哪些？

29. 中医美容的理论基础有哪些？

30. 针刺减肥的作用机理是什么？耳针减肥常用穴有哪些？

31. 某女，48岁，身高156cm，体重75kg，面色无华，活动后疲乏无力，少动懒言，头身困重，纳差，腹满，便溏，舌质淡红，苔白腻，脉滑。

问题：该患者体重指数为多少，属于几级肥胖？中医如何进行减肥？

第八章　中医康复护理

【学习目标】

　　识记：中医康复的基本原则。

　　理解：常用中医康复治疗技术分类及作用。

　　运用：中医康复护理的方法及注意事项。

案例导入

　　患者陈先生，78 岁。因"左侧肢体活动不利 7 月余，加重 2 天"由门诊以"脑梗死后遗症"收入院。入院症见：神清，精神可，神色疲惫，言语含糊不清，舌淡，苔白，脉细。轮椅推入病房，查体合作。肌力：左上肢 0 级，左下肢 1 级，右上肢 5 级，右下肢 5 级。既往有"风湿性心脏病"20 余年，服用华法林等药物治疗，"慢性支气管炎"病史 10 余年。实验室检查：血红蛋白 105g/L，示贫血。对"磺胺类"药物过敏。

　　问题：患者目前的主要康复护理问题是什么？该施行哪些护理措施？

　　中医康复护理是以中医康复医学和中医护理学为基础，利用传统康复护理方法，配合康复医疗手段、传统康复训练和养生方法，以改善患者功能障碍为核心，提高生活质量，协助其重返社会的护理措施。其主要对象是由于损伤、急慢性疾病、老年病及先天发育不全所致的功能障碍者。作为中医康复治疗的重要组成部分，中医康复护理贯穿于患者康复的全过程。

　　综合医院康复医学科应设置功能评测、物理治疗、作业治疗、言语治疗、传统康复治疗、假肢与矫形器等康复医学专业诊疗部门。

第一节　中医康复的基本原则

康复原则是临床康复治疗所必须遵循的准则，是对康复实践具有根本性指导意义的、临床所必须遵循的准绳。中医康复学作为中医学的重要内容之一，其基本原则也是在唯物论和辩证法思想的指导下，经过长期生活与医疗实践所确立的。因此可以说，中医康复原则也是中医基本学术思想在康复学上的体现。

一、整体康复原则

康复的所有技术方法都必须从整体观念出发，在充分考虑人体自身的统一性、完整性，以及与自然界、社会环境密切相关的基础上，制定康复治疗措施。整体原则要求人们顺应自然，适应社会，形神共养，全面调治，整体康复。

（一）顺应和利用自然环境

1. 顺应时序变化及自然界气候变化

自然界中的日月星辰、五运六气、山川风土、金石草木、昆虫禽鱼、寒暑燥湿，以及它们按自然法则的运动变化等对康复患者生理、心理、病理变化均产生影响，因此需要采取因时因地而异的康复原则。

（1）四季之变　《灵枢·五癃津液别》中指出："天暑衣厚则腠理开，故汗出……天寒则腠理闭，气湿不行，水下留于膀胱，则为溺与气。"在康复治疗过程中，因时制宜是一个重要原则。顺应自然界春生、夏长、秋收、冬藏的规律，依据四时气候的变化，调理脏腑，调畅气血，调摄精神，保持和恢复脏腑功能，使阴平阳秘，气血流畅。

由于康复患者均为老弱病残损，正气亏虚，精血耗损，脏腑虚弱，阳不能固护于外，阴不能营守于内，人体生理调节功能失常，对自然界变化的适应性调节功能差。若自然环境或气候变化过于急剧，更容易加重病情或并发其他疾病。例如，冬季易发慢性疾病，如慢性支气管炎等，可借夏季阳旺之势，运用温热药以助其阳、祛其寒，体现了顺应自然、利用自然的康复治疗原则。

（2）一日之变　天地有五运六气的节律性周期变化，不但有年节律、月节律，而且还有日节律。《灵枢·顺气一日分为四时》指出："以一日分为四时，朝则为春，日中为夏，日入为秋，夜半为冬。"这种一日之内的天气变化不仅影响人体的生理功能、病理变化，也影响人体的康复。正如《灵枢·顺气一日分为四时》所说："夫百病者，多以旦慧、昼安、夕加、夜甚。"因此，在康复治疗过程中同样要顺应一日四时的变化。如近年来高血压病的研究发现，约80%高血压患者的动态血压曲线呈勺形，即血压昼高夜低，夜间血压比昼间血压低10%~20%。在康复治疗时应根据这一特点，不仅要重视高血压患者昼间血压控制的情况，还应注意是否存在夜间血压过低的情况，以保障心脑血管等重要脏器的血流灌注。

2. 顺应地理环境差异

地理环境也在一定程度上对人体生命活动产生影响。如南方湿热，腠理疏松，湿邪易流注筋骨而多病挛痹；北方燥寒，腠理致密，寒邪易伤阳气而多病脏寒等。因此，疾病的康复治疗应因地制宜，正如《素问·异法方宜论》所说："医之治病也，一病而治各不同，皆愈，何也？岐伯对曰：地势使然也。"即使是同一种病证，由于患者所处地理环境不同，也需采取不同的康复治疗方法始能奏效。例如，同是痹证后期，肢体功能轻度障碍，西北方地势高，冬季气候寒冷而干燥，可采取舞蹈疗法以促使其肢体功能的康复；而东南方地势低，夏季气候温暖而湿润，则可采取游泳来进行康复。

（二）适应和改造社会环境

人与社会是统一的整体，临床康复必须注意社会环境的各种因素对患者的影响。

1. 关注人与社会的关系

社会环境的各种因素都可以影响人体的生理功能和病理变化，进而影响脏腑气血，导致机体发生变化。因此，在康复治疗过程中应注意观察患者地位高下、家境贫富、人际关系变化等社会因素对人体的影响，采取不同的康复治疗措施，方能取得更好的疗效。

2. 凸显社会康复

社会康复措施在中医康复中亦占有十分重要的地位。社会康复是指利用有益的社会环境因素，在促进患者身心疾病康复的同时，提高其适应社会的能力。构建和谐的社会环境，利用积极的、有利的社会因素促使残疾者康复，让社会为康复提供良好条件和优质服务，包括教育、职业、经济、福利、生活条件改善等方面，让伤残患者功能和能力得以协同恢复，最后重返社会。

（三）形神兼顾，全面康复

中医理论认为，人体是由脏、腑、经、络、皮、肉、津、血、脉、筋、骨、髓及精、气、神等构成的一个有机整体。人体的"形"与"神"在生理状态下是相互资生、相互依存的统一整体，健全的形体是维持正常而协调的生理活动和精力充沛的物质保证，乐观舒畅的精神状态又是形体强健的必要条件。人体各部分之间在病理上也往往相互影响，人体某一部分的病理变化与身体各部，甚至全身脏腑功能、气血阴阳的盛衰密切相关。因此，康复必须充分考虑各脏腑之间的互相联系，注意调整形体与精神之间的关系，全面调治，整体康复。

1. 形神共治

（1）治形之道　所谓形是人体一切有形之质的概括，即皮肤、肌肉、血脉、筋骨、脏腑等组织器官，是生命活动的物质基础。治形，是摄养脏腑、精气血津液、肢体、五官九窍等有形结构。"形体不蔽"则"精神不散"。明代医家张景岳《治形论》中反复强调养形的重要性，明确指出"善养身者，可不先养此形以为神明之宅？善治病者，可不先治此形以为兴复之基乎"？形乃神之宅，只有形体完备，才能产生正常的精神活动。

（2）治神之道　所谓神是人体一切精神活动的概括，即情志、意识、思维等精神活动，又指生命活动的全部外在表现，是人体功能的反映。治神，主要是安定神志、调摄精神。中医学认为，人的精神情志变化是人体生理活动的重要组成部分，如果情志波动过于剧烈或持续过久，超过了生理的调节范围，每易伤及五脏，或影响人体的气机，导致多种疾病的发生。

2. 形神共养

中医康复学注重形神功能，强调两者的统一，从形体和精神两方面进行调理，即"形神共养"。人体疾病，或重在伤形，或重在伤神；或由形伤及神，或由神伤及形。一般而言，患者早期大多表现为紧张、忧愁、焦虑、恐惧或愤怒，急于治愈疾病；当病残一旦形成，确认自己将成为社会及家庭负担时，又往往产生悲观、绝望、厌世等心理反应。这些不良情绪，必然会加重病情，影响患者的功能恢复。中医康复学在这方面有其独到之处，既有一套以"养形"作用为主的康复疗法，又有一套以"调神"作用为主的康复疗法，结合应用可达到形神共养、形与神俱的目的。正如《素问·上古天真论》所说："故能形与神俱，而尽终其天年。"

二、辨证康复原则

辨证康复原则就是根据中医辨证论治的基本特点，在充分考虑时间、地域及个体体质差异的基础上，运用中医理论，对四诊所收集的有关病史、症状、体征加以分析、综合、概括、判断，对疾病进行证候定性确立的康复治疗总原则。它要求康复必须与临床辨证结合起来。辨证是确定康复总体方案、选择具体方法的根本前提和依据，只有辨证结果正确，才能确定正确的法则和方法，才能提高康复的效果。

（一）体质异同，辨质康复

在正常人群中，不同的个体在形质、功能和心理等方面都存在着各自的特殊性，即所谓体质差异。"体质"的定义，学术界尚未完全统一，比较公认的是，人类体质是人群及个体在遗传的基础上，在环境的影响下，在其生长、发育和衰老的过程中形成的功能、结构与代谢上相对稳定的特殊状态。这种特殊状态往往决定着对某些致病因子的易感性及产生病变类型的倾向性。因此，选择性地利用中医康复方法，改善或弥补体质上的某些偏颇或缺陷，对于增进健康、延缓衰老都具有十分重要的意义。

中医学对于体质问题的研究已有数千年的历史，早在《黄帝内经》中就有阴阳二十五人和五态之人的体质分类。而中医的康复方法也很多，贯穿于衣食住行各个方面。在实际应用中，无论哪种方法，都应兼顾体质特征。如针对不同的体质类型采取相对应的饮食康复措施，"辨质论食"，阴伤者润之，阳虚者温之，气虚者提之，血虚者补之，湿重者利之，血瘀者化之，偏颇者调之，虚甚者强之。

（二）病证结合，辨证康复

中医康复学主张辨病与辨证相结合。这是因为辨病可以从总体上把握疾病的发展过程及预后、转归，以确定总体上的康复治疗方案和最终目标；辨证则是在辨病明确的基础上，对疾病现阶段病变本质的把握，并以此确定现阶段的康复治疗方案。

就康复治疗的实质而言，中医康复不是注重于病的异同，而是证的异同。中医"同病异治""异病同治"的治则，对康复而言，更能体现出治疗上的优势。同为中风偏瘫，反映成"证"，就有肝肾亏虚和脾虚痰湿的不同，在康复治疗的同时，前者应补益肝肾、疏通经络，后者则当健脾化痰。而中风偏瘫与痹证关节疼痛，则是两种不同的疾病，但在康复阶段都可以出现肝肾亏虚证，因此可以用同样的康复方法。

（三）杂合以治，疗养兼顾

"杂合以治"，即要求康复的措施要以辨证论治为基础，针对不同的体质和病情采取综合性的康复手段。

1. 紧扣整体康复

人是一个有机的整体，"杂合以治"从整体观念出发，充分注意病残者的整体状态，运用综合性康复治疗手段，可形神兼具，标本同治。

2. 切合个体实际状态

中医辨证论治原则非常注重个体差异，要求因人、因病制宜。"杂合以治"可充分注意因地理环境、气候条件、风俗、饮食习惯等所形成的个体差异，集"五方之法"，分别选用药物、针砭、艾灸、导引、按摩等疗法，"杂"中选优，针对性强，最能切合病残者的实际。

3. "疗"与"养"结合

康复的对象大多以精气神不足、脏气衰弱、阴阳俱虚为其特征。养护的周期长，获效慢。因此，必须注意疗与养的结合。"杂合以治"可集疗、养于一体，许多方法都具有"有病治病，无病健身"的综合功效，如健身药物、药膳、太极拳、保健气功等，是家庭化、社会化康复的理想手段。

三、功能康复原则

康复医学的目的在于减轻或消除因病残带来的身心障碍，最大限度地恢复受损功能，发掘潜在功能，利用残存功能，补偿缺损功能，以恢复生活和职业能力。功能康复原则就是在此基础上，以增强或恢复脏腑组织功能及生活和职业能力为目标的原则。

（一）维护或恢复脏腑组织功能

人体是一个以五脏为中心的完整统一整体。任何外在组织器官的功能失常，都是内在脏腑功能失调的外在表现。任何局部组织器官的功能失常，都不能单从局部治疗，而应着眼于整体，着眼于内在脏腑组织的功能失调。因此，维护或调整脏腑功能，使其保持或恢复正常的生理活动，是中医康复学的首要任务。

（二）增强或恢复生活和职业能力

功能恢复并不是单指器官组织生理水平上的恢复，而是个体生活能力、家庭生活能力、社会生活能力和职业工作能力等综合能力的恢复。综合能力的恢复需要综合性的康复措施，除辨证康复治疗外，还要进行生理、心理、智能、体力、运动技巧等方面的功能训练，如衣、食、住、行及个人卫生等基本动作和技巧训练，职业工作所必需的体力、技能、智能及心理等方面的训练等。

（三）功能补偿

功能补偿的原则只适用于康复领域。当患者身体组织结构或功能出现重度缺损，严重影响日常生活能力和职业工作能力，这些缺损既不可能通过训练恢复，又不可能由其他残存能力代偿时，则需要功能补偿。常用的补偿方法有装配和使用假肢、矫形器、轮椅、手杖和生活辅助器等。

四、社区化、家庭化原则

康复服务社区化、家庭化是中医康复学的优势之一，同时也是人类养生保健、疾病康复所追求的发展趋势。中医康复对象的康复期较长，疗效缓慢，很难在医院或专门的康复机构完成全部的康复治疗和训练计划，因此特别需要社区及家庭的康复延续服务。而且，中医康复手段亦多为来源于自然的疗法，如天然药物、饮食、针灸、推拿、气功疗法及一些特定的运动锻炼方法等，不需要复杂的设备，不受场地和器材条件限制，便于长期坚持，最适合在社区或家庭内施行。中医康复的社区化、家庭化具有以下优点。

（一）充分利用社区及家庭人力资源

一般而言，家庭是慢性病残者康复的最佳场所，也是最终场所。中医康复技术可以最大限度地利用社区、家庭的人力和物力资源，在专业医师的指导下，继续实施在专门康复医疗机构没有完成的康复治疗或训练计划。

（二）大量节省社会和家庭医疗费用

康复社区化、家庭化，是以家庭或家庭附近的服务设施为主要场所，参与人员是康复对象本身，或经过培训的家庭成员、社区工作人员，减少了人工费、交通费及其他的间接费用。同时，让家庭人员帮助病伤残者进行康复治疗，更直接减少了医疗费用。

（三）增强康复效果

在社区或家庭进行康复活动，患者面对的都是熟人熟事熟环境，心理、生理都可以保持在最放松、最舒适的状态，能有效地巩固和提高康复效果。

（四）缓解保健和康复机构不足的矛盾

目前，我国需要提供康复服务的功能障碍者已超过2亿，而康复专门机构的匮乏及医疗卫生资源的不合理配置，致使大部分人群得不到最基本的康复医学服务。中医康复学的社区化、家庭化，可以大大地缓解供需矛盾。

（五）帮助功能障碍者回归社会

康复医疗的最终目的是让伤残者回归家庭，重返社会。伤残者在接受社区或家庭康复服务的过程中，能较多地接触亲友、其他伤残者和正常人群，能尽早熟悉并参与家庭生活和社会活动，这对于早期适应社会，进而回归社会具有重要意义。

五、综合康复原则

综合康复原则以中医整体康复原则、辨证论治为基础，是中医康复独具特色而历经实践检验的重要康复观点之一。这种针对不同的体质和病情，综合运用中医心理康复法、中药康复法、针灸康复法、推拿康复法、传统体育康复法、气功康复法、饮食康复法、自然康复法、传统物理康复法、娱乐康复法等多种康复疗法，使患者全面康复、回归社会的康复治疗思想与方法，称之为综合康复。

综合康复不能理解为多种康复疗法简单地堆砌，而应是遵循综合康复的原则制订最佳的康复疗法，分期或分阶段进行康复。

（一）标本结合

综合康复方案中，有些疗法侧重治其标，以解除患者突出的痛苦为目的；有些疗法则侧重治其本，以清除病因、疏导郁滞、补其不足、缓图治本为目的。

（二）动静互涵

康复疗法中，有的疗法以动为主，如传统体育康复法的步行、游泳等；有的疗法则以静为主，如气功康复法。综合康复方案在选择具体的康复疗法时亦应做到动静结合，如针对神欲静而体欲动的患者，应在选择"静心""安神"康复疗法的同时，配合以活跃情绪、转移注意的治法，力求静中有动、动中有静，以起到动静结合、平衡协调的目的。

（三）内外兼治

中医康复疗法形式多样，中药内服康复法、饮食康复法等主要通过摄入有治疗作用的中药和食物，从而调节和恢复脏腑功能；而针灸康复法、中药外治康复法、自然康复法等主要借助针、灸、中药、矿泉、日光等治疗器具、药物或物理因子作用于体表，以达到祛风散寒、行气活血、舒筋通络等功效，内外兼治，具有良好的协同作用，以期获得更佳的疗效。

（四）医患配合

根据康复对象在康复疗法中所处的被动或主动地位，可以将康复疗法分为两类。一类是医师对康复对象实施的康复疗法，如中药、针灸、推拿、物理等。在这一类康复治疗中医师是主体，患者是被动的接受者，同一病例的康复疗效更多取决于医师的治疗水平、经验、责任心等。另一类是患者为康复治疗中的主体，患者在医师的指导下实施，如中医心理康复法、气功康复法中的自我心理调节及传统体育康复法等。对于此类康复疗法而言，康复治疗的疗效则更多地与患者康复信心的强弱、主观能力的大小等关系密切。综合康复方案应尽可能选择以上两类康复疗法相结合，医患密切配合，共同提高康复疗效。

六、康复预防原则

中医康复预防原则是在中医理论的指导下，从预防观点出发，通过研究人类健康与病残发生、发展和预后的规律，探索并采取积极有效的综合措施，以预防病残的发生，或将病残降低到最低程度的系统理论。康复预防是中医康复的重要原则之一，不同于一般意义上的疾病预防，与导致残疾无关的疾病预防不应称之为康复预防。

（一）预防先天胎病致残

先天残疾古称"胎病"。中医胎教学说认为，恶劣环境、孕妇情绪不良或酒后受孕，常常导致胎儿精神或形体上的残疾。因此，要求孕妇谨守礼仪，尽量减少各种不良刺激。同时，古人还认为，在其中特别强调"男女同姓，其生不蕃"，这对于优生优育、防止先天残疾均有十分重要的意义。

（二）防止后天因病致残

对于易致残疾病的预防是防止后天残疾发生的关键。例如，脑血管意外的致残率甚高，后遗偏瘫是现代康复医学的主要对象之一。为了预防中风所致的残疾，古人总结出中风的先兆症状，提出在先兆出现时要及时采取预防性措施。医学实践证实，早期治疗高血压、动脉硬化、高脂血症、糖尿病等，对于防止脑血管意外引起的残疾有重要意义。

（三）防止残势发展及再次致残

当残疾发生后，要积极地采取康复措施，限制残疾的发展和恶化、尽量避免发生永久性或严重的残疾。同时，还要防止疾病的再次复发，以免再次致残。对此，中医学提出了许多指导性原则和具体措施，如"热病"患者要防止"食复""劳复"，中风偏瘫患者要防止"复中"。

第二节 常用中医康复护理技术

康复护理技术包括中医康复护理技术和现代康复护理技术，以中医康复或传统康复护理技术为手段，改善功能，提高患者生活自理能力和生存质量。中医康复护理技术主要为针灸、推拿、药物、情志、饮食、传统体育和传统物理康复方法等，现代康复护理技术包括物理疗法、作业疗法、言语疗法、心理疗法和康复医学工程等。各种康复方法都有一定治疗作用和适用范围，在具体运用中，应把多种康复方法有机结合起来，充分发挥各种方法的康复作用，促进机体全面、整体康复。

一、针灸康复法

针灸康复法是在中医基础理论和经络学说的指导下，利用针刺法和灸法治疗疾病、促进身心康复的方法。

针刺康复法在临床上主要应用的为体针疗法。体针康复法是以毫针为针刺工具，通过对人体经络上的腧穴施以一定的操作手法，以通调营卫气血、调整经络脏腑功能来治疗相关疾病的一种方法。针刺康复法还包括头针、水针、电针、磁针、三棱针、埋针、皮肤针、耳针，此外还有面针、眼针、鼻针、手针、腕踝针、舌针、足针、激光针、微波针等，在康复治疗和护理中均起到一定的作用。

艾灸康复法是借助灸的热力及药物作用，通过经络传导给人体以温热刺激，达到温通经脉、祛风散寒、回阳固脱的目的。《灵枢·官能》曰："针所不为，灸之所宜。"灸法分为艾炷灸、艾卷灸和温针灸，常用的是温针灸。

（一）康复作用

1. 调节阴阳

针灸康复法就是通过对经络、腧穴进行适当的刺激，以调节机体阴阳的"偏盛偏衰"，治疗人体"阴胜则阳病，阳胜则阴病"的病理变化，使机体恢复到"阴平阳秘"的状态，从而达到调和阴阳、治愈疾病的目的。

2. 扶正祛邪

针刺康复法的补法和艾灸康复法有扶正的作用，针刺康复法的泻法和放血法有祛邪的作用。人体疾病的发生、发展及转归就是机体内正邪相互斗争的过程，正不胜邪则病情加重，正胜邪退则病情缓解。

3. 疏通经络

针灸康复法是通过针刺和艾灸作用于经络的穴位上，"通其经脉，调其气血"，而经络"内属于脏腑，外络于肢节"，影响着脏腑与肢体的正常功能。针灸通过作用于经络，调畅气血，濡养脏腑器官、四肢百骸和体表肌肤，使其发挥正常的生理功能。

（二）针灸康复法临床应用

针灸康复法临床上多用于躯体冷痛、肢体麻木、脘腹隐痛、便溏泄泻等虚寒性疾病的康复治疗。

1. 神经功能障碍

针灸康复法通过刺激经络腧穴，加速和促进神经反射弧的自我修复和重建。如头针疗法，刺激头部经络的同时，也可以刺激大脑皮层在头皮的投射部位，用于神经系统相关疾病的康复，如神经性头痛、面神经麻痹、脑血管病，以及相关疾病引起的吞咽功能障碍、认知功能障碍、言语功能障碍等。

2. 运动功能障碍

针灸康复法的一个重要作用是疏通经络，调畅气血，濡养四肢百骸和体表肌肤，使其恢复正常的生理功能。将毫针、电针作用于活动障碍的肢体及部位，用于颈椎病、关节炎、各种急慢性损伤等的康复。

3. 心肺功能障碍

气血运行是机体生命活动进行的基础，气血不通则脏腑失调，肢体失养。头针、耳针疗法能有效地促进气血运行，增加血液灌注，用于心绞痛、心力衰竭、高血压、无脉症等的康复。

4. 疼痛

"不通则痛，痛则不通。"毫针、电针、腕踝针等疗法通过对神经的刺激，抑制或刺激神经的反射，用于神经痛、癌痛、创伤后疼痛及各种急慢性疼痛的康复。

二、推拿康复法

推拿康复法是在中医基础理论和经络学说的指导下，通过手、肘或辅助器等在人体体表一定部位施以各种手法，以治疗疾病、促进康复的一种治疗方法。常用的推拿手法包括㨰法、一指禅推法、揉法、摩法、擦法、推法、搓法、抹法、抖法、振法、按法、拿法、摇法、拍法、捏法、踩跷法、点法、捻法、扫散法，还有插法、掐法、拔伸法、弹筋法、背法、扳法、击法、叩法、勾法、梳法等多种推拿手法，可根据不同的病证，施以不同的推拿康复手法。

（一）康复作用

1. 疏通经络

"经络不通，病生于不仁，治之以按摩。"推拿康复法是借助手掌、手指或其他辅助器械在人体体表施以各种手法，刺激体表反射区或穴位，通过经络传导，起到化瘀消肿、解痉止痛、舒筋活络、理筋整复的作用。

2. 调和气血

现代研究表明，推拿作用于机体表面，能升高局部组织的温度，促进体表及末梢的毛细血管扩张，从而改善血液和淋巴的循环，调和全身气血，增强机体健康。

（二）推拿康复法临床应用

1. 肢体功能障碍

推拿康复法可以疏通经络，调和气血，有利于患者机体功能的恢复。根据病情发展的不同阶段，可采用不同的手法及穴位按摩。如偏瘫患者软瘫期，用按法、掐法等手法刺激神经；痉挛期用拿法、揉法配合点按压痛点等手法。

2. 小儿推拿

小儿推拿不同于成人推拿，应根据小儿的生理、病理特点施以适当的推拿手法，常用手法有推法、清法、退法、运法、拿法、揉法、摩法、捏法等。小儿肌肤娇嫩，腠理疏松，形气未充，因此，在操作过程中手法要轻柔和缓，均匀持久，切忌用力过大过猛。在推拿的过程中可加用润滑剂，防止皮肤受损。小儿推拿可用于小儿腹泻、疳积、小儿麻痹后遗症、遗尿、五迟五软、支气管哮喘等病证。

三、药物康复法

药物康复法包括中药内服和外用两种。药物外用康复法是针对患者病情，选择具有康复作用的中药，经过一定的炮制加工后，对患者全身或局部的病位给予敷、贴、熏、洗等不同方法的治疗，使药物经皮肤毛窍吸收，起到疏通经络、调和气血的康复作用。

（一）康复作用

中药外用可与传统、现代物理疗法相结合，综合多种理化作用，增强治疗效果。常用的外治法有以下几种。

1. 熏蒸法

本法是利用中药煎煮后所产生的温热药气熏蒸患者身体，以达到康复治疗目的。本法通过温热和药气的共同作用，调和气血，散寒通络，祛风止痒，广泛应用于风湿痹痛、跌打损伤、皮肤疾患等。

2. 膏药法

本法是将药物特殊加工后形成的膏脂状物涂于布或纸等裱褙材料上，常温下呈固态，35～37℃时溶化，能粘贴于病位皮肤或一定的穴位上，起到局部或全身疾病康复的作用。现代的膏药治法有多种，如软膏、橡皮膏等。所用的膏方大都取法于内治的汤、丸、散方。

3. 烫洗法

本法是选配某些中草药制成煎剂，趁热洗浴患部或全身，以达到康复目的。

4. 熨敷法

将热物在病患部位慢慢来回移动以熨之，为热熨法；将热物贴敷于患处，固定不移，为热敷法。常用的熨敷法有水熨敷、盐熨敷、蚕沙熨敷、葱熨敷等。

（二）药物康复法临床应用

1. 改善形体功能

药物康复法具有祛风除湿、温经通络、活血化瘀、消肿止痛、续骨疗伤等作用，用于风湿病、伤病、病残的功能改善。①风湿痹痛：狗皮膏、万应膏、麝香追风膏等。②跌打损伤：损伤膏、跌打风湿膏等。③骨折恢复期：接骨续筋膏、坚骨壮筋膏等。

2. 调理脏腑功能

药物康复法具有补益五脏、调补阴阳气血的功能。如温中膏能温补中焦脾胃；养心安神膏能补养心血、安神定志。

3. 活血止痛功能

药物康复法用于软组织损伤所致肿胀疼痛，风湿关节病，寒湿腰痛骨折或关节脱位后期的筋肉拘挛、关节僵硬。如散瘀和伤汤用于跌打损伤疼痛，化坚汤用于病程较长的局部软组织粘连、筋膜增厚等。

四、情志康复法

情志康复法主要根据脏腑情志论和五行相克论，将人体归纳为五个体系，并按照五行配五脏五志，然后利用情志之间相互制约的关系来进行康复的心理疗法。

（一）康复作用

减轻异常情志反应，消除致病情志因素。人体在面临疾病、伤痛或者某些其他生活中的变故时，都会产生一系列相应的不良的异常情志反应，常见的有焦虑、抑郁、否认、愤怒、缺乏自信等。这些情绪不仅影响疾病的康复转归，甚至会导致更加严重的疾病和功能障碍，因此，减轻异常的情志反应、消除致病的情志因素，对患者的康复至关重要。

（二）情志康复法临床应用

1. 情志相胜法

情志相胜法是利用情志相胜的关系，改变患者的感受、情绪和认识，消除致病情志，从而促进患者的康复。详见第四章第五节。

2. 暗示疗法

利用语言、动作或其他方式，在不知不觉中给予患者积极的暗示，使患者不带主观意识地接受积极观点、态度，从而消除其心理上的压力，促进患者身心的康复。详见第四章第五节。

3. 行为疗法

人的情志活动受外界环境的影响，因此康复治疗中，可通过环境改变、移情等措施来纠正异常情志反应，促进患者恢复正常的心理生理状态。

4. 色彩疗法

在自然欣赏、社会活动方面，色彩在客观上是对人们的一种刺激和象征，在主观上又是一种反应与行为。色彩的直接性心理效应来自色彩的物理光刺激对人的生理发生的直接影响。中医理论中也有五色配五脏的说法，利用自然界中的颜色给人不同的感受及心理反应，从而促进身心康复。

五、饮食康复法

饮食康复法是指根据患者气血阴阳的盛衰及脾胃的运化能力，利用食物性味上的偏颇特性，有针对性地用于某些病症的治疗或辅助治疗，以达到调整阴阳、平衡机体的目的，有助于疾病的治疗和康复。

（一）康复作用

1. 维持生命活动

饮食为人体的生命活动提供了物质基础。维持生命活动靠先天之精及后天精微的滋养，而后天精微主要通过脾胃运化从饮食中摄取，因此，合理的饮食能为人体生命活动提供至关重要的能量。

2. 治病防病

《医学衷中参西录》中指出，食物"患者服之，不但疗病，并可充饥；不但充饥，更可适口，用之对症，病自渐愈，即不对症，亦无他患"。由此可见，食物本身就具有"养"和"疗"两方面的作用。根据疾病的阴阳盛衰，选择相应性味的食物，可治病防病。

（二）饮食康复法临床应用

患者在患病期间，脏腑功能的相互影响及疾病本身的影响，会导致患者营养摄取、吸收的障碍，继而影响疾病的好转及痊愈。合理的饮食，可以为患者提供机体所需要的物质和能量，促进"元精营卫"四气的充沛和运行，从而促进气血运行，濡养脏腑、经络、筋骨、皮毛等，促进机体的康复。详见第五章。

六、传统运动康复法

传统运动康复法，古时称为导引，是我国古代劳动人民在长期的生活及与疾病斗争的实践过程中，认识、总结和创造的一系列强身健体的运动疗法。其以肢体活动为主，配合呼吸、按摩等，如导引术、五禽戏、八段锦、太极拳、气功等传统体育项目，可以有效地促进气血循环、筋骨强健、阴阳调和，从而促进机体的康复。

（一）康复作用

1. 调和脏腑

传统运动康复法大都有较为明确的健身目的，某些动作可以针对性地作用于某一脏腑。如五禽戏中的虎、猿、熊、鸟、鹿对应肝心脾肺胃；八段锦中的每一招每一式也都对应着人体的五脏六腑。选择合适的传统运动项目，可调节恢复脏腑功能。

2. 流通精气

华佗曾说："动摇则谷气得消，血脉流通，病不得生。"传统运动康复法通过肌肉、关节、筋骨的不断运动，使壅滞的血液流通，闭塞的精气通畅。精气流通，运行不止，才能保证生命活动的正常运行，促进疾病的康复。

3. 形神共养

传统运动康复法讲求动静结合，以活动肢体，动行为先，动行的同时要求精神专注、意念内守，"以意领气，以气运身"，兼顾调养神息。外在气血充沛，内在神气内守，更有利于形体的健壮与康复。

（二）传统运动康复法临床应用

1. 健身祛病

传统运动康复法主张在情绪安宁、精神舒畅的状态下进行锻炼，主张动静结合，动则舒经通络、行气活血、滑利关节、调和脏腑，以调动全身脏腑器官的功能，以扶其正祛其邪，达到祛病强身的效果。

2. 延年益寿

生命在于运动，传统运动康复法不仅能促进机体内部的运行，还可以促进机体与外界的交换运动、新陈代谢，使机体保持最适应内外界环境的状态，从而保持生命活动的正常运行，"流水不腐，户枢不蠹"，达到延年益寿的目的。

七、物理康复法

物理康复法是康复治疗的主体，分为两大类：一类是功能训练和手法治疗，包括针灸、推拿和传统运动等康复法；另一类是以各种物理因子，包括光、声、冷、热、水、磁等作用于人体，以达到治病防病、促进康复的目的。

（一）康复作用

1. 自然康复法

自然康复法是应用与人类生活直接关联的物质与方法，如空气、水、阳光、睡眠、休息等作用于人体，保持和恢复健康的一种疗法。如水疗法，包括温泉浴、足浴等。

2. 芳香康复法

不同的树木和花卉有不同的芳香味道，如玫瑰的花、桉树的叶子、佛手柑的果皮等，从中提取出不同颜色和气味的精油，具有易渗透、高流动性和高挥发性的特点。当挥发在空气中的芳香被人体吸收，或渗透于肌肤，可对人体的情绪和其他功能产生作用，强化人体的心理生理功能，而中医学也有芳香可化湿的说法，从而促进身心的健康。

3. 音乐康复法

音乐康复法是利用声音作用于人体进行治病的康复疗法。《黄帝内经》有"五音疗疾"的记载，现代医学界也有利用音乐减轻压力和焦虑情绪、降低血压及心率、增强免疫系统反应的方法。音乐疗法可以有效平复患者心情，转移患者注意力，以起到身心平和、缓解疼痛等作用。

（二）物理康复法临床应用

物理康复法已经成为现代康复医学中的重要手段，治疗方式多样，适用人群广泛，并且诸多疗法可于家庭中自行实施，且应用广泛，有消炎、镇痛、抗菌、镇静催眠、兴奋神经、缓解痉挛、软化瘢痕、消除粘连、加速伤口愈合、加速骨痂形成、增强机体免疫力，以及脱敏、抗癌等作用。

第三节　常用中西医结合康复护理技术

中西医结合康复护理技术是在中医理论指导下，围绕全面康复的目标，密切配合康复医师及其他康复专业人员，对康复对象所实施的一般和专门的护理技术。康复护理技术包括呼吸及体位排痰训练、吞咽训练、膀胱及肠道护理及起居护理等日常生活能力护理。

一、日常生活活动训练

基础性日常生活活动是指维持最基本的生存及生活需要每天必须进行的活动，包括自理活动（如更衣、进食、如厕、洗漱、修饰等）和功能性移动（如翻身、转移、行走、上下楼梯）。

工具性日常生活活动是指人们在社区中独立生活所需要的关键性较高级的技能，包括交流方面（如使用电话，阅读，书写，使用计算机、录音机，识别环境标记、厕所标记、街道指示牌和交通信号灯等）、家务劳动方面（购物，做饭，洗衣，照顾孩子，使用家用器具如厨具、洗衣机、刀、剪、电冰箱、扫帚、拖把等）、使用交通工具（如骑自行车、摩托车，上下汽车，驾驶汽车等）。这些活动常需要使用一些工具，因此称之为工具性日常生活活动。

（一）床上运动

1. 床上翻身

以偏瘫患者为例，翻向患侧时，将健侧下肢插到患侧下肢下面，屈膝，双手十指交叉握紧。伸肘（患手拇指一定要放在健手拇指的上方），先将伸握的双手摆向健侧，再反方向摆向患侧，借助摆动的惯性可翻向患侧；翻向健侧时，可屈肘，用健手前臂托住患肘放在胸前，将健侧下肢插入患侧下肢的下方，在身体旋转的同时，用健侧下肢搬动患侧下肢，翻向健侧。

2. 床上左右移动

移向右侧时，先将健足伸到患足的下方，用健足钩住患足向右移动，用健足和肩支起臀部，同时将下半身移向右侧，臀部右移，将头慢慢移向右侧。左移的动作与此类似。

3. 坐起

对有良好的坐位平衡能力及臂力的患者进行坐位训练时，通常用最简单的方法，即借助绳梯或一根打结的粗绳，双手交替牵拉，就可从仰卧位到坐位，适用于双下肢瘫痪患者。在无辅助设备的情况下，应先翻身到健侧卧位，然后将下肢移动到床沿，并渐渐用健侧上肢支撑身体坐起。对不能自行坐起者，扶助坐起的方法是让患者双臂肘关节屈曲支撑于床面上，操作者站在患者侧前方，用双手扶托患者双肩并向上牵拉，指导患者利用双肘支撑抬起上部躯干，渐渐改用双手掌撑住床面，支撑身体而坐起。

（二）床与轮椅间转移

以单人协助的床与轮椅间转移为例。

1. 从床到轮椅的转移

（1）站立位转移法　轮椅与床边呈30°角，刹住车闸，翻起脚踏板；协助患者坐于床边，双脚着地，躯干前倾；操作者背屈，面向患者，将患者头放在操作者靠近轮椅侧的肩上；如患者为肱二头肌有力者，让患者双臂抱住操作者的颈部，否则，患者双上肢置于膝前，双下肢分开位于患者双腿两侧，双膝夹紧患者双膝外侧并固定，双手抱住患者臀部或拉住腰带，操作者挺直后背并后仰将患者扶起呈站立位；在患者站稳后，操作者以足为轴慢慢旋转躯干，使患者背部转向轮椅，臀部正对轮椅正面，然后使患者慢慢弯腰，平坐轮椅上；帮助患者坐好，翻下脚踏板并将患者脚放于其上。

（2）床上直接转移法　有一定躯干控制能力、双手或单手能部分支撑身体的患者可用此法。轮椅正面向床，垂直紧贴床边，刹闸；协助患者挪动身体靠近床沿坐起，背对轮椅，躯干前屈，一手或双手向后伸抓住轮椅扶手；操作者站在轮椅一侧，一手扶患者的肩胛部，一手放于患者的大腿根部；操作者和患者同时用力，患者尽可能将躯体撑起并将臀部向后上方移，操作者将患者的躯干向后托，使患者的臀部从床上移动到轮椅上；打开车闸，移动轮椅离床，使患者足跟移至床沿，刹住车闸，把双脚放于脚踏板上。

2. 从轮椅到床的转移

从轮椅到床的转移与上述步骤相反。

（三）立位转移

1. 扶持行走

偏瘫患者先在扶持站立位时练习患侧下肢摆动、踏步、屈膝、伸髋，患侧下肢负重，健侧下肢向前后移动，以训练患侧下肢的平衡能力。操作者在偏瘫侧进行扶持，一手握住患侧手部除拇指外的四指，使其拇指在上，掌心向前，另一手从患侧腋下穿出放于胸前处，与患者一起缓慢向前步行。

2. 扶杖架拐行走

（1）双拐站立　将两拐杖放于足趾的前外侧 15～20cm，双肩下沉，双肘微屈，双手握住拐杖的横把，使上肢的支撑力落于横把上。肌力不足者，可取三点站立位，即将两拐杖放于足前方 20～25cm，这时患者的健足、左拐杖、右拐杖三点支撑身体的重量。

（2）架拐行走　根据患者的残疾及肌力情况，分别指导练习不同步态。以瘫痪患者为例，根据腋杖和脚移动的顺序不同，分为交替拖地步行、同时拖地步行（摆至步）、四点步行、三点步行、二点步行、摆过步等。①交替拖地步行：方法是伸出左腋杖，两足同时拖地向前，到达左腋杖附近，再将右拐向前迈，取得平衡。②同时拖地步行：又称摆至步，即同时伸出双侧腋杖，然后两足同时拖地向前，到达腋杖附近。③四点步行：方法为伸出左腋杖，迈出右脚；伸出右腋杖，迈出左脚。④三点步行：方法是同时迈出双拐，再迈出患侧下肢或不能负重的足，然后迈出肌力较好的一侧下肢或健足。⑤二点步行：方法是一侧腋杖和对侧足同时伸出，另一腋杖和足再同时伸出。⑥摆过步：方法与摆至步相似，但双足不拖地，而是在空中摆向前，故步幅较大、速度快，患者的躯干和上肢控制力须较好，否则容易跌倒。

手杖的使用：使用时选择合适高度的手杖。使用手杖平地行走的方法：健手伸出手杖，接着迈出患足，再迈出健足，以杖－患足－健足的方式行走。使用手杖上下楼梯的方法：健手伸出手杖，然后按照健侧下肢先上、患侧下肢先下的规律上下。

3. 独立行走

平行杠是患者练习站立和行走的工具。患者首先在平行杠内练习患肢与健肢交替支持体重、矫正步态、发送行走姿势等，再做独立行走练习。行走时，患者先保持立位平衡，然后一脚迈出，身体随着向前倾斜，重心转移至该下肢，再迈出另一脚，如此交替迈步，身体向前行进。

（四）上下楼梯

1. 上楼梯

偏瘫患者健手扶住栏杆，操作者站在患侧后方，一手扶持健侧腰部，另一手控制患侧膝关节，协助重心转移到患侧，嘱患者健足迈上第一个台阶；协助患者重心向前移动至健侧下肢，操作者一手固定健侧骨盆，另一手从膝关节上方至小腿前面，协助患足抬起放于第二个台阶上；健足再上台阶时，操作者一手不动，另一手上移至患者大腿向下压，并向前拉膝部至足的前方；协助重心转移至患侧，嘱患者健足再迈上一个台阶。

2. 下楼梯

偏瘫患者健手扶住栏杆，操作者站在患侧，患足先下第一个台阶，操作者一手放于患膝上方，使其稍向外展，另一手放于健侧骨盆处，用前臂保护患侧腰部，并将身体重心向前移动，健足下第一个台阶时，操作者的手保持原位，另一手继续将骨盆向前推移。

（五）穿脱衣服训练

穿脱衣物是日常生活活动中不可缺少的动作，需要患者有保持坐位平衡的能力，并有一定的协调性和准确性。训练时要给予充足的时间和指导，大多数患者可独立进行。

1. 穿脱开身上衣

穿衣时，患者取坐位，用健手找到衣领；将衣领朝前平铺在双膝上，患侧袖子置于双侧下肢之间；用健手协助患肢套进袖内并拉衣领至肩上；健侧上肢转到身后，将另一侧衣袖拉到健侧斜上方，穿入健侧上肢；系好扣子并整理衣服。

脱衣的过程正好相反，用健手解开扣子，先用健手脱患侧至肩下，再脱健侧至肩下，然后两侧自然下脱出健手，再脱出患手。

2. 穿脱套头上衣训练

穿衣时，患者取坐位，用健手将衣服平铺在健侧下肢上，领子放于远端，患侧袖子置于双侧下肢之间，用健手将患肢套进袖内拉到肘以下，再穿健侧袖子，健手将套头衫背面举过头顶，套过头部，整理好衣服。

脱衣时，先将衣服向上拉至胸部以上，再用健手拉住衣服背部，从头转到前面，使衣服从头后方向前脱出，先脱出健手，后脱出患手。

3. 穿脱裤子

穿裤子时，患者取坐位，用健手从腘窝处将患侧下肢抬起放于健侧下肢上，患侧下肢呈屈膝状；用健手穿患侧裤腿，拉到膝以上，放下患侧下肢，全脚掌着地；穿健侧裤腿，拉到膝上；抬臀或站起向上拉至腰部；整理系紧裤子。

脱裤子时，患者取站立位，松开腰带，裤子自然下落；然后坐下，先抽出健侧下肢，后抽出患侧下肢；健侧下肢从地上挑起裤子，整理好待用。

注意事项：平衡较好者取坐－站式，平衡不好者取坐－卧式训练穿脱衣裤。

4. 穿脱袜子和鞋

穿袜子和鞋时，患者取坐位，双手交叉或用健手从腘窝处将患侧下肢抬起置于健侧下肢上，用健手为患足穿袜子或鞋，放下患侧下肢，全脚掌着地，重心转移至患侧，再将健侧下肢放在患侧下肢上，穿好健侧袜子或鞋。脱袜子和鞋，顺序相反。

（六）摄食训练

康复患者应根据其疾病及具体情况选择不同的食物进行调护。对意识清楚、全身状况稳定者，可进行摄食动作训练。

1. 具体实施步骤

①将食物及餐具放在使用的位置上，必要时碗、盘应用吸盘固定。②令患者身体靠近餐桌，患侧上肢放在桌子上，手臂位置正确可以帮助患者进食时保持对称直立的坐姿。③帮助患者用健手把食物放在患手中，再用患手将食物放于口中，以训练健、患手功能的转换；当患侧上肢恢复一定主动运动时，可用患手进食。④丧失抓握能力、协调性差或关节活动受限者，应将食具加以改良，如使用加长加粗的叉勺，或将叉勺用活套固定于手上。⑤视空间失认、全盲的患者，食物要按钟表顺时针方向摆放，并告知患者摆放食品的名称和顺序；偏盲患者用餐时将食物放在健侧。⑥饮水训练：杯中倒入适量的温水，放于适当的位置；单手或双手伸向茶杯，可用患手持杯，健手帮助以稳定患手，端起后送至嘴边；缓慢倾斜茶杯，倒少许温水于口中，闭唇，咽下；必要时用吸管饮水。

2. 注意事项

①有吞咽障碍的患者必须先做吞咽动作训练后再进行摄食训练。②注意调配食物的软硬度和黏度，使之便于下咽，食物从糊状过渡到半流食、正常饮食。③进食时取半卧位或坐位，颈部放松前倾。④必要时采用吸管或可挤压的容器进食。⑤进食时细嚼慢咽，每日量不宜过多。

（七）个人卫生训练

对能在轮椅上坐位坚持30分钟以上、健侧肢体肌力良好且全身症状稳定的患者，应尽快进行个人卫生训练，以提高自理生活的能力，增强患者的自信心。

1. **洗脸、洗手、刷牙训练**

①患者坐在水池前，用健手打开水龙头放水，调节水温，用健手洗脸，洗患手及前臂；洗健手时，患手贴在水池边伸开放置或将毛巾固定在水池边缘，涂过香皂后，健手及前臂在患手或毛巾上搓洗。拧毛巾时，可将毛巾套在水龙头上或患侧前臂上，用健手将两端合拢，向一个方向拧干。②打开牙膏盖时，可借助身体将物体固定（如用膝夹住），用健手将盖旋开，刷牙的动作由健手完成，必要时可用电动牙刷代替。③清洗义齿或指甲，可用带有吸盘的毛刷、指甲锉等，固定在水池边缘。④剪指甲时，可将指甲剪固定在木板上，木板再固定在桌上，进行操作。

2. **洗澡**

（1）**盆浴**　①患者坐在紧靠浴盆的椅子上，最好是木制椅，高度与浴盆边缘相等；脱去衣物，用健手托住患侧下肢放入盆内，再用健手握住盆浴，健侧下肢撑起身体前倾，抬起臀部移至盆内椅子上，把健侧下肢放入盆内。②亦可用一块木板，下面拧两个橡皮柱，固定在浴盆一端，患者将臀部移向盆内木板上，将健侧下肢放入盆内，再帮助患侧下肢放入盆内。③洗毕后，出浴盆顺序与前面步骤相反。

（2）**淋浴**　患者可以坐在淋浴凳或椅子上，先开冷水管，后开热水管，调节水温，淋浴较容易进行。洗涤时，用健手持毛巾擦洗；用长柄的海绵浴刷擦洗背部和身体的远端；对于患侧上肢肘关节以上有一定控制能力的患者，将毛巾一端缝上布套，套于患侧下肢协助擦洗；拧干毛巾时，将其压在腿下或夹在患侧腋下，用健手拧干。

（八）日常生活活动训练注意事项

1. 训练前做好各项准备，如帮助患者排空大小便，避免训练中排泄物污染训练器具；固定好各种导管，防止训练中脱落等。

2. 循序渐进的训练原则。训练时应从易到难，循序渐进，切忌急躁，可将日常生活活动的动作分解为若干个细小的动作，反复练习，并注意保护，以防发生意外。

3. 训练时要给予充足的时间和必要的指导，操作者要有极大的耐性，对患者的每一个微小进步，都应给予恰当的肯定和赞扬，从而增强患者的信心。

4. 训练后要注意观察患者的精神状态和身体状况，如是否过度疲劳、有无身体不适，以便及时给予必要的处理。

二、站立位平衡训练

站立位平衡训练的目的是为步行做好准备。

（一）正确的站姿

头部躯干伸直，向前直视，臀部前挺保持伸髋，膝微屈，足跟着地，双下肢同时负重。

（二）双下肢负重站立

1. 重心上下移动

患者双下肢站立，保持伸髋，通过膝关节的屈曲使重心于垂直方向上下移动。操作者可在患者的前面，双手放在患者双膝上，膝关节屈曲时帮助下压，同时防止大腿内收内旋。

2. 重心前移

患者双膝屈曲，用叉握的手向前推前方的大球，使重心前移。操作者帮助固定膝关节。

3. 重心后移

患者屈髋、骨盆后倾，使重心后移，躯干和上肢相对向前以维持平衡。操作者站在患者后面，帮助患者将骨盆后拉。

4. 重心两侧移动

患者双腿站立，双膝微屈，将重心从一侧移至另一侧。操作者站在患者偏瘫侧的后方，双手置于骨盆两侧，帮助重心转移。

（三）患侧下肢负重站立

1. 髋伸展外旋

患侧下肢负重站立，健足放在患足前面或者后面，操作者站在患侧，双手置于骨盆两侧以引导骨盆运动，使患侧下肢于外展位，改善伸髋。

2. 膝关节屈曲

患侧下肢负重时最易出现膝关节的屈曲活动及膝过伸而加重伸肌痉挛。因此，操作者宜在患者患侧，用自己的双侧膝盖控制患者的膝盖活动，防止其过伸或屈曲，同时用手帮助患者伸髋，协调躯干姿势。

3. 抑制足趾跖屈

在足趾下面放一毛巾卷，使足跟着地。

4. 患侧下肢负重，健侧下肢上下台阶

患者站在一台阶上，健侧下肢先上一台阶，再缓慢放在身后下一台阶，操作者站于患者患侧，注意其髋、膝、踝关节的正常模式运动。

（四）健侧下肢负重站立

1. 放松患侧下肢伸肌

患侧下肢平放在地面上，以健侧下肢负重，操作者位于患者前面，一手放在患侧骨盆上帮助骨盆向前下方放松，另一手放在患膝前面，引导患膝向前，同时防止足跖屈和内翻。通过这种方法使整个下肢得到放松。

2. 患侧下肢原地抬起

操作者位于患者前面，一手放在健侧髋部，指导患者用健侧下肢负重；另一手握住患足，指导患者抬起患足，然后放回地面。

3. 患侧下肢向后迈步

操作者位于患侧后方，一手放在患侧髋关节处，防止患者将患侧下肢向后迈时上提，另一手握住患足，使其背伸。患侧下肢自行控制后，嘱患者提起患足向前随意摆动。

4. 患侧下肢伸髋屈膝

患者健侧下肢站立，患侧下肢伸髋、屈膝，操作者位于患者后面，以两膝夹住屈曲的患侧下肢，双手放在患者两肩上，维持躯干挺直。

（五）站立位上肢活动

1. 抑制屈肌痉挛

患侧下肢负重在前，健侧下肢在后成弓步，双侧上肢伸直，支撑在身体前面的桌面上适当负重，肘伸直，手指展开，通过负重抑制屈肌痉挛。也可以双脚平行站立，双上肢伸直支撑在身体后面的床上，向前突出髋部，以伸展整个脊柱。

2. 伸展手臂，外展并外旋

操作者站在偏瘫侧，帮助患者把伸展的患侧手臂充分外展并外旋，腕背伸，各手指充分外展。

3. 双手叉握，拳心向外伸直并上举

该运动可使肩胛骨充分前伸与上提，肘伸直，腕充分背伸。

4. 偏瘫上肢选择性分离运动

如果偏瘫上肢痉挛完全缓解，可进行各种日常性和作业性活动，反复进行训练。

三、步行训练

患者要完成正确步行，需要具备两个条件：一是单腿独立负重；二是能够主动屈髋、屈膝和屈踝。因此，患者只有在掌握了这些动作要领后，才可进行步行训练。训练重点：①改善步行中的平衡能力，如站位平衡训练、左右侧弯腰等。②纠正长短步训练，如站位时练习前后迈步，并随时纠正患者的长短步。③增加患肢负重能力及耐力，如让患肢单独负重训练、上下楼梯练习等。④增加对下肢控制能力的训练，如卧位时足跟不离开训练床的交替屈伸、坐位屈膝等。

1. 患侧下肢支撑期避免过度伸膝

此期患者应主动选择性伸髋，避免膝过度伸展。需要帮助时，当患者将重心移至患侧下肢时，操作者用手使骨盆向前以确保伸髋。

2. 患侧下肢摆动期放松髋膝踝关节

此期健侧下肢站立，应训练患者放松髋膝关节，同时操作者在后面用手沿股骨线向下施压骨盆，以帮助骨盆向前下方运动。

3. 交叉侧方迈步

①健腿在前，交叉向患侧迈步，脚放于平地上，避免膝过伸。②患侧下肢在前，向健侧方向迈步，操作者站于患侧，帮助患侧骨盆向前下方运动。

4. 上楼梯练习

①患者用手抓住楼梯扶手，重心移至患侧下肢上，用健侧足上第一台阶。迈步时，操作者帮助患膝向前下方运动。②重心移至健侧下肢上，用患侧足上第二台阶。迈步时，操作者用手放在患者胫骨前面，帮助患侧下肢屈髋屈膝，将患足

放于第二台阶，同时防止患者用力上提骨盆。

5. 下楼梯练习

①患者用手抓住楼梯扶手，患足站立，健足迈下第一台阶，同时注意患膝充分屈曲。②健足站立，患足向下迈第二台阶，注意骨盆向前运动，同时防止患侧下肢内收。

四、吞咽训练

正常的吞咽功能是正常饮食的前提和保障，对于有吞咽功能障碍的患者要进行吞咽训练，恢复或提高患者的吞咽功能，改善身体的营养状况。同时改善因吞咽不能而产生的心理恐惧与抑郁，增加进食安全，减少食物误咽吸入肺的机会，减少吸入性肺炎等并发症发生的机会。

（一）基础训练

基础训练是针对与摄食－吞咽活动有关的器官进行功能训练，包括触觉刺激、咽部冷刺激与空吞咽、味觉刺激，口唇舌及颜面等肌肉功能训练。口唇舌及颜面等肌肉功能训练又包括颊肌运动、轮匝肌运动、咬肌运动、舌部运动、喉抬高训练、屏气－发声运动、发音训练等。

（二）摄食训练

摄食训练是实际进食的直接训练，训练的最佳体位并非完全一致，主要是利于患者吞咽运动的完成并最大限度地防止误吸、误咽。对卧床患者一般取躯干呈30°仰卧位，头部屈曲，偏瘫侧肩部以枕垫起，护士位于患者健侧。对可取坐位的患者最佳体位是上身挺直，头稍前屈，身体亦可向健侧倾斜30°，使舌骨肌的张力增高，喉上抬，食物容易进入食道。如果头部能转向患侧80°，此时健侧咽部扩大，便于食物进入，可防止误咽。食物的选择遵循先易后难的原则进行，最易吞咽的食物是胶冻样食物如菜泥、果冻、蛋羹、浓汤。随着吞咽功能的改善可逐渐选择半固体、固体和液体食物。适宜吞咽的每次摄食入口量以 3~4mL 开始（半勺），然后酌情增加至 1 勺。

（三）空吞咽与交互吞咽

当咽部已有食物残留时，如继续进食，则残留积累增多，容易引起误咽。因此，每次进食吞咽后，应反复做几次空吞咽，使食块全部咽下，然后再进食。亦可每次进食吞咽后饮极少量水（1～2mL），这样既有利于刺激诱发吞咽反射，又能达到去除咽部残留食物的目的，称为"交互吞咽"。

（四）侧方吞咽

咽部两侧的梨状隐窝是最容易存留食物的地方，可让患者下颏分别向左、右转，做侧方吞咽，有利于去除隐窝内的残留食物。

（五）点头样吞咽

会厌谷也是容易存留食物的部位，可嘱患者颈部后屈，此时会厌谷变得狭小，残留物可被挤出，然后使颈部尽量前屈，形似点头，同时做空吞咽动作，便可去除残留食物。

注意事项：有严重行为问题或神志不清者不宜进行吞咽训练，如中重度老年痴呆症、严重弱智者及早产婴儿等。

五、呼吸及体位排痰训练

（一）呼吸训练

《庄子·大宗师》中指出"古之真人，其寝不梦，其觉不忧，其食不甘，其息深深，圣人之息以踵，众人之息以喉"。呼吸是人类必不可少的生命运动，是生命得以存活、机体得以维持的重要保障之一，因此进行呼吸训练尤为重要。呼吸训练的原则是绵、细、匀、长，常用的呼吸训练有身心放松练习、腹式呼吸、缩唇呼吸、胸廓运动等，亦有六字诀、八段锦等中医康复护理法可改善患者呼吸功能。

（二）体位排痰训练

体位排痰是根据肺内感染的位置，确定相应的引流体位，促使淤积的痰在重力下流出体外的治疗措施。体位排痰的体位根据明确的病变部位而定，引流次数根据分泌物多少决定，每次引流1个部位，每次5～10分钟。体位排痰时常配合一些康复手法，如叩打法、震颤法，有利于痰液的引流。

（三）咳嗽训练

有效咳嗽可以排出呼吸道阻塞物，保持肺部清洁。指导患者进行咳嗽训练，可减少体力额外消耗，减轻呼吸困难。有效咳嗽的目的是产生具有高呼气流的爆发性呼吸，因此首先要深呼气以达到必要的吸气容量；吸气后短暂闭气，使气体在肺内得到最大分布；然后关闭声门增强气道中的压力；增加腹内压以进一步增加胸内压；最后声门突然开放，形成由肺内冲出的高速气流，促使分泌物移动，并随咳嗽排出体外。

六、膀胱及肠道功能训练

膀胱及肠道功能训练主要包括膀胱护理及肠道护理，是康复护理的重要内容，其主要目的是预防泌尿系统感染，保护肾脏与膀胱的功能，帮助患者建立规律排便，消除或减少由于失禁造成的难堪，预防便秘、腹泻与大便失禁导致的并发症。膀胱护理主要包括留置尿管、间歇导尿及盆底肌肉练习、尿意习惯训练、激发技术、VaLsaLva 屏气法、Crede 手压法等膀胱训练法。肠道护理主要包括润肠法、灌肠法、按摩法、指压法、重建正常排便习惯等。详见第三章生活起居护理中的"二便护理"。

【思考题】

1. 中医康复的基本原则是什么？

2. 常用中医康复护理技术都哪些？

3. 如何指导康复患者的饮食护理？

4. 如何指导康复患者进行吞咽训练？

5. 如何指导康复患者进行膀胱训练？

6. 患者路某，男，57 岁，在外看球赛时突发不适，家属遂将其送回家，到家后感四肢乏力，可自行行走，无其他不适，家属将其送至医院，查 CT 提示右侧后交通动脉瘤破裂致蛛网膜下腔出血、右侧脑室积血，行保守治疗，后患者渐感颈部疼痛，考虑出血面积大。现患者神清，左侧肢体乏力，留置胃管，鼻饲饮食，言语不能，气管切开置管状态，喉中痰鸣，痰多质黏，呼吸稍促。现患者因"左侧肢体乏力 7 月余"以"脑梗死后遗症期"收入院行康复训练。初次评估，患者舌、软腭运动功能减弱，舌肌萎缩、震颤，自主咳嗽、清嗓力量极弱，咽反射缺失，未触及吞咽动作，无咳嗽反射，洼田饮水试验无法进行。

问题：如何指导患者进行吞咽训练？

7. 患者田某，女性，73 岁，诊断：①脑梗死后遗症。②脑出血后遗症（脑血肿清除术＋颅骨切除减压术后）。③泌尿系感染。④左心衰竭。⑤糖尿病。转入症见：患者昏迷状，偶可自主睁眼，双上肢在疼痛刺激下见过伸反应，双下肢在疼痛刺激下见屈曲反应，留置胃管，尿管固定在位。

问题：如何减轻泌尿系感染，缩短带管时间？

附录：思考题参考答案

第一章

1. 中医护理原则与中医治疗原则的建立均基于整体观念和辨证施护。中医治疗原则有"寒者热之""热者寒之""虚则补之""实则泻之""急则治标""缓则治本""逆者正治""从者反治"。中医护理基于整体观念和辨证施护，具有与之相对应的"扶正祛邪""正护""反护""急则护标""缓则护本""同病异护""异病同护""三因制宜"及"预防为主"等护理原则。

2. 扶正，即扶助正气，就是通过益气、养血、滋阴、助阳和补益脏腑等扶助正气的各种治疗和护理方法，提高机体抗病能力，以达到战胜疾病、预防疾病为目的的一种原则，适用于正虚为主的病证。祛邪，即祛除邪气，就是通过发汗、涌吐、攻下、利水、清热、散寒、消导、破血等排除或削弱病邪侵袭和损害的各种治疗和护理方法，以达到邪去正复为目的的一种原则，适用于邪实为主的病证。扶正与祛邪，二者相互为用，相辅相成。在临床运用中应遵循以下原则：①虚证宜扶正，实证宜祛邪；②正确辨析证候类型，全面分析邪正消长盛衰及在疾病过程中矛盾斗争的地位，决定运用方式的先后主次，或单独使用，或合并使用，或先后使用；③注意扶正不留邪，祛邪勿伤正。

3. 护病求本是指护理疾病时，必须抓住疾病的本质，并针对疾病的本质进行护理。这是辨证施护的根本原则。标与本是相对而言的，在中医学中常用来概括病变过程中矛盾的主次先后关系。如以正邪而论，正气为本，邪气为标；以病机和症状而言，病机为本，症状为标；以病变部位来分，脏腑精气病为本，肌表经络病为标；以发病先后来说，旧病、原发病为本，新病、继发病为标。疾病在发展过程中表现出诸多症状，但症状只是疾病的现象而非本质，只有充分收集疾病各方面的信息，在中医理论指导下综合分析，才能准确判断疾病的标本情况，找出疾病的根本原因，从而确立相应的治疗护理方法。

4. 区别：正治与正护法，又称逆治与逆护法，是指在疾病的征象与其本质一致情况下，逆其证候性质而治疗护理的一种常用法则。正护法是临床最常用的一种方法，常分为以下4种：寒者热之、热者寒之、虚则泻之、实则泻之。反治与反护法，又称从治与从护法，是指疾病的征象与本质不相一致情况下的治法护法，即顺从疾病的现象而治护的方法。究其实质，用药虽然是顺从病证的假象，却是逆反病证的本质。常分为以下4种：热因热用、寒因寒用、塞因塞用、通因通用。联系：正治与正护法、反治与反护法均属于护病求本护理原则。

5. 区别：同病异护是同一种疾病，由于病邪性质、发病时间、地区及患者机体的反应性不同，或处于疾病不同的发展阶段，因而有着不同的证型，通过辨证采用不同的护理方法，即"同病异护"。异病同护是对不同疾病发生、发展过程中所表现的同一性质的证候，通过辨证采用相同的护理方法，即"异病同护"。联系：同病异护与异病同护本质均为辨证施护，反映中医护理疾病的根本在于明辨病机的异同，其次才是疾病的异同，体现了"护病求本"的精神。

6. 患者可能是胸痹（心绞痛）；应采取正护法、三因制宜的中医护理原则，如胸痛急剧发作可采取标本兼护的中医护理原则。护治法则为活血化瘀，通脉止痛。施护要点：①严密观察患者胸闷心痛发作病情变化生，夜间尤其注意。如痛剧、心慌、气短、唇紫、手足冷，可能为真心痛之征，应及时报告医生，做好抢救。②患者心痛发作时立即停止活动，卧床休息，心痛发作不重者，则应鼓励其适当活动，以行气活血而化瘀，注意避免感受时令寒邪。③饮食宜少食多餐，采用三七、红花、川芎煎水代茶饮，忌食肥甘厚味与辛辣之品。④戒烟酒，肥胖者控制体重，保持大便通畅。⑤心理护理。

第二章

1.①具备"大医精诚"的高尚医德；②内容全面，重点明确；③排除干扰，获取资料；④归纳总结，准确判断；⑤记录客观，结果真实。

2.①为护理诊断和计划提供依据；②了解病势，判断疾病的传变趋向；③及时了解用药反应和疗效；④及时发现危重症或并发症。

3.①一般状况：一般状况的观察常是判断疾病证型的重要依据，内容包括患者神志、体温、脉搏、呼吸、血压、睡眠、饮食、二便、活动等。②主要症状：主要症状的好转或恶化，常常能反映病情好转或恶化。主要症状的转移则又提示病证有质的改变。③舌象和脉象：观通过观察舌的神、色、形、态，苔的色与质，可以了解机体正气盛衰、病邪深浅与性质、病情进退，有助于判断疾病转归与预后，为辨证施护提供依据。④各种排泄物：通过观察排泄物如大小便、呕吐物、痰液、汗液、妇女经带等的形、色、量、质的变化，了解脏腑的病变和邪气的性质。⑤药物效果与反应：药物治疗是临床最常用的治疗方法，护理人员应注意观察其疗效及副作用。⑥情志变化：各种异常的情志改变可直接损伤脏腑而致病或加重原有病情，反之，各种疾病也会引起相应的情志变化。护理人员应充分了解患者的精神状态及情志变化，并加以疏导。

4.①听取主诉，详细了解病情；②深入病室观察，准确获取资料；③四诊合参，观察病情变化；④审因辨证，分析病情；⑤评价效果，修订措施。

5. 腹泻患者的主症为大便次数多而稀溏，观察重点应是大便的次数、性状，以及围绕腹泻而出现的腹痛、发热、里急后重等症。这些症状一般可随大便次数减少而减轻。但如出现腹泻突然中止，而主症转为高热、四肢厥冷、出冷汗、面色发灰等，则是转为湿阻热遏、阴阳离绝的危症。

第三章

1. 春夏养阳，秋冬养阴。

2. 春季风主令，夏季暑主令，秋季燥主令，冬季寒主令。

3. ①春季白昼渐长，夜间缩短，故患者起居应"夜卧早起"。病情允许情况下，鼓励患者晨起后到户外沐浴温暖阳光，以适应春天升发之气，补充机体阳气。②夏季白昼最长，黑夜最短，患者宜夜卧早起，顺应阳气的生长。夜寐之前，应鼓励患者到户外散步，可以祛除一日暑热，消除疲劳，宁心安神。③秋季白昼渐短，夜来提前，人身阳气渐内收，阴气渐长，故应顺应自然界的"养收之道"，因此患者宜早睡早起。④冬季昼短夜长，患者生活起居应顺应人体养精固阳的需要，"早睡晚起"。早睡以养阳气，晚起以养阴气。慢性阴虚精亏者，尤应注意积蓄阴精，以预防春夏阳亢之时对阴精的耗散。

4. "久卧伤气""久坐伤肉""久视伤血""久立伤骨""久行伤筋"。

5. 主要为"春夏养阳，秋冬养阴"。春季人们应顺应自然界春生之势，宽衣松带，舒展形体，多散步以使心胸开阔，精神愉快，保持生机，并且做到慎避风邪、夜卧早起，注意调养肝脏，多到户外活动，防春困，适当控制睡眠时间，按时就寝和起床。夏季人们应持心情愉快，切勿发怒，不贪凉，做到防暑祛湿、夜卧早起、养阳护阴。秋季应控制情绪，保持神志安宁，饮食应少寒凉、多温平，并注意防秋燥、慎寒凉，加衣被要适量减慢速度，不宜过早过快，并有意识地进行防寒锻炼，参与各种体育活动，逐渐增强体质，以维持身体强健，适应秋天阴精内蓄、阳气内守的需要，早卧早起。冬季应注意勿轻易扰动阳气，不妄事操劳，并注意防寒保暖，早卧晚起，经常行日光浴，并坚持锻炼。

6. 病室温度一般在 18～22℃，相对湿度以 50%～60% 为宜。

7. ①定时打开窗通风换气，以除去不良气味，保持空气清新；②保持皮肤清洁干燥，每天清洗会阴部皮肤 1～2 次，勤换衣物、尿垫，定时按摩受压部位；③锻炼盆底肌，指导患者取立位、坐位或卧位，与呼吸相配合试做排尿动作，然后缓慢收缩肛门，再依次收缩阴道、尿道，产生盆底肌上提的感觉，要注意的是肛门、阴道、尿道收缩时，大腿和腹部肌肉尽量保持放松状态；④训练膀胱功能，定时诱导患者排尿，建立规律的排尿习惯；⑤训练间断排尿，即在每次排尿时自行停顿 3～5 秒再继续排出或减缓尿流，以及在任何容易诱发尿失禁的动作如咳嗽、腹部用力、弯腰等之前收缩盆底肌和尿道括约肌，从而抑制膀胱的不稳定收缩，不至于腹部压力一升高就出现尿失禁，减轻排尿的紧迫程度、频率和溢尿量；⑥对于长期尿失禁患者，可留置导尿管。

8.（1）宜将患者安置在向阳温暖的病室内，使患者感到舒适；室温宜高，以 20～26℃ 为宜；室内湿度不宜过高。室内光线柔和，使患者感到舒适愉快，但不宜让日光直射患者面部。休息时应拉上窗帘，让患者能够更好地睡眠。患者长期卧床，应尽量靠窗户，使其感到舒适、愉悦，增强病愈信心。另外，病室应经常通风换气，可使患者神清气爽，肺气宣通，气血通畅，食欲增进，有利于疾病康复。适时开窗通风换气，但忌强风对流袭击患者。通风时注意保暖，避免寒邪侵犯，避免重感风寒之邪而加重病情。

（2）①生活起居护理：保持病房通风透气，空气清新，保持室温 20～26℃；病房配置深色窗帘，保持光线柔和，避免声光刺激；避免强风对流；嘱患者尽量在病房内休息，勿剧烈运动，保持精神放松平静。保持良好的睡眠习惯，忌熬夜，若患者难入眠，必要时行穴位按摩、沐足、五行音乐法等促眠。②饮食护理：低盐、低脂、高蛋白清淡饮食，保持口腔清洁，预防肺炎。③病情观察：观察患者呼吸、汗出的变化。④情志护理：嘱患者放松心情，保持心情舒畅，必要时给予轻音乐等。

9.（1）病情观察的主要内容为眩晕症状、情绪、睡眠、血压、活动能力。

（2）生活起居护理：①热证、阴虚证者多有恶热喜凉之求，可将患者安置在背阴凉爽病室内，使其感到凉爽、舒适、心静，利于休养。②饮食宜清热养阴之品。③保证睡眠充足，可以开天门、五行音乐疗法以养心安神促眠。④注意防跌倒。

第四章

1. 怒伤肝、喜伤心、思伤脾、忧伤肺、恐伤肾。

2. 诚挚体贴、一视同仁；因人施护、有的放矢，根据患者的性别、年龄、体质、性格的差异分别进行护理；乐观豁达，怡情养性；避免刺激，稳定情绪。

3. 怒则气上，喜则气缓，悲则气消，恐则气下，思则气结，惊则气乱。

4. 以情胜情法：恐胜喜、怒胜思、喜胜悲、悲胜怒、思胜恐；说理开导法；移情解惑法；宣泄解郁法；暗示法；顺情从欲法等。

5. 患者经手术治疗后效果较好，此次出现的症状均为使用化疗药物后的毒性反应。在护理中，应关心体贴患者，用药前向患者宣教药物的毒副作用，可使用移情解惑法，适时对其进行劝说开导，给予安慰和鼓励，解除患者的误解和疑惑，以缓解其紧张焦虑情绪；指导其听轻音乐、读书阅报、练习八段锦等，以转移注意力。饮食上宜清淡、易消化，可食健脾养胃粥，如怀山药、大枣、薏苡仁、小米等。

6. 因患者发病急，对疾病的认识不足，对突然咯血会出现恐惧的心理，随着诊断的进一步明确，患者对所患疾病一时难以接受，可能会出现悲、忧、思等多种情绪变化。

护理措施：护理人员应关心体贴患者，及时稳定情绪，避免七情过极而加重病情，向其解释疾病的发生发展与转归，鼓励安慰患者，说明情志变化对疾病的影响，帮助其及时调整不良情绪，使其树立战胜疾病的信心。在生活上，对患者细心照顾，尽可能满足其需求，并加强与其家属的沟通和交流，使其感受到关爱和温暖，保持乐观向上的情绪，积极配合治疗和护理。在工作中应做到四轻：走路轻、说话轻、开关门轻、操作轻；严格探视制度，在保证患者得到亲人情感支持的情况下，尽量减少病房内探视人员，保持病房安静；病历应严格管理，不宜让患者及家属随便翻阅，以免增加患者的精神负担。

第五章

1. 药性主要内容包括中药四气、五味、升降浮沉、归经、有毒无毒、配伍、禁忌等。

2. 妊娠用药禁忌是指妇女妊娠期间用药的禁忌。根据药物对胎元损害程度的不同，一般可分为禁用与慎用两大类。禁用的药物是指毒性较强或药性猛烈的药物，如巴豆、牵牛、大戟、斑蝥、商陆、麝香、虻虫等；慎用的药物包括通经化瘀、行气破滞及辛热滑利之品，如附子、大黄、芒硝、枳实、桃仁、红花、干姜、肉桂等。

3. 五味是指药物辛、甘、酸、苦、咸五种不同的味道。另有淡味与涩味两种，淡味常附于甘味，涩味与酸味功效相似，故仍称五味。

4. ①辛有发散、行气、行血的作用，多用于治疗表证、气血阻滞的病证。②甘有补益、和中、缓急止痛和调和药性的作用，多用于治疗虚证、身体诸痛及调和药性、中毒解救等。③酸有收敛、固涩的作用，多用于治疗滑脱病证。④苦有清泄火热、泄降气逆、通泄大便、燥湿、坚阴等作用，多用于治疗火热证、喘咳、呕恶、便秘、湿证、阴虚火旺等。⑤咸有软坚散结、泻下通便的作用，多用于治疗瘰疬、痰核、癥瘕痞块及大便燥结等。⑥淡有渗湿、利尿作用，多用于治疗水肿、小便不利等。⑦涩与酸味作用相似，多用于治疗虚汗、泄泻、遗尿、滑精等滑脱证。

5. 升降浮沉是指药物对机体有向上、向下、向外、向内四种不同的作用趋向。影响药物升降浮沉的因素主要有四气五味、药物质地轻重，并受到炮制和配伍的影响。

6. 单行：单用一味药来治疗某种病情单一的疾病。如独参汤、清金散。相须：两种功效类似的药物配伍使用，可增强原有药物的功效。如麻黄配桂枝。相使：两药配伍，一种药物为主，另一种药物为辅，辅药能提高主药的功效。如黄芪配茯苓。相畏：两药配伍，一种药物的毒副作用能被另一种药物所抑制。如半夏畏生姜。相杀：两药配伍，一种药物能消除另一种药物的毒副作用。如生姜杀半夏。相恶：两药配伍，一种药物能降低或减弱另一种药物的功效。

如生姜恶黄芩。相反：两药配伍，会产生或增强毒副作用。如贝母反乌头。

7. "十八反"：即甘草反甘遂、大戟、芫花、海藻；乌头反半夏、瓜蒌、贝母、白及、白蔹；藜芦反人参、沙参、玄参、丹参、苦参、细辛、芍药。"十九畏"：即硫黄畏朴硝，水银畏砒霜，狼毒畏密陀僧，巴豆畏牵牛，丁香畏郁金，川乌、草乌畏犀角，牙硝畏三棱，官桂畏赤石脂，人参畏五灵脂。

8. ①成分：两者均含汞，但是朱砂为硫化物类矿物辰砂族辰砂，主含硫化汞；水银为自然元素类液态矿物自然汞，主要为辰砂矿经加工提炼制成。②性味归经：两者均为寒性、有毒，归心经。但朱砂味甘；水银味辛，归肝、肾经。③功效：两者具有解毒功效。朱砂还可以清心镇惊、安神、明目，主要用于心悸易惊、失眠多梦、癫痫发狂、小儿惊风、视物昏花、口疮、喉痹、疮疡肿毒。水银还具有杀虫功能，适用于梅毒、恶疮、痔瘘。

9. 海龙性味甘、咸，温，归肝、肾经。功能温肾壮阳、散结消肿。适用于肾阳不足、阳痿遗精、癥瘕积聚、跌打损伤；外治痈肿疔疮。

10. 龟甲胶为龟甲经水煎煮、浓缩制成的固体胶。性味咸、甘，凉，归肝、肾、心经。功效滋阴、养血、止血。适用于阴虚潮热、骨蒸盗汗、血虚萎黄、崩漏带下。

11. ①莲须为莲花中的花蕊，功能固肾涩精，用于遗精滑精、遗尿尿频、带下等症。②莲子心为莲子中的干燥幼叶及胚根，功能清心安神、交通心肾、涩精止血，用于温热病热入心包、神昏、血热吐血、失眠遗精等。用量1.5～3g。③莲房为莲的成熟花托，功能止血化瘀，用于崩漏、尿血、痔疮出血、产后瘀阻等。炒炭用。用量5～10g。

12. 患者可能是川乌、草乌中毒；为明确诊断可进行川乌、草乌血药浓度监测与分析；立即给予催吐，以绿豆汁洗胃，遵医嘱给予静脉注射阿托品静脉注射，随后给予解毒利尿药、能量合剂静滴，同时给予吸氧、多巴胺维持血压等对症抢救治疗。

13. 健脾丸：消补兼施，补重于消。补而不滞，消不伤正。但是又有化湿行气药，能补而不滞。虽然消食，但与补脾药相结合使用，消不伤正。枳实消痞丸：消补兼施，消重于补。处方用药务使消积不伤正，扶正不助满，以收祛邪扶正之功。

14. 功用：温通开窍、行气止痛。主治：寒闭证之：突然昏倒，牙关紧闭，不省人事，苔白，脉迟。亦治心腹卒痛，甚则昏厥，或中风、中气机感受时行瘴疠之气等属寒凝气滞之闭证者。配伍特点：集诸芳香药于一方，既长于辟秽开窍，又可行气温中止痛，且散收兼顾，补敛并施。

15. 方中重用全当归补血活血，化瘀生新，行滞止痛，为君药。川芎活血行气，桃仁活血祛瘀，均为臣药。炮姜入血散寒，温经止痛；黄酒温通血脉以助药力，共为佐药。炙甘草和中缓急，调和诸药，用以为使。

16. 五更泄多由是肾阳虚，命门火衰，不能温养脾胃，脾失健运所致。四神丸重用补骨脂补命门之火以温阳脾土，吴茱萸温中散寒，肉豆蔻温暖脾胃、涩肠止泻，五味子收敛固涩，生姜暖胃散寒，大枣补益脾胃。全方共奏温肾暖脾，涩肠止泻之功。

17. 常见原因：用药过量或长期用药；炮制、煎煮不当；配伍不当。

18. ①清除毒物：洗胃、催吐、导泻等。②解毒：针对不同毒物，选用不同药物或食物，如生姜、甘草各15g，金银花20g，解乌头的毒性等。③加速已吸收毒物的排出：静脉输液，利尿，腹膜透析等。④病情观察：监测生命体征、瞳孔、面色，并做好记录；观察各种排泄物的性质、气味、颜色和量的变化。

19. 患者可能是天仙子中毒；为明确诊断可进行天仙子血药浓度监测与分析；立即给予催吐，以绿豆汁洗胃，遵医嘱给予50%葡萄糖100mL加地塞米松10mg静脉推注，随后给予解毒利尿药、能量合剂静滴，心得安10mg含服，同时给予吸氧等对症抢救治疗（如高热，给予物理降温；尿潴留时导尿；烦躁不安或惊厥者给以氯丙嗪或水合氯醛；有中枢抑制现象时，则可给予中枢兴奋药）。

第六章

1. 四性指食物具有寒、热、温、凉四种性质，还有一种介于寒凉与温热之间者称为平性。功效：①寒性食物性味苦寒、甘寒，具有滋阴、清热、泻火、凉血、解毒等作用；②热性食物性味甘温、辛热，具有温里祛寒、活血通络、益火助阳的作用；③温性食物性味甘温，具有温中、补气、通阳、散寒等作用；④凉性食物性味甘凉，具有清热、养阴等作用；⑤平性食物性味甘平，平性食物没有明显的寒凉或温热偏性，因而不致积热或生寒，故为人们日常所习用，也是患者饮食调养的基本食物。

2. 食饮有节即饮食要有节制，饮食以适量为宜，饥饱适中。饥饱失常可伤害脾胃正常功能，发生疾病。过饥则气血来源不足，久之则气血衰少而为病，气血不足则正气虚弱，抵抗力降低，也易引发其他病症。反之，过饱则超过脾胃的消化、吸收能力，易伤脾胃之气，可致脾胃损伤、消化不良等病症。进食宜有较为固定的时间。有规律的定时进食，可以保证消化、吸收功能有节奏地进行，脾胃可协调配合，有张有弛。反之，食无定时，或忍饥不食，打乱了胃肠消化的正常规律，则会使脾胃功能失调，消化能力减弱，食欲逐渐减退，损害健康。

3. 三因制宜，辨证施食，辨病施食，调整阴阳，协调脏腑。

4. 妊娠期由于脏腑经络之气皆注于冲脉以养胎，此时全身处于阴血偏虚、阳气偏盛的状态，因此凡辛热温燥之品不宜食用，即所谓"产前宜凉"。因为大辛大热类食物不仅能助生胎热，令子多疾，并可导致孕妇助阳动火，血行旺盛，损伤胎元，甚则破血坠胎，故孕期应避免或禁止食用。如肉桂、干姜、花椒、胡椒、辣椒、芥末、大蒜、羊肉、雀肉等，孕妇均不宜食用。此外，如有妊娠恶阻者，还应忌用油腻、腥臭及不消化之品。

5. 进食宜缓，进食宜乐，进食专注，食后漱口，食后摩腹，食后散步。

6. 辛味食物的特点是能散、能行，具有发汗解表、行气活血、化湿开胃等作用，如生姜、葱、蒜、薄荷、陈皮、花椒等。可用于外感、气血瘀滞、脾胃气滞等证。但辛味食物多辛香走窜，多食容易助火伤津、耗散阳气。所以凡气虚自汗，或热病后期，津液亏耗，以及失血等证，均当慎食。

7. 患者可能是食用了不干净的食物而致食物中毒。紧急措施：取呕吐物和大便化验，遵医嘱给予抗感染、能量合剂静滴，同时给予吸氧等对症治疗（如高热给予物理降温）。饮食不洁可导致胃肠疾病或加重原有病情，食物要新鲜、干净，禁食腐烂、变质、污染的食物及病死的家禽和牲畜。新鲜的食物可以补充机体所需要的营养，而腐烂变质的食物不可食，否则易出现腹痛、泄泻、呕吐等中毒症状，重者可导致昏迷或死亡。当天的饮食应当天吃完，最好不要过夜，尤其夏令季节更应注意。此外，食物最好煮熟。煮熟不但能杀灭存在的细菌，而且较易消化。

第七章

1. 养生保健原则是天人相应、形神合一、劳逸适度、饮食适宜、正气为本、预防为主、审因施养、杂合以养。

2. 整体动态、和谐适度、综合实用、适应广泛。

3. 中医养生保健基本观念：生命观揭示生命的物质观和运动变化观，寿夭观揭示影响寿命长短的因素，和谐观揭示养生要达到的状态，权衡观揭示养生要因势利导，健康观揭示养生要形与神俱。

4. 子时（23时至1时），胆经最旺；丑时（1时至3时），肝经最旺；寅时（3时至5时），肺经最旺；卯时（5时至7时），大肠经最旺；辰时（7时至9时），胃经最旺；巳时（9时至11时），脾经最旺；午时（11时至13时），心经最旺；未时（13时至15时），小肠经最旺；申时（15时至17时），膀胱经最旺；酉时（17时至19时），肾经最旺；戌时（19时至21时），心包经最旺；亥时（21时至23时），三焦经最旺。

5. 虎戏、鹿戏、熊戏、猿戏、鹤戏。

6. "嘘、呵、呼、呬、吹、嘻"六个字，分别与肝、心、脾、肺、肾和三焦等脏腑经络相应。

7. 患者可能肾精亏虚；中医房事养生之准则：欲不可绝，欲不可早，欲不可纵，欲不可强。可以采取强肾固精的保健方法，如饮食、药物、推拿按摩、针灸、气功等，或者采用叩齿咽津提肛、深呼吸、鸣天鼓、撞背、双掌摩腰、提踵颠足、足浴、脚心按摩。

8. 药膳的特点：历史悠久，隐药于食，辨证配伍，注重调理，影响广泛。

9. 按药膳功效分类可分为：解表类、清热解毒类、泻下类、温里祛寒类、祛风散邪类、利水消肿类、化痰止咳类、消食健胃类、理气类、理血类、安神类、平肝潜阳类、固涩类、补益类、养生保健类。按药膳形态分类可分为菜肴类、粥食类、糖点类、饮料类及其他。

10. 药膳的应用原则包括平衡阴阳、调理脏腑、扶正祛邪、三因制宜、勿犯禁忌等。

11. 药膳与食疗的差异：药膳与食疗在概念上有一定的差异：药膳是指有传统中药成分、具有保健防病作用的特殊膳食，从膳食的内容和形式阐述膳食的特性，表达的是膳食的形态概念；食疗是指以膳食作为手段治疗疾病，其从膳食的效能作用阐述了这种疗法的属性，表达的是膳食的功能概念。药膳发挥防病治病的作用，即是食疗。食疗中"食"的概念远比药膳广泛，它包含了药膳在内的所有饮食。故食疗不必一定是药膳，但药膳则必定具备食疗功效。

12. 凡以补益药、食为主组成，具有补益人体气血阴阳等作用，用以治疗虚证的药膳，称为补益药膳。补益类药膳要注意体质特点。一般温热辛香药食，多可助火散气；寒凉滋腻药食，每易助湿生痰，阳热之体，生姜、大蒜、胡荽、胡椒、荔枝、羊肉、狗肉、黄鳝等温热之品，不宜过食；阴寒之体者，西瓜、黄瓜、菱角、笋、荸荠、梨、柿子等寒凉之品，不可久服。进补药膳还要注意适应时令、环境。春夏之时，不宜大进温补，只宜缓补、清补；冬主闭藏，更适宜进补。

13. 益气类药膳适用于气虚病证。常用益气类的药食有人参、黄芪、怀山药、莲子、大枣、茯苓、大米、小麦、鸡内金、动物胃肚、禽畜类肉等，药膳方如黄芪蒸鸡、人参猪肚。

14. 补血类药膳适用于血虚病证。常用的补血药食有当归、地黄、首乌、龙眼肉、枸杞、大枣、阿胶、各种动物类肉、动物肝脏等，药膳方如枸杞田七鸡、阿胶羊肝等。

15. 气血双补类药膳适用于气血两虚病证。常用补气血类药食如人参、黄芪、白术、当归、熟地黄、首乌、大枣、山药、阿胶、龙眼肉及多种动物肉类等。药膳方如十全大补汤、归芪蒸鸡等。

16. 补阴类药膳适用于阴虚病证。常用药食如生地黄、沙参、麦冬、枸杞、龟板、鳖甲、龟肉、海参、鸭肉等，药膳方如清蒸人参鳖鱼、生地黄鸡等。

17. 补阳类药膳适用于阳虚病证。补阳药食主要有鹿茸、附子、肉桂、杜仲、枸杞、猪腰子、狗鞭、鹿鞭、狗肉、羊肉等。常用药膳如鹿鞭壮阳汤、壮阳狗肉汤等。

18. 凡以滋养安神或重镇安神药食为主制作而成，具有安神作用，以预防和治疗神志不安的药膳，称为安神药膳。养心安神类药膳的常用原料有龙眼肉、大枣、猪心、酸枣仁、柏子仁、百合等，代表方如百合粥、酸枣仁粥、玉竹卤猪心等。此类药膳食品作用缓和，无毒副作用，易于久服。

19. 药膳配伍的禁忌：与病性、体质不符的药食性能；存在相恶、相反关系的药食；服药期间与药性相反、助病、影响消化吸收的食物。

20. 炖猪肉时需要加入的调味料：葱、姜、花椒、大料、肉桂、豆蔻、小茴香、白芷。

21. 桂圆莲子粥的适宜人群包括：心脾气血不足之人，失眠之人健忘之人。

22. 凡以解表类药食为主制作而成，具有发汗、解肌、透疹等作用，用以预防或解除外感表证的药膳食品，称为解表药膳。解表药膳，主要适用于六淫之邪侵入肌表，症见恶寒发热、头痛、身痛、脉浮等，亦可用于麻疹初起、疮疡初起、浮肿兼见表证者。

解表类药膳也分为辛温解表类和辛凉解表类。辛温解表类药膳有生姜粥、防风粥、五神粥、姜糖苏叶饮等。辛凉解表类药膳有银花茶、桑菊薄竹饮、豉粥等。

23. 药膳方案：痛经方2个。①仔鸽1只约300g，杀后去毛及内脏，剖开，洗干净，红枣8枚，当归10g，熟地黄8g，川芎8g，放入鸽体内，加水适量，隔水蒸烂熟，加入红糖即可食用，1周用1剂。②乌鸡一只约1000g，杀后，去毛及内脏，洗干净，黄芪10g，党参10g，红枣6枚，生姜适量，放入鸡腹中，加水适量，隔水蒸，先武火，后文火，蒸烂熟后即可食用。1周用1剂。

注意事项：药膳有一定效果，但要注意饮食起居。第一，要注意加强青春期的营养，不要因为想保持苗条身材而节食，这对发育中的女孩子是非常有害的；第二，注意经期的卫生，经期注意保暖，避免涉水、淋雨、受凉，注意预防感冒；第三，保持精神愉快，心情舒畅，不要因为学习或工作而过度劳累。

24. 辨证：下焦膀胱湿热；治法：清热利湿通淋。

药膳方案：①金钱草鲤鱼汤（金钱草50g，鲤鱼500g）；车前草汤（车前草50g）；荠菜鸡蛋汤（荠菜240g，鸡蛋1个）。烹制方法：金钱草鲤鱼汤：鲤鱼洗净去头剔肠切块，放入凉水中，加热至水沸后1分钟，捞出放入煲锅，加入洗净的金钱草，注水2L，大火煲开后，转为小火，煲1小时后，加入食盐，调匀即可食用。阳虚畏寒者慎服。功效：清热利湿、通淋止痛。②车前草汤：车前草洗净，将所有的调味品放入油锅中翻炒一下，然后加入适量的清水，水开之后放入车前草，熬煮两分钟之后加入香菜以及味精就可以出锅服用了。功效：清热排毒，利尿通淋。③荠菜鸡蛋汤：将荠菜洗净，锅中烧开水后将荠菜放入稍微焯烫一下，捞出过冷水，控干后切段备用；将鸡蛋在碗中打散，锅中下油，油热后将鸡蛋液倒入炒熟割散，倒入适量清水；蛋汤烧开后倒入荠菜段，煮沸后关火，加入适量食盐调味即可。功效：清热解毒。

25. 所谓"未病"首先是指"无病"，即机体没有任何疾病的健康状态；其次为病而未发，即健康到疾病发生的中间状态，机体已有潜在的病理信息，但尚未有临床表现；再次为已病而未传，即未从单一病变传至多脏器病变。

26. 未病先防的主要护理措施保护正气以抵抗外邪入侵：根据季节适时起居，定时起卧、工作、学习、锻炼，同时要注意劳逸适度，量力而行；保持乐观、开朗的情绪；饮食有节，规律、不过饱过饥，同时要注意饮食卫生；加强锻炼身体，提高体质，根据季节防止外邪入侵，如春季防瘟，夏日防暑，秋季防燥，冬日防寒。瘟疫流行季节，需注意避免接触做好隔离，做到居处清洁，空气清新，水源洁净。此外在日常生活中应注意外伤，虫兽咬伤。

27. 既病防变是指在疾病发生以后，应早期诊断、早期治疗，以防止疾病的发展与传变。如肝病传脾，在肝病之初见胸闷、胁痛、郁怒无常、苔黄、脉弦等肝病证候，应密切观察病情变化，是否出现饮食减少、倦怠乏力、腹胀便溏、苔腻等脾病证候，在治疗过程中，应不使因泻肝而伤脾药物，或在治肝的同时辅以健补脾胃之法，令脾气旺盛，即可防止肝病蔓延及脾。

28. 该患者现为"肺痈"恢复期，施治法则是益气养阴清肺。护理上给予的健康指导有：主要生活起居，根据天气变化，及时增减衣被，防止风寒之邪入侵，饮食宜清淡、易消化、富营养，多食益气养阴清肺食物，如银耳百合莲子羹等，忌辛辣肥甘厚味之品，多饮温开水，及新鲜果蔬；树立乐观情绪，，根据兴趣听轻音乐，交友谈心等保持心情平和；适当进行运动，如简单家务、散步、打太极拳、八段锦等体育锻炼，可进行呼吸功能锻炼，但不宜过劳，按医嘱检查服药巩固治疗；定期复查，如有不适随时就诊。

29. 中医美容的理论基础主要有滋润五脏，补益气血；疏通经络，活血化瘀；祛风清热，凉血解血；消肿散结，祛湿止痒；嫩肤增白，美颜减皱，以及舒肝解郁、理气和解等。

30. 针刺减肥是通过刺激相关经络腧穴来调整下丘脑—垂体—肾上腺皮质和交感-肾上腺髓质两大系统功能，提高基础代谢率，改善内分泌功能，促进脂肪分解，同时还能抑制胃肠蠕动，抑制胃酸分泌，减轻饥饿感，从而达到减肥目的。耳针减肥取根据证型不同予以取穴：脾虚痰浊证取肾、膀胱、三焦、脾、肺、内分泌、皮质下；脾胃实热证取外鼻、食道、胃、大肠、三焦、口、内分泌；肝郁气滞证取肝、脾、胰、胆、交感、内生殖、外鼻、皮质下；脾肾阳虚证取脾、肾、三焦、肾上腺、皮质下、内分泌。

31. 该患者体重指数为30.8，属于二级肥胖，根据患者证候分析属于脾湿痰浊型肥胖，宜进行如下措施进行减肥：告知肥胖的危害，同时也告知通过合理的措施能够达到减肥的目的，树立减肥的信心；指导饮食原则，控制食物总量、荤素搭配合理、矫正不良饮食习惯，可给予药膳如参苓粥等健脾利湿、祛痰化浊等食物；根据实际情况可选择中医减肥治疗方法：如毫针刺水分、气海、阴陵泉、足临泣、中脘、足三里、太白、脾俞等；耳针治疗取脾虚痰浊证取肾、膀胱、三焦、脾、肺、内分泌、皮质下等穴；推拿按摩法、刮痧疗法、艾灸疗法等；另外，要加强运动锻炼，宜选择散步、慢跑、跳广场舞等，每次活动1小时左右，每周锻炼天数不应少于6天。

第八章

1. 整体康复原则，辨证康复原则，功能原则，社区化、家庭化原则，综合康复原则，康复预防原则。

2. 针灸康复法、推拿康复法、中药康复法、情志康复法、饮食康复法、体育康复法、物理康复法。

3. 根据患者的具体情况选择不同的食物进行调护。根据患者消化系统功能状态分别以流质、半流质、普通饮食等。根据辨证和患者习惯，适当调节食物的温度。根据病情需要合理调配营养多样化的食物，以保证机体脏腑需求而维持正常的生理功能。过食肥甘厚味会化痰生热，过食辛辣，使胃肠积热，大便干燥，甚至痔疮出血。注意饮食卫生，易消化而富有营养。根据四时气候的变化，选择适宜的食物。春季宜食清淡瓜果豆类，忌油腻、辛辣食物；夏季脾胃容易受困，宜食甘寒、清淡少油之物，忌过食生冷不洁食物；秋季宜食清淡蔬菜水果等生津滋润食品，忌辛辣燥热食物；冬季宜食温热食物。饮食要有节制，应以适度为宜。

4. 对患者行触觉刺激、咽部冷刺激与空吞咽、味觉刺激，以及口唇舌及颜面等肌肉功能训练。口唇舌及颜面等肌肉功能训练又包括颊肌运动、轮匝肌运动、咬肌运动、舌部运动、喉抬高训练、屏气 – 发声运动、发音训练等。指导患者进行摄食训练。对卧床患者一般取30°仰卧位，头部屈曲，偏瘫侧肩部以枕垫起，护士位于患者健侧。对可取坐位的患者最佳体位是上身挺直，头稍前屈，身体亦可向健侧30°，使舌骨肌的张力增高，喉上抬，食物容易进入食道。如果头部能转向患侧80°，此时健侧咽部扩大，便于食物进入，可防止误咽。食物的选择遵循先易后难原则，最易吞咽的食物是胶冻样食物如菜泥、果冻、蛋羹、浓汤。随着吞咽功能的改善可逐渐选择半固体、固体和液体食物。适宜吞咽的每次摄食入口量以 3 ~ 4mL 开始（半勺），然后酌情增加至 1 勺。

5. ①盆底肌肉练习：嘱患者在不收缩下肢、腹部及臀部肌肉的情况下自主收缩耻骨、尾骨周围的肌肉（会阴及肛门括约肌）。每次收缩维持 10 秒，重复做 10 次，每日 3 次。可以减少漏尿的发生，故在漏尿前后训练效果更好，适用于压力性尿失禁患者。②尿意习惯训练：训练应在特定的时间进行，如餐前 30 分钟、晨起或睡前，鼓励患者入厕排尿。排尿时间可根据患者具体情况进行调整。这种训练可以减少尿失禁的发生，适用于急迫性尿失禁的患者。③激发技术：定时对患者的排尿扳机点进行不同方法的刺激，促进排尿功能的恢复，如轻轻敲打耻骨上区、牵拉阴毛、摩擦大腿内侧、捏腹股沟、听流水声等辅助措施。适用于反射性尿失禁的患者。④VaLsaLva 屏气法：患者采取坐位或蹲位，身体前倾，腹部放松，训练患者收缩腹肌，用力将腹压传导至膀胱，增加膀胱及骨盆底部的压力。适用于尿潴留导致的充盈性尿失禁。⑤Crede手压法：双手拇指置于髂嵴处，其余四指在下腹部膀胱区，用力向盆腔压迫帮助排尿。

也可以用单拳代替手指加压。适用于尿潴留的患者。

6. 基础性吞咽训练：包括冰刺激、吞咽器官运动功能训练和呼吸功能训练、吞咽气道保护手法，以改善患儿的咽部感觉及咽反射，提高吞咽器官功能，改善呼吸功能，增强吞咽过程气道保护机制。每次30分钟，每天1次。表面肌电生物反馈训练：应用 Mega Win 软件，表面电极放置于颏下肌群，嘱患儿做门德尔松吞咽。利用表面肌电图形反馈其动作正确与否。每天1次，每次吞咽30~35次。电刺激：应用美国 VitaL Stim 吞咽治疗仪行电刺激。一对电极贴于舌骨肌上，刺激强度6.5~8.0mA。每次30分钟，每天1次。佩戴说话瓣膜：为患者安装 Passy - Muir 说话瓣膜，恢复声门下压力。试戴时间由30分钟逐渐延长，最后持续佩戴。

7. 常规治疗护理：①要对尿管进行严格的管理，遵守无菌原则，保持导尿管通畅，及时倾倒尿液，注意观察尿量及其颜色和性状，尿道口每日清洗消毒两次，定期更换尿管及集尿袋。②避免不必要的膀胱冲洗，防止逆行感染。③夹闭尿管，每两个小时开放一次，控制排尿时间，建立排尿的规律。④保证水分的摄入，每天2000mL以上，增加尿量，冲洗尿道。⑤训练膀胱功能。

主要参考文献

［1］徐桂华，胡慧．中医护理学基础［M］．10 版．北京：中国中医药出版社，2016．

［2］孙秋华，陈莉军．中医护理学基础［M］．2 版．北京：人民卫生出版社，2016．

［3］徐桂华，刘虹．中医护理学基础［M］．2 版．北京：中国中医药出版社，2015．

［4］陈佩仪．中医护理学基础［M］．北京：人民卫生出版社，2014．

［5］孙光仁．中医基础理论［M］．2 版．北京：中国中医药出版社，2012．

［6］徐桂华，刘虹．中医护理学基础［M］．北京：中国中医药出版社，2012．

［7］刘虹．中医护理学基础［M］．北京：中国中医药出版社，2011．

［8］黄红玉，易霞．护理学基础［M］．长沙：中南大学出版社，2011．

［9］孙秋华．中医护理学［M］．3 版．北京：人民卫生出版社，2015．

［10］孙秋华．中医护理学［M］．北京：中国中医药出版社，2013．

［11］高学敏．中药学［M］．北京：中国中医药出版社，2007．

［12］钟赣生．中药学．北京：中国中医药出版社，2013．

［13］谢梦洲．中医药膳学［M］．2 版．北京：中国中医药出版社，2013．

［14］樊巧玲，王琦．中医学基础［M］．北京：人民卫生出版社，2012．

［15］陈佩仪．中医护理学基础［M］．北京：人民卫生出版社，2012．

［16］曹洪欣．中医基础理论［M］．北京：中国中医药出版社，2004．

［17］陈岩．中医养生与食疗［M］．北京：人民卫生出版社，2012．

［18］尤黎明，吴瑛．内科护理学［M］．北京：人民卫生出版社，2012．

［19］王钟富．现代实用乳房疾病诊疗学［M］．郑州：河南科学技术出版